AF320102

NOTIONS
D'ANATOMIE
DE PHYSIOLOGIE ET DE PATHOLOGIE

Appliquées à l'Orthopédie

Étude pour le Mécanicien orthopédiste

Dr Louis BEURNIER

Chirurgien des Hôpitaux de Paris

NOTIONS

D'ANATOMIE

DE PHYSIOLOGIE ET DE PATHOLOGIE

Appliquées à l'Orthopédie

ÉTUDE POUR LE MÉCANICIEN ORTHOPÉDISTE

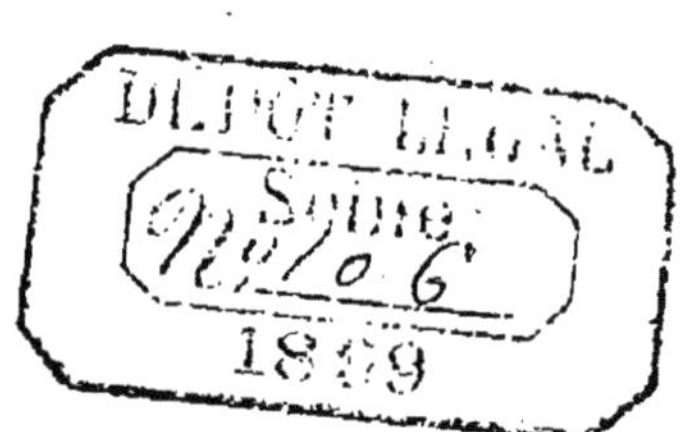

PARIS

VIGOT FRÈRES, Éditeurs

23, Place de l'École-de-Médecine

—

1898

Droits de reproduction et de traduction réservés

INTRODUCTION

Je publie dans cet ouvrage les leçons que j'ai professées pendant cinq années pour les élèves de l'enseignement professionnel de la mécanique orthopédique, prothétique et herniaire.

Il comprendra deux volumes.

Le premier volume est intitulé : leçons d'anatomie statique. Loin de moi la pensée de vouloir refaire un traité d'anatomie. Il en existe, et d'excellents, surtout parmi les anciens. Je ne vois pas ce qu'on pourrait y ajouter, à part des détails insignifiants et inutiles ou des dénominations plus ou moins prétentieuses. Ceux qui veulent étudier à fond cette science ont des matériaux plus que suffisants.

J'ai voulu seulement tirer de l'anatomie les notions qui peuvent être utiles au mécanicien orthopédiste et les extraire de cette masse souvent chaotique et indigeste pour un élève qui n'a pas été préparé à ce labeur par de longues études classiques ; j'ai voulu les dégager de toutes les descriptions dans lesquelles elles sont perdues et les étaler clairement aux yeux de mes auditeurs.

Mais, en dehors de ce travail de sélection, il est une partie de cet ouvrage qui m'appartient en propre et dont le lecteur voudra bien, je l'espère, m'accorder la paternité : c'est celle qui a trait aux applications de l'anatomie à l'orthopédie. Jamais œuvre semblable ou analogue n'avait été tentée. et je n'en ai pu trouver le moindre élément dans aucun ouvrage français ou étranger. Rien n'existait sur ce sujet dans la littérature médicale.

A la suite des chapitres dont elles étaient la déduction naturelle, j'ai placé les considérations pathologiques sur les maladies pour lesquelles nous avons recours aux appareils orthopédiques. Je pense qu'il est nécessaire que, pour construire un appareil destiné à remédier à une difformité, le mécanicien connaisse au moins le mode de production et les signes de cette difformité et qu'il soit non un instrument aveugle obéissant à une ordonnance, mais l'aide intelligent et éclairé du chirurgien.

Le second volume comprend l'étude des appareils orthopédiques et de leur application.

Ici, des difficultés bien plus grandes encore que pour le premier volume ont surgi devant moi. Tandis que, pour l'anatomie, je m'attaquais à des notions scientifiques existantes, dans lesquelles je devais puiser les parties utiles à mon enseignement pour les mettre en lumière et en démontrer l'importance ; tandis que mes expériences personnelles pour établir les applications de l'anatomie à l'orthopédie avaient pour point de départ une science exacte étudiée depuis l'antiquité ; pour écrire la seconde partie de mon traité, je me trouvais en face du vide, et j'ai dû créer de toutes pièces ces leçons en m'inspirant à la fois de notions théoriques basées sur le raisonnement mathématique et de l'expérience acquise par une minutieuse pratique.

Comme le premier, le second volume est destiné au mécanicien orthopédiste ; mais j'ose espérer qu'il rendra aussi quelques services aux étudiants et aux médecins, auxquels la connaissance de l'orthopédie est indispensable et qui n'ont cependant pour les guider aucun ouvrage de ce genre auquel ils puissent avoir recours.

Je serai suffisamment récompensé de mon dur labeur, si je puis leur être à tous de quelque utilité et si j'atteins ainsi le double but que je me proposai : servir à la fois l'intérêt des malades et celui de la science.

Paris, janvier 1898.

Je tiens à accomplir en terminant un devoir qui m'est doux et à adresser tous mes remerciements à l'éminent dessinateur M. Lamy, qui a mis son talent à notre disposition et s'est chargé à titre gracieux de toutes les figures contenues dans cet ouvrage. Je lui en exprime ici publiquement toute ma reconnaissance.

NOTIONS D'ANATOMIE

DE PHYSIOLOGIE ET DE PATHOLOGIE

APPLIQUÉES A L'ORTHOPÉDIE

Toutes les machines du corps
sont simples ; le jeu en est aisé,
et la structure si délicate que
toute machine est grossière en
comparaison.

BOSSUET.

L'anatomie, dans les limites où elle doit être restreinte ici, comprend l'étude des organes composant le corps humain et de la disposition qu'ils affectent pour constituer ensemble les différentes régions de corps.

Les organes qui forment la charpente sur laquelle se greffent et s'appuient tous les autres sont-les os, dont l'ensemble est connu sous le nom de squelette.

C'est l'étude de ces os qui doit donc tout d'abord nous occuper.

LIVRE I.

DES OS

CHAPITRE I

DES OS EN GÉNÉRAL

I. — Du Squelette

Le squelette, dit Sappey (*Anatomie descriptive*, T. 1, p. 61-62), offre pour partie essentielle une colonne médiane, composée de pièces superposées et mobiles appelées vertèbres. Cette colonne, conformée sur le même type dans toute la série des animaux vertébrés, s'effile à une de ses extrémités, que constituent le sacrum et le coccyx, et se renfle à l'extrémité opposée pour former le crâne.

A la partie supérieure ou crânienne de la colonne vertébrale vient s'annexer la face. — De sa partie

moyenne naissent les côtes, au nombre de vingt-
quatre, qui s'articulent en avant avec le sternum et
qui prennent une large part à la formation du
thorax. — De sa partie inférieure ou sacro-coccygienne partent deux pièces considérables, les os
iliaques, qui, se contournant sur eux-mêmes et
s'unissant en avant, complètent le bassin.

Des hauteurs du thorax et du sternum s'échap-
pent horizontalement deux petits leviers flexueux,
auxquels se suspendent à droite et à gauche d'autres
leviers qu'on voit successivement diminuer de longueur et augmenter en nombre : ce sont les membres supérieurs ou thoraciques. — Des parties
latérales du bassin descendent deux nouvelles séries
de leviers, d'une configuration analogue : ce sont
les membres inférieurs ou abdominaux.

Ainsi constitué, le squelette peut être divisé,
avec les anciens, en trois parties : le tronc, la tête
et les extrémités.

Le tronc comprend le thorax et le bassin reliés
l'un à l'autre par la colonne vertébrale, ou rachis,
qui les complète en arrière.

Le thorax revêt la forme d'une cage conoïde ; il
renferme le cœur, organe central de la circulation,
et les poumons, organes essentiels de la respiration.

Le bassin se présente sous l'aspect d'une cavité infundibuliforme, très-évasée supérieurement, et largement échancrée en avant. Il contient la partie terminale du tube digestif, la vessie et une partie des organes génitaux.

La tête est-formée en haut par le crâne, en bas et en avant par la face. Le crâne entoure de toutes parts l'encéphale, qu'il est appelé à protéger. Dans les cavités de la face viennent se réfugier les organes des sens, à l'égard desquels ces cavités jouent aussi le rôle d'organes protecteurs.

Les extrémités, construites sur le même type, se partagent en quatre segments qui se correspondent : l'épaule, le bras, l'avant-bras et la main, pour le membre supérieur ; la hanche, la cuisse, la jambe et le pied, pour l'inférieur.

L'épaule se compose de deux os, la clavicule et l'omoplate. Unies l'une à l'autre par le sternum et par le ligament inter-claviculaire, les deux épaules forment une sorte de ceinture ouverte en arrière. La hanche ne comprend qu'une seule pièce, l'os iliaque ou coxal, qui, en s'unissant à celui du côté opposé, forme aussi une sorte de ceinture. Le bras est constitué par l'humérus, la cuisse par le fémur ; l'avant-bras et la jambe, chacun par deux os ; la main en présente vingt-sept, et le pied vingt-huit.

Le dénombrement des diverses pièces qui entrent dans la formation du squelette est facile, si l'on choisit pour cette détermination le moment où il a acquis tout son développement et où il ne présente encore aucune trace d'altération sénile. En effet, la plupart des os se développent par divers points ; donc, ces os, qui, parvenus à leur évolution complète, représenteront une seule pièce, sont formés primitivement de plusieurs pièces distinctes ; si l'on procède alors à leur énumération, on arrive à un chiffre trop élevé. D'autre part, lorsque les os sont entièrement formés, ils tendent à se souder entre eux : à un âge trop avancé, cette énumération donnera par conséquent un chiffre trop faible ; de là les résultats différents qui ont été mentionnés par quelques anatomistes. C'est de vingt-quatre à vingt-cinq ans que le squelette arrive au terme de son développement. A cette époque, il se compose de 198 os ainsi répartis :

Colonne vertébrale	24
Sacrum et coccyx	2
Crâne	8
Face	14
Os hyoïde	1

Côtes et sternum....................... 25
Chaque extrémité supérieure.......... 32 = 64
Chaque extrémité inférieure.......... 30 = 60

Dans ce nombre ne se trouvent pas compris les os surnuméraires du crâne, ou os wormiens, et quelques autres qui se développent dans l'épaisseur de certains tendons, les os sésamoïdes ; la rotule appartient à cette dernière classe, dont elle représente le type par sa forme et son volume.

C'est au squelette que le corps est redevable de sa forme. En le recouvrant sur presque tous les points et opposant à ses parties les plus grêles leurs parties les plus volumineuses, les muscles en adoucissent les saillies, que la peau contribue encore à effacer. Lorsque ceux-ci s'hypertrophient, ils les font presque entièrement disparaître. Une disposition bien différente se produit lorsqu'ils s'atrophient : chez l'athlète, tout est saillie musculaire ; chez l'homme amaigri par une longue maladie, ce sont les os qui proéminent de toutes parts : ce qui fait relief chez le premier est excavé chez le second ; les formes sont renversées.

Le poids du squelette, chez l'homme de vingt-cinq à trente ans, est de 5 à 6 kilogrammes (Sappey).

II. — Conformation extérieure des os

La forme des os est si irrégulière que peu d'organes pourraient leur être comparés sous ce rapport. Cependant, d'une façon générale, on peut les diviser en os longs, os plats et os courts.

En effet, il en est dans lesquels l'une des dimensions l'emporte très notablement sur les deux autres (Sappey) : ils s'étendent en longueur : tels l'humérus, le fémur, etc. Chez d'autres, deux de leurs dimensions prédominent : ils s'étendent en surface, tels l'omoplate, l'os iliaque, etc. Dans un grand nombre, les trois dimensions se balancent, de telle sorte que leur forme tend à se rapprocher de celle d'un cube : tels le cuboïde, l'ostragale, le colcanéum, etc.

Les os longs (Sappey) occupent l'axe des membres, dans lesquels on les voit se superposer pour former une colonne brisée, simple au bras et à la cuisse, double à l'avant-bras et à la jambe, multiple à la main et au pied. En augmentant de nombre, les os qui constituent cette colonne deviennent de plus en plus courts. Il en résulte que la partie supérieure des membres est remarquable par la grande étendue de ses mouvements et la partie inférieure par la multiplicité et la brièveté de ceux-ci.

Les os longs se composent de trois parties : une partie moyenne, appelée corps ou diaphyse, et deux extrémités, par lesquelles ils s'articulent avec les os correspondants.

Le corps est toujours plus étroit que les extrémités, qui se présentent sous l'aspect de renflements ; mais, avant de les atteindre, la diaphyse se renfle aussi un peu, en sorte que le passage de l'un aux autres ne se fait pas brusquement (Sappey). Les extrémités sont aussi beaucoup plus irrégulières que le corps et tapissées, sur la partie qui est en rapport avec l'os correspondant, par un cartilage.

Ces renflements ont pour avantage (Sappey) :

1° De donner plus d'étendue aux surfaces articulaires et, par conséquent, d'en assurer la solidité ;

2° De former pour les tendons des poulies de renvoi et de favoriser ainsi l'action des muscles ;

3° Enfin de régulariser la forme des membres en opposant leur volume considérable à celui des tendons toujours plus ou moins grêles.

Les os larges sont, comme nous l'avons dit, étendus en surface et contribuent en général à former des cavités.

Quant aux os courts, on les trouve dans toutes les régions où la variété des mouvements devait se consolider avec la solidité, telles que le poignet, le tarse, la colonne vertébrale.

Toutes les parties qui font saillie à la surface des os sont désignées sous le nom d'apophyses. Beaucoup d'entre elles entrent dans la constitution des articulations. Parmi celles-ci (Sappey), on appelle têtes celles qui sont formées par un segment de sphéroïde et supportées par un pédicule ou col, telles que la tête de l'humérus, la tête du fémur, la tête de l'astragale ; condyles, celles qui représentent un segment d'ovoïde coupé suivant son grand axe, comme les condyles de la mâchoire inférieure, ceux de l'occipital. Nous assimilerons, pour nos descriptions, la dénomination de tubérosité à celle d'apophyse.

III. — Conformation intérieure des os

D'une façon générale, les os sont composés de deux sortes de tissu : un tissu dur, celui que l'on distingue à première vue sur un os de squelette, et que l'on désigne sous le nom de tissu compact ;

et un tissu formé de mailles, que l'on appelle le tissu spongieux.

Le tissu compact est situé à la périphérie de l'os; le tissu spongieux est à l'intérieur et diversement disposé et composé suivant les os que l'on considère.

Une section faite perpendiculairement sur le corps d'un os long permet de constater qu'il est creusé d'un canal. Ce canal s'étend sur toute la longueur de la diaphyse et est désigné sous le nom de canal médullaire, parce qu'il contient la moelle de l'os. Ce canal, cette partie creuse, a pour but d'accroître la résistance de l'os; car il est démontré que, de deux colonnes également hautes, composées de la même substance et d'une même quantité de cette substance, celle qui offre le diamètre le plus considérable est celle aussi qui présente le plus de solidité.

Aux deux extrémités de l'os se trouve accumulé en grande abondance le tissu spongieux, sous forme de lamelles osseuses formant des mailles, qui deviennent d'autant plus ténues qu'elles se rapprochent plus du milieu du canal médullaire.

Les os larges se composent de deux couches de tissu compact, entre lesquelles se loge le tissu spongieux, plus ou moins abondant suivant les diverses

parties de l'os. Les deux couches de tissu compact
sont nommées tables ; la couche moyenne ou spongieuse prend le nom de diploé. Cette couche
moyenne manque en quelques endroits : ainsi, sur
le centre de l'omoplate, où les deux tables se con-
fondent pour former une seule couche mince et
demi-transparente.

Les os courts sont essentiellement formés de tissu
spongieux (Sappey), que revêt une mince couche de
tissu compact.

Les os sont recouverts d'une membrane fibro-
élastique, qu'on nomme le périoste, et qui, pourvue
de nombreux vaisseaux, fournit à chacun d'eux les
éléments nécessaires pour leur développement et
leur nutrition. Le périoste cesse au bord des surfaces articulaires, sur lesquelles il est suppléé avec
avantage par des lames cartilagineuses.

La moelle des os remplit les cavités creusées dans
l'épaisseur de ces organes (Sappey) ; son rôle principal est de remplir les vides existant dans les os.

Les os sont nourris par des artères ; elles sont
contenues dans le périoste et pénètrent dans les os
par toute leur périphérie ; dans les os longs, il y a
une artère principale, dite artère nourricière de
l'os, qui entre dans le tissu osseux par un orifice

spécial, facilement visible à l'œil nu sur chaque os long et qui porte le nom de trou nourricier.

Enfin, les os reçoivent des nerfs sous la forme de minces filets.

On appelle face antérieure d'un os celle qui regarde en avant, face postérieure celle qui regarde en haut, face inférieure celle qui regarde en bas et faces latérales celles qui regardent à droite ou à gauche. Les mêmes dénominations sont appliquées aux extrémités des os.

Jusqu'ici, rien de plus commode ; mais il y a des termes anatomiques qui ne sont pas tout à fait aussi simples ; et, pour expliquer certains d'entre eux, il est nécessaire d'entrer dans quelques développements.

Supposons d'une part que le corps humain soit divisé en deux moitiés latérales par un plan antéro-postérieur coupant la colonne vertébrale suivant son axe longitudinal. Ce plan est appelé plan médian. Supposons d'autre part un plan coupant un os dans les mêmes conditions. La moitié de cet os qui est située le plus près de ce plan médian est dite interne, et la moitié qui en est située le plus loin est dite externe, ainsi que les apophyses ou particularités quelconques qui sont situées dans cette

moitié. Quand on saura que, pour cette appréciation
au niveau du membre supérieur, la paume de la
main doit-être tournée en avant, on aura toutes les
connaissances nécessaires pour comprendre la
signification des mots interne et externe, qui seront
couramment employés dans le cours de ce livre.

Ces dénominations sont applicables à tous les
organes.

IV. — Développement des os

Les os n'atteignent le terme complet de leur
évolution qu'à l'âge de vingt-cinq à trente ans
(Sappey). Pendant la longue durée de ce développement, leur solidité augmente en raison directe des
efforts de plus en plus énergiques qu'ils sont appelés à supporter. Lorsque ce développement est
terminé, les modifications qu'ils subissent amènent
une diminution progressive de cette même propriété.

Dans l'embryon primitif, rien ne distingue ce
qui sera plus tard les os des autres tissus ; les os
sont, comme les organes voisins, à l'état celluleux.

Quelques os passent directement de cet état celluleux à l'état osseux : tels la plus grande partie des os du crâne, les os de la face, toutes les côtes et la clavicule ; mais la grande majorité des os deviennent d'abord cartilagineux.

Dans ce cartilage, dit cartilage d'ossification, se développent, en des points déterminés et plus ou moins nombreux pour chaque os, des noyaux osseux, qui s'étendent peu à peu et finissent par se réunir et se souder les uns aux autres.

L'ossification débute par le centre des os (Sappey). Ces points centraux, ou points d'ossification primitifs, s'étendent vers les extrémités des os longs, la circonférence des os larges et la périphérie des os courts. Ils forment par leur accroissement la plus grande partie de l'os. Quelquefois même un seul point suffit pour le développement de celui-ci, comme dans les os du carpe et du tarse. D'autres naissent par deux points d'ossification primitifs, comme le frontal, ou par trois, comme l'os iliaque et toutes les vertèbres ; quelques-uns par quatre, cinq ou même plus.

Mais ces points primitifs (Sappey), malgré l'extension considérable qu'ils prennent, ne suffisent pas toujours cependant à la formation de l'os. On voit naître alors à une époque plus tardive, vers les extrémités ou à la périphérie du cartilage, d'autres points qui, en se portant à la rencontre des précédents, complètent l'œuvre que ceux-ci avaient commencée. Ces points complémentaires sont connus sous le terme générique d'épiphyses. La soudure a lieu plus ou moins tard et à des époques déterminées d'une façon précise pour chaque épiphyse.

D'une façon générale, les os longs se développent par un point primitif et par un, deux ou plusieurs points complémentaires. Ils s'accroissent en longueur par leurs extrémités, aux dépens du disque cartilagineux qui persiste entre le point osseux central et les points épiphysaires jusqu'à la fin de la croissance en longueur. On désigne ce disque sous le nom de cartilage de conjugaison, épiphysaire ou encore d'accroissement.

L'accroissement en épaisseur se fait par la partie du périoste située le plus près de l'os. Mais, en même temps qu'au dehors il y a production continue de couches osseuses nouvelles qui se superposent, au dedans il y a destruction des couches les plus anciennes ; et, comme les premières se forment plus rapidement que les secondes ne se détruisent, les parois des canaux médullaires augmentent d'épaisseur en même temps que ceux-ci augmentent de capacité.

Ainsi se produisent et s'agrandissent ces canaux ; ainsi s'accroît le diamètre des os longs. Cet accroissement en épaisseur ne se termine qu'à vingt-huit ou trente ans chez la femme, à trente-cinq ou quarante ans chez l'homme (Sappey). Les os, par conséquent, continuent de croître en grosseur longtemps encore après qu'ils ont cessé de croître en longueur.

Dans les dernières périodes de la vie le mouvement de composition devient très faible et le mouvement de décomposition très actif, ce qui explique pourquoi les parois du canal médullaire diminuent progressivement d'épaisseur, pourquoi les cavités du tissu spongieux s'agrandissent, communiquent plus largement entre elles et disparaissent même sur certains points pour former des amas de graisse, pourquoi enfin les os offrent tant de solidité chez l'adulte et une si grande fragilité chez le vieillard.

CHAPITRE II

DES OS DES MEMBRES

I. — Parallèle des membres supérieurs et inférieurs

L'analogie des membres supérieurs et inférieurs, entrevue déjà par Aristote et quelques grands naturalistes de l'antiquité, n'a été réellement démontrée que vers la fin du siècle dernier par Vicq d'Azir, dit Sappey. Un grand nombre d'anatomistes ont abordé le même sujet ; mais aucun d'eux n'a apporté dans son étude autant de sagacité, des vues plus philosophiques, un jugement aussi droit et aussi ferme.

Les membres se composent chacun de quatre segments qui se correspondent : l'épaule et la hanche, le bras et la cuisse, l'avant-bras et la jambe, la main et le pied.

L'épaule est formée de deux os, l'omoplate et la clavicule. Celle d'un côté (Sappey) est indépendante de celle du côté opposé ; en avant, cependant, le ligament inter-claviculaire les unit l'une à l'autre. Ainsi réunies, elles forment les trois quarts d'un anneau qui embrasse la partie supérieure du thorax et dont les deux extrémités, représentées par le bord spinal des omoplates. libres et flottantes en quelque sorte, convergent vers la colonne vertébrale sans arriver jusqu'à elle.

La hanche est formée d'une seule pièce. Celle du côté droit s'unit en avant à celle du côté gauche. De cette union résulte, non un simple anneau, mais un canal qui resterait aussi ouvert en arrière, si la colonne vertébrale ne venait relier l'un à l'autre ses deux bords.

L'anneau que forment les épaules et le canal incomplet constitué par les hanches présentent, il est vrai, de très grandes différences (Sappey) :

1° Des différences de proportion, qu'on retrouve sur tous les autres segments des membres et qui sont en rapport avec leur destination. Les segments du membre supérieur, appelés à réagir sur les objets qui nous entourent, ont pour attributs essentiels la légèreté et l'agilité ; destinés à supporter le poids du corps, ceux du membre inférieur ont reçu en partage un volume plus considérable et une solidité plus grande ;

2° Des différences de mobilité : les épaules, unies au thorax par leur extrémité la plus grêle, libres à leur extrémité opposée et dans tout leur trajet, sont remarquables par l'étendue et la variété de leurs mouvements ; les hanches, unies entre elles en avant et au rachis en arrière, sont immobilisées au contraire dans la situation qu'elles occupent ;

3° Des différences de situation, de dimensions, de direction, de configuration, de développement, de destination, etc.

Mais toutes ces différences, continue Sappey, n'offrent qu'une importance très secondaire. Entre l'anneau représenté par les épaules et le canal infundifuliforme constitué par les deux hanches, il existe une analogie générale qu'on ne saurait méconnaître. En opposant les deux segments trait pour trait, cette analogie deviendra plus évidente.

L'omoplate étant placé en regard de l'os iliaque et dirigé de telle sorte que la cavité glénoïde regarde en bas, il devient évident que cette cavité correspond à la cavité cotyloïde. Si nous voulions pousser plus loin les analogies, ce qui ne saurait rentrer dans le cadre de cet ouvrage, nous verrions que chaque partie de l'épaule a son homologue dans la hanche ; mais nous devons nous borner aux considérations utiles au mécanicien orthopédiste pour la compréhension de l'étude des os.

Ce que nous devons dire ici, c'est que, sur les autres segments du membre supérieur et du membre inférieur, les analogies sont aussi évidentes.

L'extrémité supérieure de l'humérus est en tous points comparable à celle du fémur. Dans toutes deux on trouve une tête ou partie renflée se rapprochant plus ou moins de la forme d'une sphère ; sur toutes deux existent deux saillies, qui ont nom sur l'humérus grosse et petite tubérosité et sur le fémur grand et petit trochanter. Supposons qu'on allonge sur l'humérus la portion rétrécie qui unit la tête aux deux saillies, et l'on aura l'analogue du col du fémur. Il suffit ainsi d'une modification insignifiante pour que ces deux extrémités puissent être absolument identifiées.

L'extrémité inférieure de l'humérus est de même l'analogue de l'extrémité inférieure du fémur.

Toutes deux ont, d'une façon générale, la forme d'une poulie.

De même que le bras et la cuisse n'ont tous deux qu'un seul os, de même l'avant-bras et la jambe en possèdent chacun deux, et chaque partie des os de ce segment du membre supérieur a son analogue sur les os du segment correspondant du membre inférieur.

La partie moyenne des os de la jambe, dit Sappey, ne diffère pas de celle des os de l'avant-bras. Elle affecte sur les deux membres la même situation relative, la même direction, la même forme prismatique et triangulaire.

Leur partie inférieure est plus frappante encore de similitude : l'une et l'autre sont volumineuses et irrégulièrement cuboïdes ; sur l'une et l'autre on remarque une surface articulaire inférieure, qu'une crête antéro-postérieure partage en deux facettes secondaires, et une surface articulaire latérale par laquelle les deux os se juxtaposent. L'apophyse styloïde du radius représente la malléole interne ; elle donne attache à un ligament qui répond au pouce, comme celle-ci est le point de départ d'un ligament qui répond au gros orteil. L'apophyse styloïde du cubitus représente la malléole externe :

toutes deux donnent attache aussi à un ligament situé au poignet sur le prolongement du petit doigt et au pied sur le prolongement du petit orteil.

La rotule correspond à l'olécrâne. La face articulaire s'applique à la poulie fémorale, comme celle de l'olécrâne à la poulie humérale. La face sous-cutanée des deux saillies donne attache au tendon des deux triceps. Elles offrent donc les mêmes connexions osseuses et musculaires. La mobilité de l'une, la fixité de l'autre, ainsi que les différences inhérentes à leur forme et à leur mode de développement, sont des faits d'une importance secondaire qui ne saurait faire méconnaître leur analogie. (Sappey).

Les trois parties constituantes de la main ont pour analogues les trois parties constituantes du pied : le carpe correspond au tarse, le métacarpe au métatarse, les doigts aux orteils.

Le carpe se compose de huit os ; le tarse est formé de sept seulement. Mais, parmi ceux-ci, il en est un qui en représente deux (Sappey) : c'est le calcanéum, qui se développe par deux points d'ossification, tandis que tous les autres naissent par un point unique.

A mesure qu'on se rapproche de la partie ter-

minale de la main et du pied, les analogies deviennent beaucoup plus évidentes encore, si évidentes
même qu'il suffit de les énoncer. Il est manifeste,
en effet, que le métacarpe et le métatarse sont cons-
titués sur le même type et que les orteils sont une
répétition des doigts, suivant l'expression de Sappey.

Entre les métacarpiens et les métatarsiens il y a
non seulement similitude de connexions, mais similitude de nombre, de situation, de volume, de direction, de fixité, de développement, de destination ;
il y a presque similitude aussi de conformation.

Le premier métacarpien et le premier métatarsien
présentent seuls quelques différences importantes,
qui sont en harmonie avec la destination de l'un et
de l'autre. Chacun d'eux possède, en effet, des attributions qui lui sont propres : le premier métatarsien, représentant l'un des trois points sur lesquels
repose la voûte plantaire, a reçu pour attributions
le volume, la fixité, la solidité ; le premier métacarpien, destiné à porter un doigt qui devait s'opposer à tous les autres, a reçu en partage une situation, une direction, une mobilité exceptionnelles.
Mais remarquons que la nature, en les modifiant
pour les approprier au but qu'elle se proposait, a
respecté leurs connexions. Au milieu de toutes ces

modifications de forme, de volume et d'attributions qui leur donnent une physionomie si différente, on retrouve intacte l'analogie qui les rapproche (Sappey).

Entre les phalanges de la main et les phalanges du pied. il y a aussi similitude de nombre, de situation, de direction, de développement. Elles ne diffèrent en réalité que par leurs dimensions.

Organes essentiels de la préhension, les premières arrivent à un très grand développement : elles constituent la partie fondamentale de la main.

Simples appendices annexés à la partie antérieure de la voûte sur laquelle repose le poids du corps, contribuant à transmettre ce poids au sol, mais ne prenant à cette transmission qu'une faible part, les secondes sont remarquables par l'extrême exiguité de leur volume. Elles ne représentent qu'une partie très accessoire du pied : si accessoire, qu'elles semblent n'exister en quelque sorte que pour attester cette unité de plan dont nous avons retrouvé déjà les preuves sur toute l'étendue des membres, mais qui s'exprime d'une manière plus éclatante sur leur partie terminale (Sappey).

CHAPITRE III

DES MEMBRES SUPÉRIEURS

OU THORACIQUES

Les membres thoraciques se composent de quatre
parties qui se succèdent dans l'ordre suivant, en
procédant de leur extrémité supérieure vers l'inférieure : l'épaule, le bras, l'avant-bras et la main.

I. — De l'épaule

L'épaule (Sappey) repose sur les parties latérale,
supérieure et postérieure de la poitrine, dont elle
recouvre et voile le sommet. Les dimensions sont
en général proportionnelles à celles de cette cavité,

de larges épaules coïncident presque toujours avec un large thorax.

Considérée dans son ensemble, elle représente un levier angulaire, dont la branche horizontale, étroite et flexueuse, répond au sommet du cône thoracique, tandis que sa branche verticale, large et mince, s'applique à ses parois postéro-latérales. De ces deux branches, la première est constituée par la clavicule, la seconde par l'omoplate (Sappey).

a. — *Clavicule*

La clavicule est un os long, situé sur les parties supérieure et antérieure de la poitrine, cylindrique dans sa moitié interne, aplati dans sa moitié externe.

Elle s'articule, d'une part, en dedans avec le sternum, d'autre part en dehors avec l'omoplate en un point que nous aurons à préciser tout à l'heure.

Elle offre la forme d'un **S** très allongé et présente par conséquent à considérer deux courbures : une courbure à concavité dirigée en arrière, qui comprend ses deux tiers internes et qui appartient à un cercle de grand rayon ; une seconde courbure à concavité antérieure, siégeant sur son tiers externe et de rayon plus court (fig. 1).

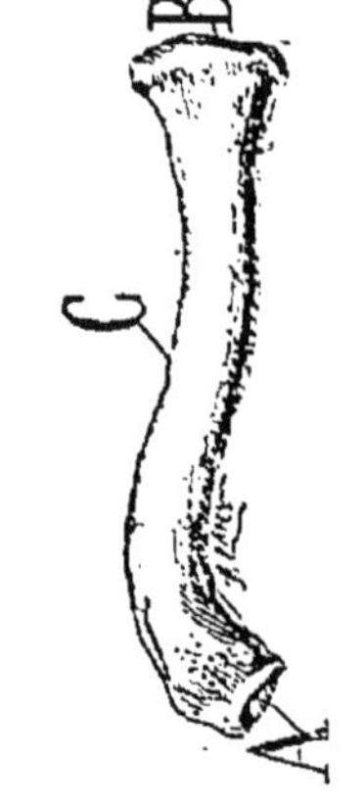

Fig. 1. — Clavicule.

A. Extrémité interne.
B. Extrémité externe.
C. Corps de l'os.

Comme tous les os longs, la clavicule se divise en corps et en extrémités.

Le corps, cylindrique en dedans, aplati en dehors, ne présente à considérer rien qui soit de nature à attirer l'attention du mécanicien orthopédiste.

Il en est de même de l'extrémité externe, très aplatie.

L'extrémité interne, très volumineuse, irrégulièrement triangulaire, s'unit par une facette articulaire aplatie à une facette correspondante du sternum ; mais la facette claviculaire étant beaucoup plus grande que cette dernière la déborde notablement en avant, en arrière et en haut.

Les deux extrémités de la clavicule se luxent, c'est-à-dire se déplacent fréquemment sur l'os correspondant, l'externe sur l'omoplate, l'interne sur le sternum. Ces luxations se réduisent en général facilement, mais leur maintien est difficile ; et, notamment pour l'extrémité interne, on a imaginé et appliqué des appareils destinés à la maintenir dans sa portion normale, où le chirurgien l'a replacée.

b. — *Omoplate*

L'omoplate ou scapulum est un os plat, irrégulier, situé à la partie postérieure de l'épaule, qu'il contribue essentiellement à former, et entouré de masses musculaires considérables qui l'enserrent de toutes parts et qui s'y attachent.

D'une façon générale, on peut dire que cet os est triangulaire. Il présente donc, comme tout triangle, deux faces, trois bords et trois angles. Le bord le plus accidenté de l'omoplate est celui qui est situé en haut; on y trouve une facette articulaire, qui se

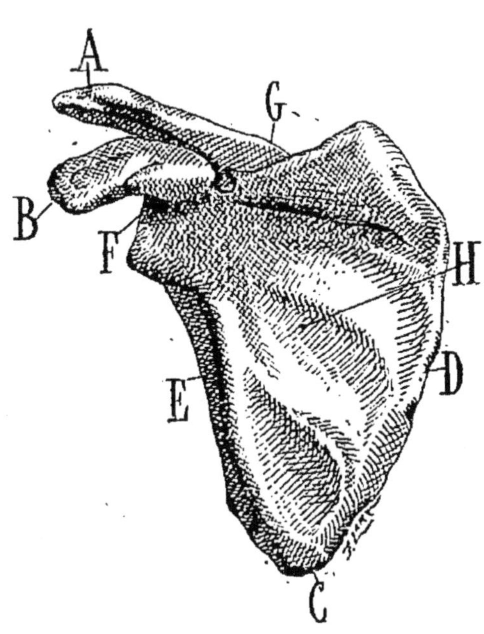

Fig. 2. — Face antérieure de l'omoplate

A. Acromion.
B. Apophyse coracoïde.
C. Angle inférieur de l'omoplate.
D. Bord interne ou spinal.
E. Bord externe.
F. Cavité glénoïde
G. Epine de l'omoplate.
H. Fosse sous-scapulaire.

tourne en dehors ; donc, rien de plus facile que la mise en position de cet os.

Les deux faces sont l'une antérieure et l'autre postérieure (fig. 2).

La face antérieure est encore appelée costale, parce qu'elle s'appuie sur les côtes, ou fosse sous-scapulaire, parce qu'elle est légèrement creuse et qu'un muscle, le sous-scapulaire, s'y insère et la remplit (fig. 3).

La face postérieure ou dorsale est divisée en deux parties par une apophyse considérable, l'épine de l'omoplate, qui se dirige en arrière. La partie située au-dessus de l'épine comprend le tiers supérieur de

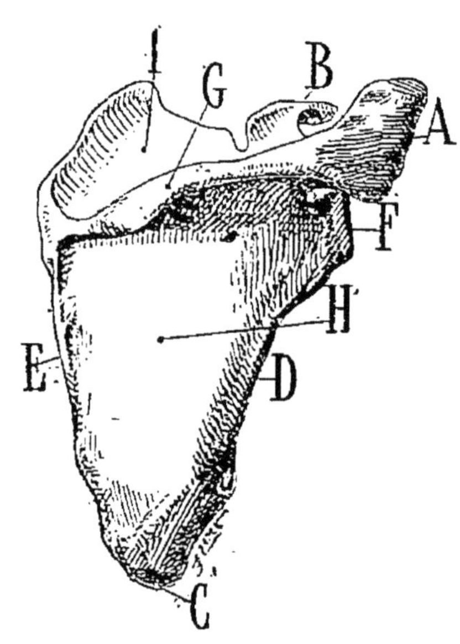

Fig. 3. — Face postérieure de l'omoplate.

A. Acromion.
B. Apophyse coracoïde.
C. Angle inférieur de l'omoplate.
D. Bord interne ou spinal.
E. Bord externe
F. Cavité glénoïde.
G. Epine.
H. Fosse sous-épineuse.
I. Fosse sus-épineuse.

cette face et est appelée fosse sus-épineuse, parce que le muscle sus-épineux s'y loge ; la partie située au-dessous de l'épine forme les deux tiers de la face postérieure de l'omoplate et prend le nom de fosse sous-épineuse, parce que le muscle sous-épineux la remplit.

Sur sa partie externe, l'épine de l'omoplate se contourne en se rétrécissant, de façon à former une partie arrondie, qui s'élargit bientôt et s'épanouit de façon à donner naissance à une large apophyse aplatie et irrégulièrement triangulaire, qui porte le nom d'acromion. L'acromion est facilement senti sous la peau de la partie supérieure de l'épaule.

Des trois bords, l'un est supérieur, le second postérieur ou spinal, ainsi nommé parce qu'il est le plus rapproché de la colonne vertébrale, le dernier antérieur ou axillaire, parce qu'il est tourné vers l'aisselle.

Quant aux angles, le supérieur est droit, l'inférieur très aigu. Enfin, l'antérieur où externe est extrêmement épais et tronqué pour s'élargir en une surface articulaire, dite cavité glénoïde de l'omoplate. Cette cavité glénoïde est elliptique, verticale, très superficielle, c'est-à-dire très peu creuse, articulée avec la tête de l'humérus, comme nous le verrons plus tard, et supportée par une partie étranglée qui en constitue le col. Elle est plus large à sa partie inférieure qu'à sa partie supérieure, ce qui la fait ressembler exactement à la coupe médiane d'un œuf. Au-dessus d'elle et la surmontant se trouve une apophyse recourbée en forme de bec, nommée à cause de cela apophyse coracoïde.

Trois portions de l'omoplate nous intéressent tout particulièrement au point de vue orthopédique. Ce sont : 1° la cavité glénoïde ; 2° l'acromion ; 3° l'angle inférieur.

Nous insisterons plus spécialement sur la cavité glénoïde lorsque nous décrirons l'articulation de l'épaule.

Dans l'acromion, comme dans toute apophyse aplatie et irrégulièrement triangulaire, on peut considérer deux faces, trois bords et trois angles. Un seul de ces éléments nous intéresse au point de vue particulier où nous nous plaçons ici : c'est le bord situé à la partie antérieure et externe de cette apophyse, dit bord antéro-externe. C'est ce bord qui est facilement accessible et tangible sous la peau de l'épaule ; il est aigu et saillant, et nous verrons par la suite qu'il sert à déterminer un point de repère important pour les axes des appareils ortho-pédiques.

Enfin, l'angle inférieur est important à connaître pour le mécanicien orthopédiste. Comme l'acromion, il est facilement sensible sous les parties molles, et on peut très aisément le pincer entre le pouce et l'index. Dans certaines formes de mal de Pott et surtout dans la scoliose, cet angle qui s'appuie sur les côtes, subit le contre-coup de leurs changements de forme et devient très saillant en arrière. C'est pourquoi, dans certains corsets, on adapte à ce niveau une pelote spéciale avec ou sans ressort, destinée à appuyer sur cet angle et, par son intermédiaire, sur les côtes et à diminuer ainsi leur saillie.

L'omoplate est le plus mince de tous les os plats. Il présente une remarquable transparence au niveau des fosses sus et sous-épineuses, presque exclusivement formées de tissu compact. L'acromion, l'apophyse coracoïde et l'angle externe se composent au contraire principalement de tissu spongieux. Les deux tissus prennent une part à peu près égale à la formation de l'épine et du bord axillaire.

II. — Os du bras. — Humérus

Le squelette du bras est formé par un seul os, l'humérus.

L'humérus est un os long, le plus long du membre supérieur ; il est situé entre l'omoplate, avec lequel il s'articule en haut, et les os de l'avant-bras, avec lesquels il s'articule par son extrémité inférieure.

Pour mettre cet os en position (Sappey), il faut placer en bas l'extrémité qui est aplatie ; diriger en dedans et un peu en arrière celle des deux saillies latérales de cette extrémité qui est la plus proéminente ; tourner en arrière et un peu en dehors celle de ses deux cavités qui est la plus grande.

L'humérus, comme tous les os longs, peut-être divisé en corps et en extrémités (fig. 4).

Le corps est arrondi à sa partie supérieure, prismatique et triangulaire à sa partie inférieure. La seule chose intéressante qu'il présente à notre point de vue est une gouttière qui le contourne d'arrière en avant en partant de sa face posté-

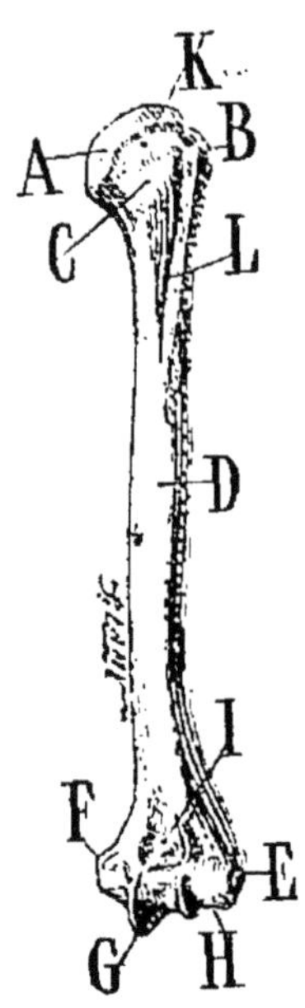

Fig. 4. — Humérus vu de face.

A. Tête de l'humérus.
B. Grosse tubérosité.
C. Petite tubérosité.
D. Corps de l'os.
E. Épicondyle.
F. Épitrochlée.
G. Poulie ou trochlée humérale.
H. Condyle de l'humérus.
I. Extrémité inférieure de l'os.
K. Col anatomique de l'humérus.
L. Col chirurgical.

rieure et en empiétant sur son bord externe : c'est la gouttière dite de torsion, et rien n'est plus facile que de faire comprendre par une vue schématique la formation de cette gouttière. Il suffit de supposer qu'une main solide saisisse l'humérus par son extrémité supérieure, une autre par son extrémité inférieure et que les deux mains exercent chacune un mouvement de torsion en sens contraire, semblable à celui que font les blanchisseuses qui tordent du linge. Le corps de l'os est tordu sur son axe par ce mouvement, et il en résulte la production de la gouttière dite de torsion.

Cette gouttière est importante à connaître parce qu'il y passe deux organes, qui suivent sa direction et la parcourent dans toute sa longueur. Ce sont : une artère, nommée artère humérale profonde, et un nerf, le nerf radial. Le mécanicien orthopédiste a grand intérêt à connaître cette gouttière, afin de prendre les plus grandes précautions pour que les appareils n'aient aucun point d'appui à ce niveau et ne viennent pas comprimer les organes qui y sont contenus. La compression du nerf radial, en particulier, donnerait lieu à des paralysies graves et difficiles à guérir.

Il n'est pas utile de nous étendre sur la description des faces et des bords du corps de l'os, qui n'ont aucune application qui puisse nous intéresser au point de vue particulier où nous sommes placés ici.

L'extrémité supérieure de l'humérus est volumineuse et arrondie. Elle offre trois tubérosités séparées par deux sillons. L'une, la plus volumineuse, de forme hémisphérique et encroûtée de cartilage pour s'articuler avec la cavité glénoïde de l'omoplate, forme la tête de l'humérus ; les deux autres, beaucoup plus petites et non articulaires, sont appelées tubérosités : d'après leur volume, elles sont distinguées en grosse et petite. La grosse est située à la partie externe de l'os et la petite à sa partie antérieure.

La tête de l'humérus représente le tiers d'une sphère. La surface, lisse et unie, regarde en haut, en dedans et en arrière. En promenant sur son contour la pointe d'un compas (Sappey), on reconnaît que sa sphéricité n'est pas parfaite et qu'elle s'allonge un peu de haut en bas, c'est-à-dire dans le même sens que la cavité glénoïde, avec laquelle elle s'articule. Son plus grand diamètre mesure en général 46 millimètres, et le plus petit ou antéro-postérieur 43 millimètres ; la différence de l'un à l'autre est donc assez minime, mais cependant sensible et constante.

La grosse tubérosité, ou tubérosité postérieure, irrégulièrement arrondie, offre trois facettes qui chacune donnent insertion à un muscle et qui sont, en procédant de dedans en dehors : l'une supérieure, destinée au muscle sus-épineux ; l'autre moyenne, plus étendue, occupée par le muscle sous-épineux ; la troisième ou inférieure, moins bien limitée, donnant attache au muscle petit rond (fig. 5).

La petite tubérosité, ou tubérosité antérieure, donne insertion, par sa surface tournée directement en avant, au muscle sous-scapulaire.

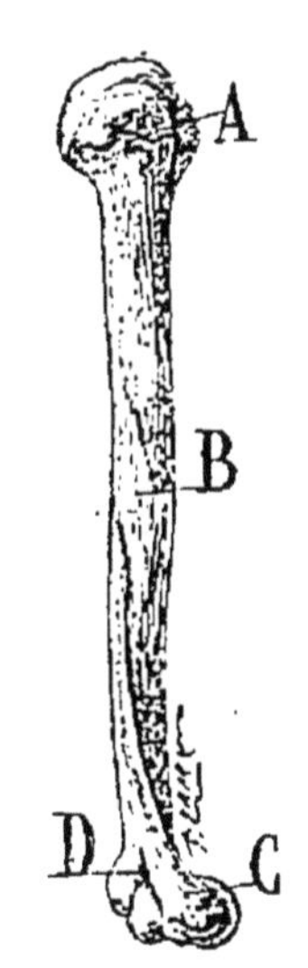

Fig. 5. — Humérus vu de profil externe.

A. Tête de l'humérus.
B. Corps de l'os.
C. Extrémité inférieure.
D. Epicondyle.

Les trois saillies que nous venons de décrire à l'extrémité supérieure de l'humérus sont séparées les unes des autres par deux sillons.

La tête humérale est séparée des deux tubérosités par un sillon circulaire appelé col anatomique de l'humérus. Ce col se dirige en bas et en dedans. Une perpendiculaire passant par sa partie centrale et suffisamment prolongée représenterait l'axe de l'extrémité supérieure. Il forme avec celui du corps un angle obtus de 135 degrés environ (Sappey). Le col anatomique donne attache, ainsi que nous le verrons plus loin, dans l'étude des articulations, au ligament capsulaire de l'articulation de l'épaule.

Les deux tubérosités sont séparées l'une de l'autre par un sillon beaucoup plus profond que le précédent et dans lequel vient se loger le tendon de la longue portion du biceps; d'où le nom de coulisse bicipitale qui a été donné à ce sillon.

L'extrémité supérieure de l'humérus, ainsi constituée, par les trois éminences osseuses et les deux sillons que nous avons décrits, se continue sans ligne de démarcation avec la partie correspondante du corps, qui lui constitue une sorte de col et qui a reçu, en effet, le nom de col chirurgical (Sappey). On a cru devoir donner à cette partie de l'os un nom spécial non pas tant à cause de sa conformation, qui ne se distingue pas de celle du corps de l'os, qu'à cause du caractère particulier des fractures qui se produisent à ce niveau.

L'extrémité inférieure de l'humérus est aplatie d'avant en arrière et un peu recourbée dans le même sens. Il suit de cet aplatissement et de cette incurvation que : 1° l'étendue du diamètre transversal est à peu près triple de celle du diamètre antéro-postérieur ; 2° l'axe prolongé du corps de l'os traverse cette extrémité à l'union de son cinquième postérieur avec ses quatre cinquièmes antérieurs ; chez quelques individus même, où son incurvation est plus prononcée, il longe sa partie postérieure à la manière d'une tangente (Sappey).

Cette extrémité présente à considérer, en procédant de dehors en dedans :

1° Une saillie osseuse ou tubérosité externe de l'extrémité inférieure de l'humérus;

2° La petite tête ou condyle de l'humérus;

3° Un sillon antéro-postérieur;

4° La trochlée;

5° Une saillie osseuse ou tubérosité interne de l'extrémité inférieure de l'humérus.

Nous allons étudier successivement chacune de ces parties.

La tubérosité externe est nommée l'épicondyle, parce qu'elle est située à un niveau plus élevé que le condyle de l'os, qui en est très voisin. Elle est facilement sensible et tangible sous la peau est importante à connaître et à bien déterminer au point de vue orthopédique, parce que d'une part elle sert de point de repère dans des circonstances que nous verrons plus tard et d'autre part les appareils ne doivent exercer aucune pression sur son sommet, qui est situé immédiatement au-dessous de la peau. Toute pression un peu violente et prolongée à ce niveau mortifierait la peau.

Le condyle de l'humérus est une saillie hémisphérique encroûtée de cartilage pour s'articuler avec l'extrémité supérieure du radius.

Le sillon antéro-postérieur sépare le condyle de l'humérus de la trochlée.

La trochlée est une poulie articulaire, dont la gorge est dirigée d'arrière en avant et de dehors en dedans, ce qui explique comment, dans le mouvement de flexion de l'avant-bras sur le bras, la main se porte non pas directement en avant de l'épaule, mais un peu en dedans et plutôt du côté de la bouche. Il est important de plus de faire remarquer que le bord interne de la poulie descend beaucoup plus bas que l'externe.

La tubérosité interne porte le nom d'épitrochlée. Elle est inégale, aplatie d'avant en arrière et beaucoup plus proéminente que l'épicondyle. Comme l'épicondyle, l'épitrochlée est facilement sensible et tangible sous la peau. Elle sert aussi de point de repère, et les appareils ne doivent en aucun cas exercer de pression sur son sommet, situé immédiatement sous la peau.

Pour reconnaître exactement sur le sujet la situation de l'épicondyle et de l'épitrochlée, il suffit d'embrasser avec la main le bras au niveau de sa partie moyenne. Le pouce sera appliqué sur le bord interne ou externe du bras et l'index sur le bord opposé ; puis ces deux doigts descendront doucement vers le coude en exerçant une légère pression. Ils descendront d'abord librement, puis seront arrêtés par deux éminences osseuses, l'une externe, l'autre interne, qui ne sont autres que l'épicondyle et l'épitrochlée. On reconnaîtra alors facilement leur sommet, très saillant sous la peau.

L'épicondyle et l'épitrochlée ne sont pas situés au même niveau; l'épicondyle est en effet à un centimètre au-dessous de l'épitrochlée. Nous verrons toute l'importance de cette différence de niveau lorsqu'il s'agira de déterminer l'axe articulaire et orthopédique des mouvements du coude.

Enfin, signalons sur l'extrémité inférieure de l'humérus deux cavités, l'une antérieure plus petite, l'autre postérieure beaucoup plus considérable, opposée à la précédente. Elles sont toutes deux

situées au-dessus de la poulie articulaire. L'antérieure a reçu le nom de cavité coronoïdienne, parce
que, pendant la flexion forcée de l'avant-bras sur
le bras, elle reçoit l'apophyse coronoïde du cubitus.
La postérieure porte le nom de cavité olécrânienne
parce qu'elle loge le bec de l'olécrâne dans l'extension de l'avant-bras sur le bras.
Ces deux cavités sont séparées par
une lamelle osseuse mince et transparente, qui est souvent perforée.

La conformation intérieure de
l'humérus a été bien étudiée par
Sappey, et nous ne pouvons mieux
faire que de lui emprunter sa description (fig. 6).

Le canal médullaire de l'humérus, dit-il, présente une longueur
de 15 à 18 centimètres. Il est plus
large en haut qu'en bas ; son diamètre, qui ne dépasse pas 7 à

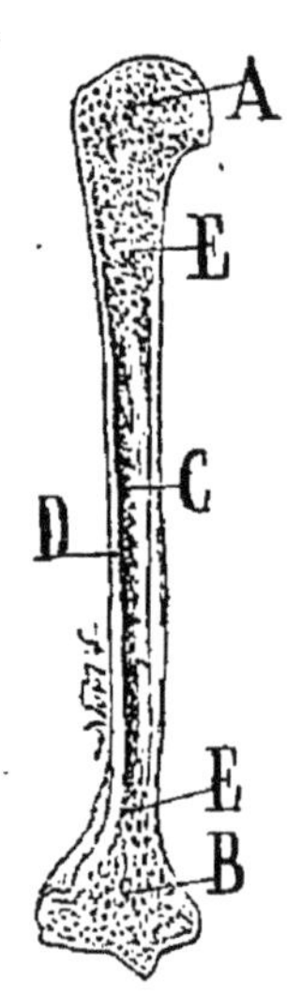

Fig. 6. — Conformation
intérieure de l'humé-
rus.

A. Extrémité supérieure.
B. Extrémité inférieure.
C. Canal médullaire.
D. Tissu compact.
EE. Tissu spongieux.

8 millimètres sur le tiers inférieur, en mesure
10 sur la partie moyenne et 12 à 14 sur le
tiers supérieur. Ses parois offrent une épaisseur
de 4 à 5 millimètres sur toute l'étendue de sa moitié
inférieure ; elles sont moins épaisses supérieurement

et s'amincissent de plus en plus, à mesure qu'on se rapproche de l'extrémité scapulaire. Sur le côté interne des deux cols, le tissu compact conserve une certaine épaisseur et constitue pour cette extrémité une sorte d'arc-boutant. Les extrémités de l'os sont entièrement formées de tissu spongieux; mais ce tissu est moins résistant dans l'extrémité supérieure; il est plus dense et beaucoup plus solide dans l'extrémité inférieure.

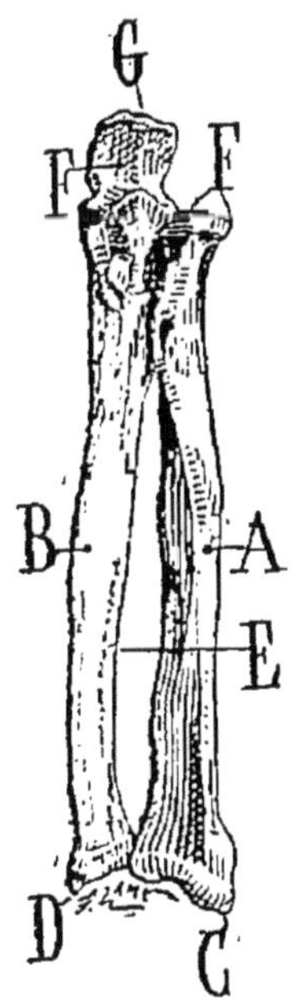

Fig. 7. — Os de l'avant-bras.

A. Corps du radius.
B. Corps du cubitus.
C. Apophyse styloïde du radius.
D. Apophyse styloïde du cubitus.
E. Espace interosseux.
FF. Extrémité supérieure des os de l'avant-bras.
G. Bec de l'olécrâne.

III. — Os de l'avant-bras

L'avant-bras, portion du membre supérieur située entre le bras et le poignet, a un squelette formé de deux os qui s'unissent par leurs extrémités et qui sont séparés dans toute l'étendue de leur corps ou partie moyenne par un espace elliptique, qu'on appelle espace interosseux (fig. 7).

L'un de ces deux os est situé à la partie externe de l'avant-bras, l'autre à la partie interne. Le premier est le radius, le second le cubitus.

Nous rappelons ici que, dans les descriptions anatomiques, on suppose toujours l'avant-bras en pronation, et nous croyons nécessaire de donner quelques explications à ce propos.

On appelle pronation la position du membre supérieur dans laquelle la paume de la main est tournée en avant et supination la position de ce membre dans laquelle la paume de la main est tournée en arrière. Or, lorsqu'on dit qu'un os ou un muscle ou un autre organe, artère, veine, nerf, etc., est situé à la partie interne ou externe de l'avant-bras, cela veut dire qu'il est situé en dedans ou en dehors de l'axe médian longitudinal de l'avant-bras supposé en pronation.

a. — *Du radius*

Le radius est un os long, situé à la partie externe de l'avant-bras, en dehors par conséquent du cubitus, avec lequel il s'articule par ses deux extrémités. Il est un peu moins long que le cubitus, plus gros inférieurement que supérieurement et légèrement arqué. Pour le mettre en position, il faut tourner en bas sa grosse extrémité, en dedans le bord con cave de cette extrémité et en arrière celui qui présente, sur sa partie moyenne, une saillie longitudinale (Sappey).

Cet os irrégulier comprend un corps et deux extrémités. Le corps est irrégulièrement prismatique et triangulaire, et il résulte de cette forme qu'il présente à considérer trois faces et trois bords. Nous nous bornerons à cette énumération, car aucune de ces parties n'offre rien qui puisse avoir une application orthopédique. Disons seulement ici que le bord interne, mousse sur son quart supérieur, très mince, tranchant et concave sur sa partie moyenne, donne attache sur toute son étendue au ligament interosseux.

L'extrémité supérieure, dite encore extrémité humérale parce qu'elle entre en contact avec l'extrémité inférieure de l'humérus, se compose de trois parties (fig. 8) :

1° Une partie arrondie ou tête du radius ;

2° Au-dessous de la tête, une partie rétrécie et cylindrique qui supporte cette tête et est appelée col du radius ;

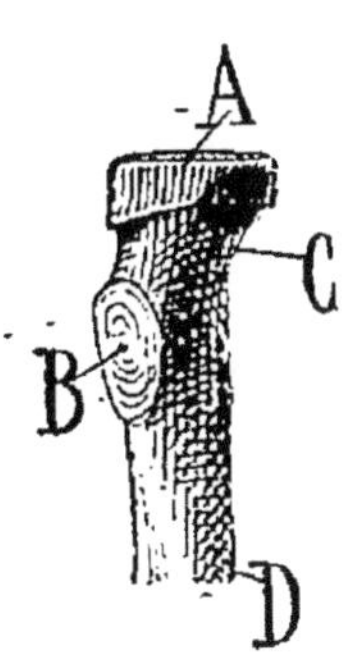

Fig. 8. — Extrémité supérieure du radius.

A. Tête du radius.
B. Tubérosité bicipitale.
C. Col du radius.
D. Corps de l'os.

3° Encore plus bas et un peu en dedans, une saillie ovoïde (Sappey), où vient prendre insertion le tendon du muscle biceps et qui pour cette raison porte le nom de tubérosité bicipitale.

La tête revêt la forme d'un petit cylindre de 6 à 8 millimètres de hauteur et de 18 à 22 millimètres de diamètre. Elle est creusée supérieurement d'une dépression circulaire peu profonde, qui s'articule avec le condyle de l'humérus. Sur la partie interne de sa surface existe une facette articulaire convexe, encroûtée comme la cupule précédente d'une lame cartilagineuse et destinée à s'articuler avec une surface concave que nous décrirons dans un instant sur l'extrémité supérieure du cubitus et qui porte le nom de petite cavité sigmoïde du cubitus.

Le col, dont la longueur varie de 10 à 12 millimètres, a un diamètre moyen de 15 millimètres ; il est cylindrique, comme la tête qui le surmonte, et se dirige un peu obliquement de haut en bas et de dehors en dedans, d'où il résulte que son axe (Sappey) forme avec celui du corps un angle obtus, dont l'ouverture regarde en dehors.

L'extrémité inférieure du radius, de forme irrégulièrement cubique, est beaucoup plus volumi-

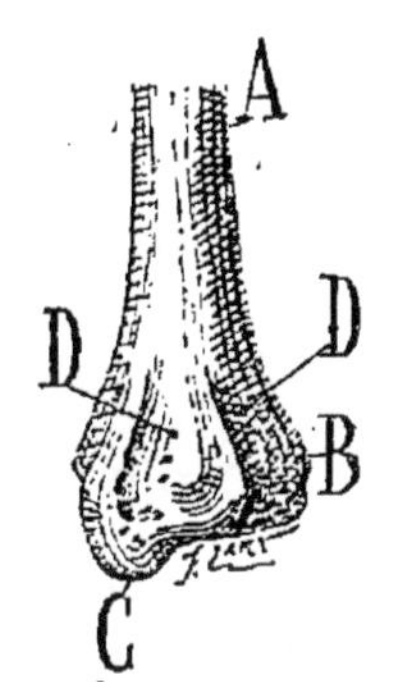

Fig. 9. — Extrémité in-
férieure du radius.

A. Corps de l'os.
B. Partie s'articulant avec
le cubitus.
C. Apophyse styloïde du
radius.
DD. Gouttières destinées
aux tendons.

neuse que la supérieure. Elle présente à considérer (fig. 9) :

1° En bas, une surface articulaire, encroûtée de cartilage, qui
fait face aux os du carpe ou plus
exactement à leur rangée supérieure. Cette surface, dans son ensemble, est concave et triangulaire ;
mais elle est divisée par une petite
crête antéro-postérieure en deux
portions ou facettes : l'une interne, quadrilatère, qui s'articule
avec l'os semi-lunaire ; l'autre externe, triangulaire,
le plus souvent un peu plus étendue que la précédente, qui s'unit au scaphoïde ;

2° En dehors, une saillie pyramidale, triangulaire,
qui porte le nom d'apophyse styloïde du radius et
qui donne attache au ligament latéral externe de
l'articulation du poignet ;

3° En dedans, une échancrure demi-circulaire
unie au cubitus et surmontée d'une large surface
triangulaire à sommet supérieur formée par l'épa-
nouissement du bord interne du radius ;

4° En avant, des inégalités où se fixe le ligament
antérieur de l'articulation radio-carpienne ;

5° En arrière, une surface ou plus exactement un bord convexe, qui est divisé par de petites crêtes en plusieurs gouttières ou coulisses tendineuses : *a*. une coulisse oblique occupant la face externe de l'apophyse styloïde et logeant les tendons juxtaposés du court extenseur et du long abducteur du pouce ; *b*. une seconde coulisse bornée par des crêtes saillantes et occupée par les tendons des muscles radiaux externes ; *c*. enfin une coulisse un peu plus large, subdivisée en deux coulisses d'inégales dimensions par une crête longitudinale : c'est la coulisse de l'extenseur commun des doigts et de l'extenseur propre de l'index.

Le canal médullaire du radius, plus étroit à sa partie moyenne qu'à ses extrémités, se termine en bas au niveau du quart inférieur du corps au diaphyse ; en haut, il se prolonge jusqu'au col. Les deux extrémités de l'os sont formées par un tissu spongieux, dont les aréoles communiquent largement entre elles.

<h2 style="text-align:center">b. — Cubitus</h2>

Le cubitus est un os long, situé à la partie interne de l'avant-bras, en dedans du radius. Il se dirige un peu obliquement de haut en bas et de dedans en dehors, en sorte qu'il forme avec l'humérus un angle obtus (Sappey). Il est irrégulier et volumineux à sa partie supérieure, étroit et cylindrique à sa partie inférieure.

Pour le mettre en position, il faut placer en haut son extrémité la plus volumineuse, en avant l'échancrure demi-circulaire qu'elle présente, et en dehors la facette concave qui se trouve au-dessous de cette échancrure (Sappey).

On lui considère un corps et deux extrémités.

Le corps du cubitus, qui a la forme d'un prisme à base triangulaire, est un peu concave en avant. Il présente trois faces et trois bords; mais, pas plus que le corps du radius, il n'offre aucune particularité digne d'être notée au point de vue orthopédique. Son bord externe tranchant donne attache au ligament interosseux.

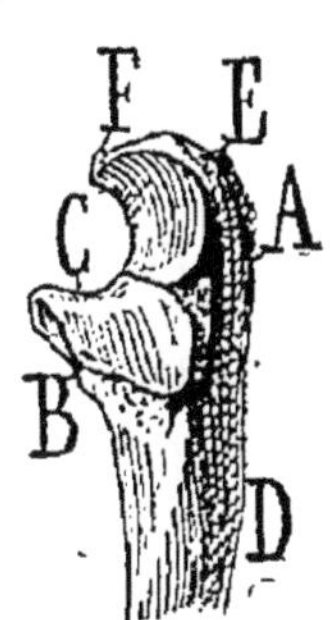

Fig. 10. — Extrémité supérieure du cubitus.

A. Olécrâne.
B. Apophyse coronoïde.
C. Bec de l'apophyse coronoïde.
D. Corps du cubitus.
E. Sommet de l'olécrâne
F. Bec de l'olécrâne.

L'extrémité supérieure (fig. 10), est la partie la plus grosse de l'os. Elle est creusée en avant d'une vaste échancrure en forme de crochet, destinée à s'adapter à la poulie articulaire de l'humérus. Cette échancrure, nommée grande cavité sigmoïde du cubitus, résulte du concours de deux branches, l'une verticale qui constitue l'olécrâne, l'autre horizontale qui forme l'apophyse coronoïde. Elle est demi-circulaire. A l'union des deux portions qui la composent (Sappey), on remarque un léger rétrécissement et un sillon ou une simple ligne transversale, qui établit leurs limites respectives. Une saillie mousse, demi-circulaire aussi, la partage en deux parties latérales et répond à la gorge de la poulie humérale.

L'olécrâne, vaste apophyse irrégulièrement cubique, contribue par sa face antérieure à former la grande cavité sigmoïde. Par la partie moitié supérieure de sa face postérieure elle donne attache au tendon du muscle triceps brachial, qui s'insère également sur la moitié postérieure de sa face supérieure. Deux saillies sont à considérer sur l'olécrâne : l'une, petite, qui porte le nom de bec de l'olécrâne et qui se trouve reçue dans la cavité olécrânienne de l'humérus pendant l'extension de l'avant-bras sur le bras ; l'autre, plus volumineuse, qui forme ce que l'on nomme vulgairement la pointe du coude et qui en anatomie prend la dénomination de sommet de l'olécrâne. Cette dernière saillie est importante à connaître pour le mécanicien orthopédiste pour plusieurs raisons. D'une part, elle sert de point de repère pour reconnaître si les os qui composent l'articulation du coude sont dans leur situation normale l'un par rapport à l'autre ; c'est un point que nous étudierons lorsque nous décrirons l'articulation du coude. D'autre part, cette même saillie osseuse, toujours facile à reconnaître puisqu'elle forme la partie la plus saillante du coude en arrière, est située immédiatement sous la peau, comme l'épicondyle et l'épitrochlée, et on ne doit prendre aucun point d'appui sur elle dans l'application des appareils, sous peine de provoquer de la gangrène de la peau par une compression violente et prolongée.

L'apophyse coronoïde peut être comparée, dit Sappey, à une pyramide quadrangulaire qui serait soudée par sa base à la face antérieure du cubitus.

La face supérieure de cette pyramide, concave, articulaire, fait partie de la grande cavité sigmoïde du cubitus et est divisée en deux parties inégales par une crête qui fait suite à celle de la face antérieure de l'olécrâne. Elle se termine en avant par une pointe, qui est dite bec de l'apophyse coronoïde. Cette pointe est analogue au bec de l'olécrâne et est reçue dans la cavité coronoïdienne de l'humérus pendant la flexion de l'avant-bras sur le bras.

La face inférieure est triangulaire, rugueuse et occupée par l'insertion du muscle brachial antérieur.

Le bord interne est rugueux aussi et donne insertion au ligament latéral interne de l'articulation du coude.

Quand au bord externe, il est creusé d'une échancrure appelé petite cavité sigmoïde du cubitus, concave d'avant en arrière et plus étendue dans le sens antéro-postérieur que dans le sens vertical. Elle est encroûtée d'une lame cartilagineuse qui se continue avec celle qui revêt la grande cavité sigmoïde et s'articule avec la facette articulaire que nous avons signalée sur la partie interne de la tête du radius.

L'extrémité inférieure (fig. 11), est très analogue à l'extrémité supérieure du radius. Comme celle-ci, elle est cylindrique et présente une surface articulaire en bas, une autre surface articulaire sur une partie de sa circonférence ; elle est soudée en haut à la partie la plus étroite du corps, qui lui forme un véritable col et justifie le nom de tête du cubitus qui lui a été donné.

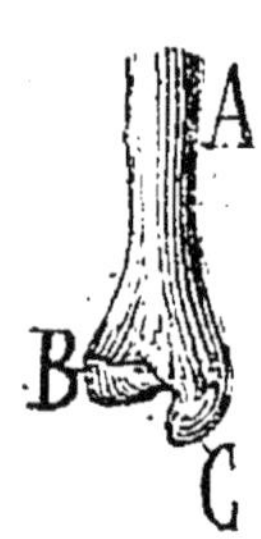

Fig. 11. — Extrémité inférieure du cubitus.

A. Corps du cubitus.
B. Partie s'articulant avec l'extrémité inférieure du radius.
C. Apophyse styloïde du cubitus.

Cette tête du cubitus, irrégulièrement cylindrique, dit Sappey, présente une facette articulaire tournée en bas et une facette demi-cylindrique dirigée en dehors. La première répond à un ligament triangulaire qui la sépare d'un os du carpe, l'os pyramidal; la seconde est reçue dans la cavité articulaire que nous avons décrite sur le côté interne de l'extrémité inférieure du radius. Ces deux facettes articulaires, que sépare un bord mousse, sont tapissées par un seul et même cartilage passant directement de l'une sur l'autre (Sappey).

Du côté interne de la tête du cubitus naît un prolongement cylindrique vertical appelé apophyse styloïde du cubitus. Cette apophyse, qui donne attache par son sommet au ligament latéral interne de l'articulation du poignet, est séparée en arrière de la tête de l'os par une gouttière verticale très courte, destinée au tendon du muscle cubital, postérieur, en bas et en dehors par une dépression inégale qui donne insertion au sommet du ligament triangulaire de l'articulation radio-cubitale inférieure.

La connaissance des deux apophyses styloïdes du cubitus et du radius est de la plus haute importance. Il est indispensable au chirurgien et au mécanicien orthopédiste de savoir exactement quelle est la situation normale et réciproque de chacune d'elles.

Nous dirons d'abord qu'il est facile, toujours et chez tous les sujets, de déterminer exactement la position de la partie la plus saillante, qu'on appelle le sommet, de ces deux apophyses styloïdes. Pour ce faire, il suffit d'appliquer le bord libre de l'ongle du pouce sur le bord externe de la main et le bord libre de l'ongle de l'index sur le bord interne de cette même main, puis de faire remonter doucement et en glissant ces deux doigts sur ces deux bords jusqu'à ce qu'ils soient arrêtés chacun par une saillie osseuse. La saillie interne, rencontrée par l'ongle de l'index, sera le sommet de l'apophyse styloïde du cubitus ; la saillie externe, rencontrée par l'ongle du pouce, sera le sommet de l'apophyse styloïde du radius.

Normalement, chez les sujets ayant une conformation régulière, le sommet de l'apophyse styloïde du radius est situé à un centimètre environ plus haut que le sommet de l'apophyse styloïde du cubitus. Cette notion est des plus importantes à connaître, car, lorsque les deux apophyses sont situées sur le même niveau, c'est qu'il existe au niveau du poignet une lésion chirurgicale, qui est la fracture de l'extrémité inférieure du radius, fracture siégeant à un centimètre environ au-dessus de l'articulation du poignet.

Si je rappelle ici ce signe chirurgical, c'est pour bien graver dans l'esprit du mécanicien orthopédiste la différence de niveau du sommet des deux apophyses styloïdes chez l'immense majorité des sujets, car ce sommet sert de point de repère, ainsi que nous le verrons plus tard, pour la détermination de l'axe articulaire des mouvements du poignet et de l'axe orthopédique des appareils destinés à les suppléer.

Ce n'est que très exceptionnellement que l'on trouve chez un sujet dont le poignet n'est le siège d'aucune lésion le sommet des deux apophyses styloïdes du radius et du cubitus sur un même axe transversal, c'est-à-dire au même niveau (fig. 12).

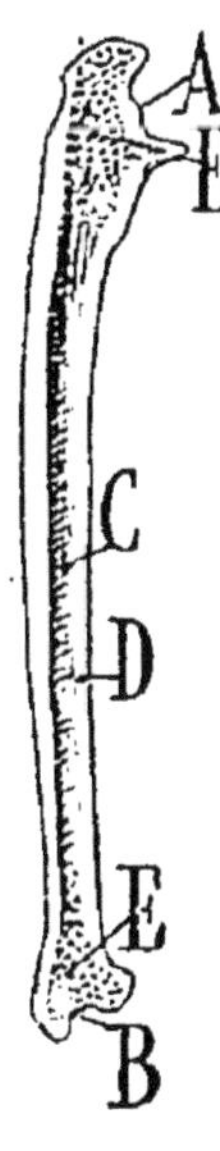

Fig. 12.

A. Extrémité supérieure du cubitus.
B. Extrémité inférieure.
C. Canal médullaire.
D. Tissu compact.
EE. Tissu spongieux

Si, pour terminer ce qui a trait au cubitus, nous envisageons la conformation intérieure de cet os, nous pourrons dire avec Sappey que le canal médullaire s'élève jusqu'à la base de l'apophyse coronoïde et qu'inférieurement il ne s'étend pas au delà du tiers moyen du cubitus. Son diamètre est de 6 millimètres. Ses parois offrent plus d'épaisseur en arrière, où le cubitus devient très superficiel et est senti facilement sous la peau, qu'en avant, où d'épaisses couches musculaires le recouvrent. Un tissu spongieux, aréolaire et léger, forme son extrémité inférieure. Celui de l'extrémité supérieure est remarquable par l'extrême petitesse des aréoles, par la brièveté et l'épaisseur des trobécules, par sa densité très grande, en un mot, surtout en avant et en arrière, où il diffère à peine du tissu compact (Sappey).

IV. — De la main

Les trois premiers segments du membre supérieur que nous venons d'étudier, c'est-à-dire l'épaule, le bras et l'avant-bras, sont de simples leviers, échelonnés de haut en bas et articulés entre eux.

La main, dit Sappey, dont nous croyons devoir emprunter les termes mêmes pour toute cette description, qui ne peut-être mieux faite, située à l'extrémité terminale de ce long levier brisé est un organe qui se détache en quelque sorte de ce mobile édifice auquel elle appartient pour aller flotter sur sa périphérie et se mettre ainsi à la disposition de toutes les parties qui le composent.

Les segments plus élévés sont pour elle une sorte de long pédicule destiné à la relier au tronc et à lui imprimer des mouvements ; ils jouent à son égard le rôle d'un appareil de suspension et de locomotion. S'ils présentent une longueur si grande, relativement à la sienne, c'est afin de pouvoir la transporter jusqu'aux limites les plus extrêmes de l'économie. S'ils s'unissent entre eux, c'est pour lui imprimer des mouvements plus variés. Si la colonne qu'ils forment se dédouble en descendant, c'est pour associer à ces mouvements de translation des mouvements de rotation, si les muscles qui les entourent se multiplient à mesure qu'ils s'en rapprochent, c'est pour ajouter encore à tous ces mouvements d'ensemble ou mouvements généraux une prodigieuse quantité de mouvements partiels.

Cette description courte de Sappey indique mieux qu'on ne pourrait le faire la philosophie qui a présidé à la création du squelette du membre supérieur.

La structure du squelette de la main est plus

compliquée que celle du squelette des segments étudiés précédemment. Elle est composée d'un grand
nombre de pièces remarquables par leur brièveté ;
mais, comme le fait remarquer l'auteur que nous
venons de citer, la plupart de ces pièces ont tendance à se superposer en colonnes. « Le squelette
des membres supérieurs, qui s'était déjà dédoublé à
l'avant-bras, se dédouble encore à leur extrémité
terminale, en sorte que celle-ci nous offre quatre
colonnes secondaires et parallèles ; deux internes,
situées sur le prolongement du cubitus ; deux
externes, situées sur le prolongement du radius. A
ces quatre colonnes vient s'en ajouter une cinquième, placée en dehors des précédentes, sur un
plan un peu antérieur, plus courte, plus mobile et
obliquement dirigée, pouvant s'opposer à toutes les
autres, et transformer ainsi la main en une pince,
dont elle représente la branche antérieure ».

« Les cinq colonnes se rallient supérieurement à
un petit groupe d'osselets taillés à facettes, qui
répond au poignet et qui constitue le carpe. — Au-
dessous du carpe, les os de la main se disposent sur
quatre séries transversales. La plus élevée de ces
séries forme le métacarpe. Les suivantes, articulées
entre elles, forment les doigts ».

a. — *Du Carpe.*

Le carpe résulte de l'assemblage de huit osselets d'une forme irrégulière, disposés sur deux rangées : l'une située plus près de l'avant-bras, dite rangée supérieure ; l'autre située plus près du métacarpe, dite rangée inférieure (fig. 13).

Sa hauteur varie de 25 à 30 millimètres et sa largeur de 5 à 6 centimètres. Il est aplati d'avant en arrière. Sa face dorsale ou postérieure est convexe : sa face antérieure forme une gouttière très concave destinée à loger les tendons qui vont de l'avant-bras à la face antérieure des doigts.

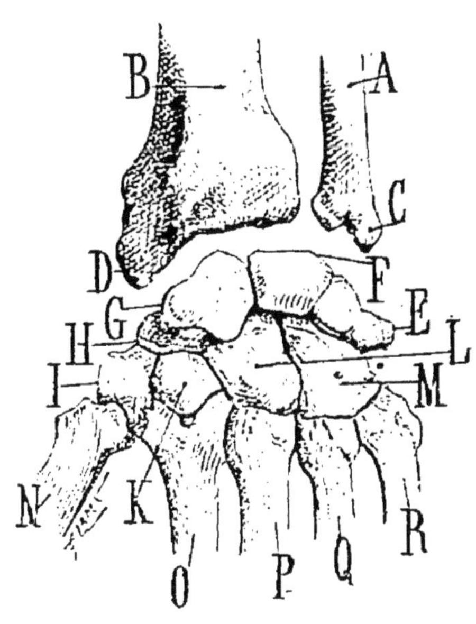

Fig. 13. — Carpe. Face postérieure.

A. Extrémité inférieure du cubitus.
B. Extrémité inférieure du radius.
C. Apophyse styloïde du cubitus.
D   Apophyse styloïde du radius.
E. Pisiforme.
F. Pyramidal.
G. Semi-lunaire.
H. Scaphoïde.
I. Trapèze.
K   Trapézoïde.
L. Grand os.
M. Os crochu.
N. 1er métacarpien.
O, P, Q, R.   2e, 3e, 4e et 5e métacarpiens

Nous nous bornerons à l'énumération de ces os, car la description de chacun d'eux en particulier ne présente qu'un intérêt purement anatomique et ne nous offre aucune application.

La rangée supérieure des os du carpe, moins longue que l'inférieure, se compose de quatre os, qui sont en allant de dehors en dedans : le scaphoïde, le semi-lunaire, le pyramidal, le pisiforme. Tous ces os, ainsi que les suivants, empruntent leur nom à leur forme.

La rangée inférieure des os du carpe se compose, elle aussi, de quatre os, qui sont, en allant de dehors en dedans, le trapèze, le trapézoïde, le grand os et l'os crochu ou unciforme.

Tous ces os sont des os courts presque entièrement composés de tissu spongieux avec une couche très mince de tissu compact à leur périphérie.

b. — *Du Métacarpe.*

Le métacarpe est composé de cinq os, distingués par les noms de premier, second, etc., en procédant du bord radial au bord cubital de la main.

Les métacarpiens sont tous conformés sur le

même type, sauf le premier, qui présente des caractères particuliers.

Ce sont tous des os longs, articulés entre eux, et formant une sorte de gril quadrilatère dont les intervalles, mesurés par la disproportion de volume qui existe entre leurs corps et leurs extrémités, ont pris le nom d'espaces interosseux. Ce plan « quadrilatère et taillé à jour » offre à considérer une face antérieure concave, qui répond à la paume de la main. et une face postérieure qui forme le dos de la main. Le bord externe du gril. ou bord radial. et le bord interne du gril. ou bord cubital, sont tous deux verticalement dirigés (fig. 14).

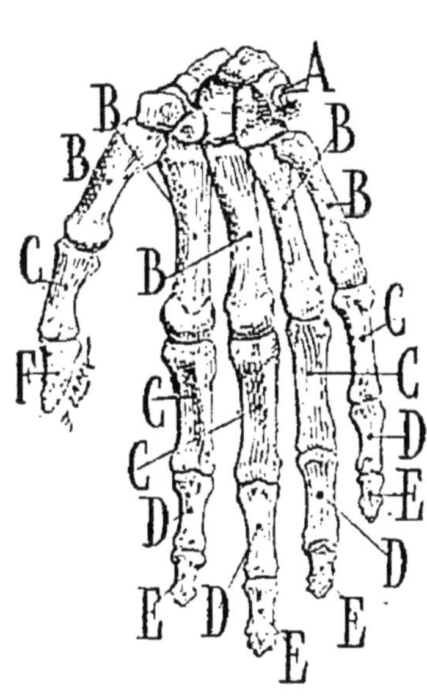

Fig. 14. — Main. Face antérieure.

A. Carpe.
BBBBB. Métacarpiens.
CCCCC. Premières phalanges.
DDDD. Phalangines.
EEEE. Phalangettes.
F. Deuxième phalange du pouce.

L'extrémité supérieure ou carpienne est sinueuse et articulée avec la seconde rangée ou rangée inférieure des os du carpe : l'extrémité inférieure, appelée encore extrémité digitale, est formée par quatre têtes, destinées à s'articuler avec les premières phalanges des doigts qui leur correspondent.

Les métacarpiens, en leur qualité d'os longs, présentent à considérer un corps et deux extrémités.

Leur corps est prismatique et triangulaire et a par conséquent trois faces et trois bords. Deux faces sont latérales et regardent les espaces interosseux ; la troisième, qui répond au dos de la main est convexe et en rapport avec les tendons des muscles extenseurs. Des trois bords, deux sont latéraux ; le troisième est antérieur et concave.

L'extrémité supérieure des métacarpiens, très renflée et irrégulièrement cubique, porte trois facettes articulaires, dont deux latérales s'articulent avec les facettes adjacentes des métacarpiens voisins et la troisième, située à l'extrémité proprement dite, répond à l'un des os du carpe.

Leur extrémité inférieure, formée par une tête aplatie d'un côté à l'autre, est creusée en dedans et en dehors d'un enfoncement derrière lequel existe une saillie pour l'insertion des ligaments latéraux qui unissent les métacarpiens les uns aux autres.

Le premier métacarpien est plus court et plus volumineux que les autres os de la même classe. Son corps est aplati, concave en avant, convexe en arrière et limité par deux bords latéraux aigus. Son extrémité supérieure ou carpienne, en forme de selle, concave d'avant en arrière, et convexe transversalement, s'articule avec le trapèze. Son extrémité inférieure, arrondie, s'unit à la première phalange du pouce.

La structure des métacarpiens est celle de tous les os longs, formés par du tissus compact à leur partie moyenne, ils sont à leurs extrémités composés exclusivement de tissu spongieux, plus dense et plus résistant dans leur extrémité digitale que dans leur extrémité carpienne. Le corps est creusé d'un canal médullaire dont le diamètre diminue et dont la longueur augmente du premier au cinquième (Sappey).

c. — *Des Doigts*

Les doigts sont des appendices isolés et parfaitement indépendant les uns des autres, articulés avec le métacarpe et formés de pièces si mobiles les unes sur les autres qu'ils peuvent s'enrouler sur leur axe. Chacun d'eux possède ainsi la faculté de s'appliquer à la surface d'un corps, de le toucher et de le saisir, en s'opposant, soit au pouce, soit à la paume de la main (Sappey).

On les désigne, en allant du bord radial ou externe au bord cubital ou interne, tantôt par les noms de premier, deuxième, troisième, quatrième et cinquième doigts, tantôt par ceux plus connus de pouce, index ou indicateur, médius, annulaire ou auriculaire. Ils se dirigent de haut en bas en s'effilant et en décrivant une légère courbe à concavité antérieure. Leur direction est un peu divergente de haut en bas, comme celle des métacarpiens, sur le prolongement desquels ils sont situés (Sappey) (fig. 15).

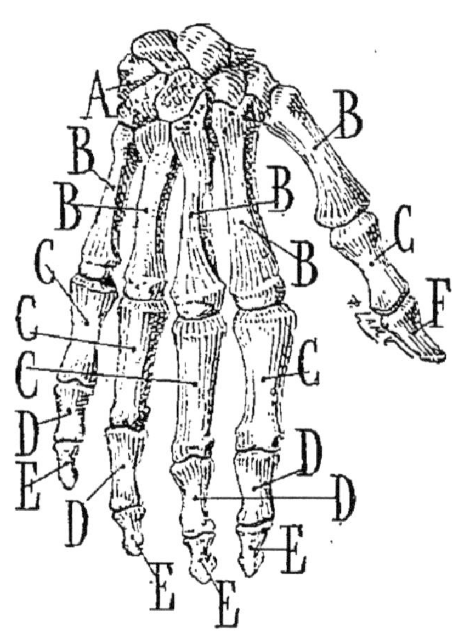

Fig. 15. — Main. Face postérieure.

A.   Carpe.
BBBBB.   Métacarpiens.
CCCCC.   Premières phalanges.
DDDD.   Phalangines.
EEEE.   Phalangettes.
F.   Deuxième phalange du pouce.

Chaque doigt, à l'exception du pouce, est composé de trois petites colonnes ou phalanges, distinguées par les noms de première, seconde et troisième en comptant de haut en bas. Les secondes phalanges ont aussi reçu le nom de phalangines et les troisièmes celui de phalangettes.

Le pouce ne possède que deux phalanges dont la plus inférieure est désignée sous le nom de phalangette du pouce.

Les premières phalanges diminuent successivement de volume en procédant du pouce au petit doigt et présentent :

1° Un corps creusé en avant d'une gouttière verticale pour loger les tendons des muscles fléchisseurs, convexes en arrière, où il est recouvert par les tendons des extenseurs, tranchant sur les côtés, où il donne attache à une gaîne tendineuse ;

2° Une extrémité supérieure ou métacarpienne oblongue, transversalement creusée d'une petite cavité glénoïde pour recevoir la tête du métacarpien correspondant ;

3° Une extrémité inférieure taillée en poulie.

Les deuxièmes phalanges sont plus minces et plus courtes que les précédentes, auxquelles elles ressemblent par la configuration de leur corps et de leur extremité inférieure, et dont elles ne diffèrent que par leur extrémité supérieure, où l'on voit deux facettes articulaires concaves, séparées l'une de l'autre par une saillie antéro-postérieure qui s'a-

dapte à la gorge de la poulie des premières phalanges. Le pouce est dépourvu de cette deuxième
phalange.

Quant aux troisièmes phalanges, leur corps est
irrégulièrement conique, leur extrémité supérieure
semblable à celle des secondes phalanges, leur
extrémité inférieure arrondie en fer à cheval,
aplatie d'avant en arrière, très inégale.

Les phalanges sont principalement composées de
tissu compact. Leur canal médullaire n'occupe
qu'une très petite partie de leur longueur ; il s'étend
de leur moitié supérieure à leur quart inférieur. Les
parois de ce canal sont épaisses et très solides. —
Les extrémités se composent d'un tissu spongieux,
dense, résistant, qui remplit aussi la moitié supérieure du corps.

CHAPITRE IV

DES MEMBRES INFÉRIEURS OU PELVIENS

Les membres inférieurs ou pelviens. comme les membres supérieurs ou thoraciques, dont ils sont les analogues, se composent de quatre parties : la hanche, la cuisse, la jambe et le pied.

On a l'habitude d'étudier dans les traités d'anatomie le squelette de la hanche en même temps que le bassin ; c'est ce que nous faisons ici. Il ne nous reste donc à décrire que le squelette des trois derniers segments du membre inférieur.

I. — Os de la cuisse ou fémur

Le fémur, qui forme à lui seul le squelette de la cuisse, est l'os le plus volumineux du corps. Il s'étend depuis le bassin, avec lequel il s'articule au milieu de la cavité cotyloïde, jusqu'au genou, où il s'unit aux os de la jambe.

La direction est oblique de haut en bas et de dehors en dedans, d'où il suit (Sappey) :

1° Que les fémurs, très écartés supérieurement, se rapprochent beaucoup inférieurement ;

2° Que chacun d'eux forme avec le tibia, un angle obtus dont le sommet se dirige en dedans ;

Cette obliquité varie, du reste, selon le sexe et selon les individus. Chez la femme elle se montre plus accusée que chez l'homme à cause de la prédominance, chez elle, des dimensions transversales du bassin. Chez quelques individus du sexe masculin, elle se prononce aussi davantage et peut même s'exagérer au point de constituer une difformité qui reconnaît alors pour cause une conformation vicieuse des genoux (Sappey). Ce vice de conformation s'observe chez les sujets porteurs de genoux cagneux, pour lesquels nous étudierons des appareils spéciaux dans le volume qui traitera de l'application des appareils orthopédiques.

Pour mettre le fémur en position, il faut placer en bout son extrémité coudée, diriger en dehors la branche horizontale du coude, tourner en avant la face convexe du corps et appliquer l'extrémité inférieur de l'os sur un plan horizontal.

Le fémur, comme tous les os longs, se divise pour son étude en corps et en extrémités.

Corps.

Le corps du fémur est prismatique et triangulaire, un peu plus grêle à la partie moyenne, qui est aussi plus courbée, double disposition qui la prédispose aux fractures, dont elle est en effet le siège le plus fréquent. Il est d'usage en anatomie de considérer à ce corps trois faces et trois bords, sur la description desquels nous n'insisterons pas ici, parce qu'il ne présentent à notre point de vue aucun intérêt direct. Nous dirons seulement que le bord postérieur, très saillant, concave et régulier, porte le nom de ligne âpre du fémur. Cette ligne, destinée à l'insertion d'un grand nombre de muscles, simple à sa partie moyenne, se bifurque en haut et en bas. Les deux branches de sa bifurcation supérieure se dirigent : l'une externe, longue et rugueuse, vers la base du grand trochanter ; l'autre interne, petite et unie, vers le grand trochanter. Les deux branches de la bifurcation inférieure, unies et d'égale longueur, s'écartent à l'angle aigu pour venir se terminer l'une en dehors à la tubérosité du condyle externe, l'autre en dedans à la tubérosité du condyle interne. L'espace angulaire qu'elles interceptent répond aux vaisseaux poplités.

Extrémité supérieure ou pelvienne

L'extrémité supérieure du fémur est constituée sur le même type que l'extrémité supérieure de l'humérus. En effet, elle est formée essentiellement comme celle-ci, de trois tubérosités ou éminences osseuses. Ces trois tubérosités portent le nom de tête du fémur et de grand et petit trochanter.

La tête du fémur est une éminence osseuse de forme sphérique, dirigée en haut et en dedans, lisse et revêtue de cartilage pour s'articuler avec la cavité cotyloïde de l'os iliaque, qui s'incline en bas et en dehors pour la recevoir. Si l'on compare ces dimensions à celles d'une sphère, on voit qu'elle est un peu plus qu'hémisphérique et très régulièrement arrondie.

Le grand trochanter revêt la forme d'une éminence osseuse cubique, convexe en dehors et creusée en dedans d'une petite cavité. Cette cavité a été comparée à celle que produirait la pression de la pulpe du doigt sur une cire molle et appelée pour cette raison cavité digitale.

Le grand trochanter occupe le sommet du coude que forme l'extrémité supérieure du fémur. Situé sur le prolongement du corps de l'os, il répond surtout à sa face externe, qu'il déborde. Son volume est considérable, en sorte qu'il soulève les segments et constitue dans la région de la hanche une saillie, très prononcée, la saillie trochantérienne. Cette saillie dépasse le niveau de la crête iliaque correspondante (Sappey) (fig. 16.)

Le petit trochanter, situé en dedans du fémur, présente une forme mamelonnée. La plus saillante, appelée

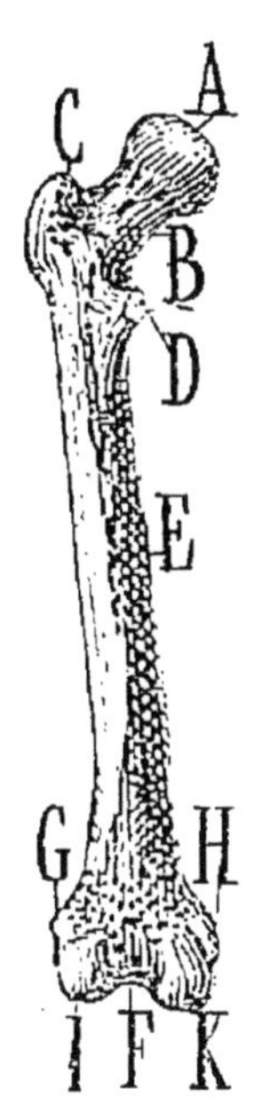

Fig. 16. — Fémur. Face antérieure.

A. Tête du fémur.
B. Col du fémur.
C. Grand trochanter.
D. Petit trochanter.
E. Corps du fémur.
G. Tubérosité externe.
H. Tubérosité interne.
I. Condyle externe.
K. Condyle interne.
F. Echancrure intercondylienne.

encore sommet du petit trochanter, est dirigée en
dedans et donne insertion au tendon des muscles
psoas et iliaque réunis. De la partie du petit trochanter qui se réunit au corps du fémur, c'est-à-
dire de sa base, partent trois lignes : l'une, supérieure et interne, qui se dirige vers la tête du fémur;
l'autre supérieure, et externe, qui monte vers le
grand trochanter; la dernière, inférieure, qui descend vers la ligne âpre.

La tête du fémur est séparée des deux trochanters
par une partie osseuse rétrécie et allongée, qui
porte le nom de col et qui s'étend obliquement de
l'une aux autres.

Ce col du fémur, qu'il est indispensable de bien
connaître, a la forme d'un cylindre un peu aplati
d'avant en arrière, en sorte qu'on peut lui considérer, avec Sappey, un axe, deux diamètres, deux
faces, deux bords et deux extrémités.

L'axe et les diamètres ont été très-bien étudiés
par Sappey, dont nous reproduirons exactement la
description. L'axe du col, dit-il, oblique de haut en
bas et de dedans en dehors, forme avec l'axe du col
un angle à sinus inférieur de 130 degrés, d'après
les recherches très-précises de M. Rodet. En d'autres termes, il s'éloigne à peu près également de la

direction verticale et de la direction horizontale, mais présente cependant une légère tendance à se rapprocher un peu plus de la dernière. Cet angle varie, du reste, suivant le sexe, suivant l'âge et suivant les individus. Chez la femme il est moins ouvert que chez l'homme ; la différence toutefois, est à peine sensible ; sous l'influence des progrès de l'âge, il diminue et contribue par conséquent à l'abaissement de la taille chez le vieillard. Cette diminution, qui a été exagérée, se réduit le plus habituellement à 2 ou 3 degrés. Les variations individuelles sont beaucoup plus prononcées. L'angle fémoral atteint, chez quelques individus, jusqu'à 144 degrés et se réduit, chez d'autres, à 121 degrés. Il peut varier, en un mot, de 33 degrés : différence dix ou douze fois aussi grande que celle qui se produit sous l'influence du sexe ou de la vieillesse et bien autrement importante par conséquent. — La longueur de l'axe du col est en général de 38 millimètres (fig. 17).

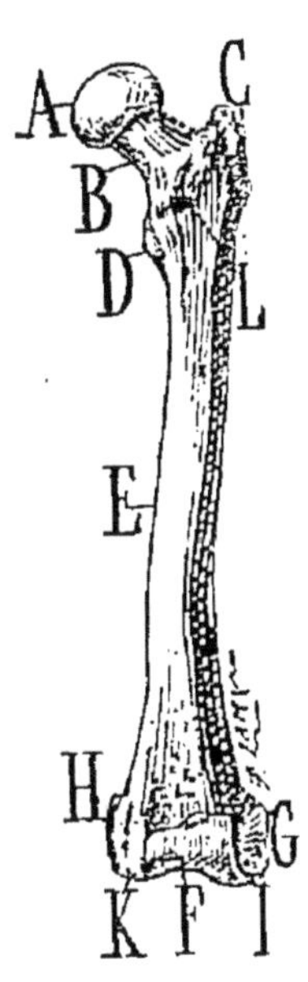

Fig. 17. — Fémur, face postérieure.

A. Tête du fémur.
B. Col du fémur.
C. Grand trochanter.
D. Petit trochanter.
E. Corps de l'os.
F. Échancrure intercondylienne.
G. Tubérosité externe.
H. Tubérosité interne.
I. Condyle externe.
K. Condyle interne.
L. Ligne rugueuse allant du grand au petit trochanter.

Des deux diamètres, l'un s'étend du bord supérieur vers l'inférieur, l'autre de la face antérieure à la face opposée. Le premier présente une longueur d'autant plus grande que le col est appelé à supporter un poids plus considérable. Chez l'enfant, il diffère à peine de l'antéro-postérieur ; mais chez l'adulte il devient prédominant. Ce diamètre mesure, en moyenne, 36 millimètres ; l'antéro-postérieur ne dépasse pas 25 millimètres. Le second est donc au premier comme 2 est à 3 (Sappey).

La face antérieure est large et presque plane ; la face postérieure est concave de dedans en dehors et convexe de haut en bas ; elle présente avec la capsule de l'articulation de la hanche des rapports importants sur lesquels nous insisterons au chapitre des articulations.

Le bord supérieur du col est concave de dedans en dehors, arrondi d'avant en arrière et presque horizontal.

Le bord inférieur est très obliquement dirigé de la tête du fémur vers le petit trochanter. Sa longueur moyenne est de 42 millimètres, tandis que celle du bord supérieur est de 26 seulement.

Le col augmente peu à peu de volume vers ses deux extrémités. L'extrémité supérieure se renfle circulairement, comme le pavillon d'un instrument à vent, pour se réunir à la base de la tête. L'extrémité inférieure, qu'on désigne encore sous le nom de base du col, très allongée de haut en bas, se soude aux deux trochanters.

En avant, continue Sappey, la base du col est située au niveau de ceux-ci et correspond à une ligne rugueuse qui s'étend de l'un à l'autre ; en arrière, elle est débordée par eux. Il suit de cette disposition : 1° que l'axe prolongé du col ne traverserait pas le grand trochanter dans sa partie centrale, mais se rapprocherait plus de sa partie antérieure ; 2° que, lorsque le col se brise à sa base à la suite d'une chute sur le grand trochanter, cette base, moins bien soutenue en arrière, s'enfonce dans le tissu spongieux correspondant, tandis que les deux fragments tendent au contraire à s'écarter en avant.

Nous voyons donc que la plus grande analogie existe entre l'extrémité supérieure du fémur et celle de l'humérus, et la comparaison a été admirablement exposée par Sappey en ces quelques lignes :

« L'extrémité supérieure de l'humérus comprend quatre parties : la tête humérale, le col anatomique et deux tubérosités distinguées en externe et interne. Sur le fémur nous retrouvons aussi une tête, un col

et deux tubérosités, et toutes ces parties sont sem-
blablement disposées. Seulement, la tête fémorale
est plus grosse, le col du fémur est beaucoup plus
allongé, la tubérosité externe prend ici le nom de
grand trochanter et l'interne celui de petit trochanter.
De l'allongement considérable du col il suit que l'extrémité supérieure de l'os de la cuisse affecte une
forme coudée. L'une des branches du coude se dirige
en dedans et en haut : elle est formée par la tête et
le col ; l'autre se dirige verticalement en bas pour
se continuer avec le corps de l'os : elle est constituée
par le grand et le petit trochanter, situés, le premier,
au sommet du coude, le second, dans son angle
rentrant. Rapprochons la tête des deux trochanters
en raccourcissant le col, le fémur ressemblera à
l'humérus : allongeons le col anatomique de l'humérus, l'os du bras ressemblera à l'os de la cuisse.
Entre l'un et l'autre, il existe donc une remarquable
analogie de conformation ».

Au point de vue spécial auquel nous sommes
placés ici, il est très important de connaître d'une
façon exacte la partie du grand trochanter qui est
la plus saillante sous la peau. Cette partie est la
portion supérieure de la face externe du grand trochanter et a reçu le nom de bord supérieur de cette

éminence osseuse. Or, le grand trochanter est toujours facile à délimiter, même pour une personne peu expérimentée. Une fois qu'on a trouvé ce massif osseux, rien de plus simple que d'appliquer à sa surface externe la face palmaire des doigts, qu'on fera glisser de bas en haut jusqu'à ce que les doigts s'enfonceront dans les parties molles. manqueront de touche. Il suffit alors de tracer sur la peau une ligne correspondant à ce bord supérieur du grand trochanter, bien tangible au-dessous des téguments, même chez les sujets gros. Cela fait, on déterminera facilement le milieu de cette ligne, milieu qui est un point de repère important, comme nous le verrons plus tard, pour le mécanicien orthopédiste.

Extrémité inférieure ou tibiale.

L'extrémité inférieure du fémur est très volumineuse, allongée dans le sens transversal et comme enroulée d'avant en arrière autour d'un axe idéal (Sappey).

Cette extrémité est fortement échancrée en bas et en arrière. De chaque côté de cette échancrure font saillies deux éminences osseuses considérables : ce sont les condyles des fémurs, qu'on distingue, en raison de leur situation, en interne et externe.

Le condyle interne, plus saillant que l'externe, descend aussi plus bas, en sorte que, lorsque ces deux éminences reposent à la fois sur un même plan horizontal, comme celui que le tibia présente au fémur, celui-ci s'incline de bas en haut et de dedans en dehors. Cette inclinaison est, en effet, celle que présente l'os de la cuisse dans l'état normal ; elle est plus prononcée chez la femme que chez l'homme par suite de l'écartement plus considérable chez elle des cavités cotyloïdes. Lorsque le fémur repose sur le condyle interne, si on lui donne une direction verticale (Sappey), le condyle externe s'élève à un centimètre environ au-dessus du point d'appui.

L'espace qui sépare les condyles porte le nom d'échancrure intercondylienne.

Chaque condyle offre trois faces : l'une inférieure, l'autre interne, la dernière externe.

La face inférieure des condyles est lisse, revêtue de cartilage pour s'articuler avec la face supérieure du tibia, verticale en arrière, horizontale en avant, où celle d'un côté se réunit à celle du côté opposé pour former la poulie fémorale, sur laquelle glisse la face postérieure de la rotule.

La face interne du condyle externe se réunit à

celle du condyle externe pour former l'échancrure intercondylienne.

La face externe de chaque condyle présente de chaque côté une saillie peu considérable appelée tubérosité du fémur. Les tubérosités donnent attache, l'interne au ligament latéral interne, l'externe au ligament latéral externe de l'articulation du genou. La tubérosité interne est plus saillante et plus élevée que l'externe.

Nous en aurons terminé avec la description de l'extrémité inférieur du fémur lorsque nous aurons fait remarquer que la face articulaire s'étend d'avant en arrière en s'enroulant à la manière d'une volute. La courbe qu'elle décrit appartient d'abord à un cercle de grand rayon ; mais sa portion terminale ou postérieure fait partie d'un cercle à rayon beaucoup plus court. Nous faisons dès maintenant ressortir ce point important. sur lequel nous reviendrons et nous insisterons au chapitre des articulations.

Le mécanicien orthopédiste doit parfaitement connaître, au niveau de l'extrémité inférieure du fémur, le bord supérieur des condyles. Or, rien n'est plus facile que de le sentir sous la peau. En mettant la face palmaire des doigts sur les parties latérales de l'articulation du genou et en les faisant glisser de bas en haut en même temps qu'on exerce une légère pression, on arrive vite en un point où les doigts s'enfonce dans les parties molles après avoir franchi un rebord osseux. C'est ce rebord qui est le bord supérieur des condyles. Nous verrons plus tard l'importance de ce point de repère osseux.

Conformation intérieure du fémur.

La conformation antérieure du fémur est excellement décrite par Sappey dans les termes suivants : « Le canal médullaire du fémur s'étend du quart inférieur de l'os au petit trochanter (fig 18). Le calibre qu'il présente est en raison inverse de l'épaisseur de ses parois. Supérieurement, son diamètre équivaut en général à 10 millimètres et l'épaisseur des parois se réduit à 5 : plus bas, le canal diminue encore et finit par disparaître au milieu du tissu recticulaire.

La couche compacte qui le circonscrit s'amincit de plus en plus en descendant. Très résistant à

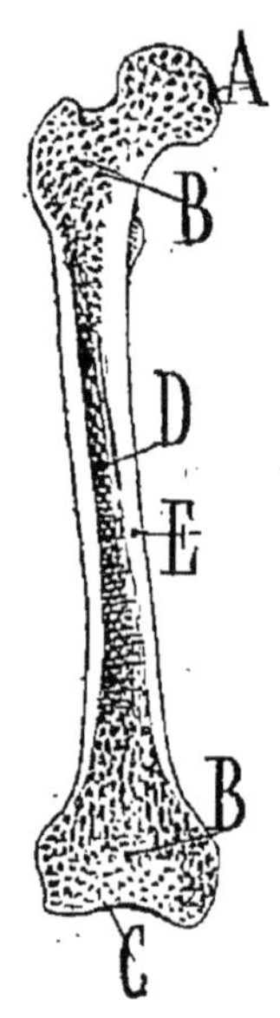

Fig. 18.—Conformation intérieure du fémur vue sur une coupe verticale et transversale.

A. Tête du fémur.
BB. Tissu spongieux.
C. Extrémité inférieure de l'os.
D. Canal médullaire.
E. Tissu compact.

l'union de son tiers supérieur avec les deux tiers inférieurs, le fémur l'est donc beaucoup moins à l'union de son tiers inférieur avec les deux tiers supérieurs, siège le plus habituel des fractures du corps ». De plus, le canal médullaire ne présente pas des dimensions proportionnelles à celles de sa diaphyse ; la longueur de ce canal est à l'étendue du corps comme 2 est à 5.

« L'extrémité tibiale est exclusivement composée d'un tissu spongieux délié, dont les principales trabécules affectent une direction longitudinale.

L'extrémité supérieure est formée aussi par un tissu spongieux peu condensé au niveau des trochanters et sur la partie supéro-externe du col. Mais ce tissu devient plus serré à mesure qu'on se rapproche dela tête fémorale ; il offre une grande densité dans toute l'épaisseur de celle-ci sur le bord inférieur du col, on remarque une couche de tissu compact assez épaisse inférieurement, s'amincissant à mesure qu'on se rapproche de la tête. De cette courbe uniforme, comparée à une sorte de contrefort et constituée par un prolongement de la paroi correspondante de la diaphyse, naissent des jetées osseuses irrégulières qui se perdent à des hauteurs variables dans le tissu spongieux du col. »

II. — Os de la jambe

La jambe, troisième segment du membre inférieur, est, comme l'avant-bras troisième segment du membre supérieur, composée de deux os qui s'articulent l'un avec l'autre par leurs deux extrémités : le tibia et le péroné. Comme les os de l'avant-bras ils sont séparés sur la plus grande partie de leur longueur par un espace elliptique, l'espace interosseux. Mais, tandis que les deux os de l'avant-bras ont à peu de chose près le même volume, au contraire sur la jambe l'un des deux os est très volumineux et l'autre très-grêle ; le premier est le tibia, situé en dedans : le second est le péroné, situé en dehors (fig. 19).

Entre la cuisse et la jambe, devant l'articulation du genou, est un os qui fait, pour ainsi dire, partie de cette articulation, la rotule, qui fixera tout d'abord notre attention.

a. — *Rotule*

La rotule est un os triangulaire,

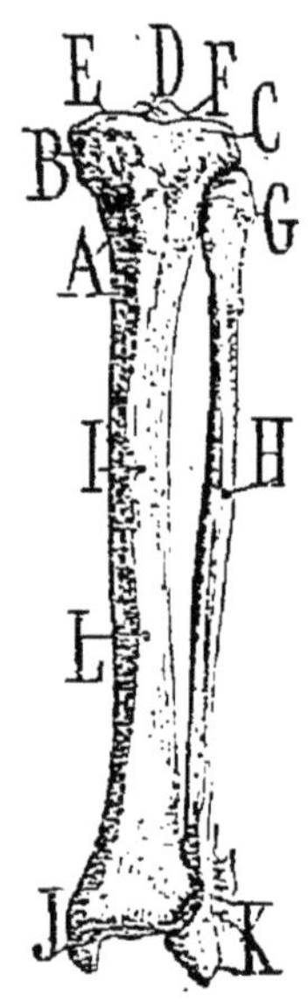

Fig. 19. — Squelette de la jambe. Tibia et péroné.

A. Extrémité supérieure du tibia.
B. Tubérosité interne.
C. Tubérosité externe.
D. Epine du tibia.
E. Condyle interne.
F. Condyle externe.
G. Tête du péroné.
H. Corps du péroné.
I. Corps du tibia.
K. Apophyse styloïde du péroné.
J. Apophyse styloïde du tibia.
L. Espace interosseux.

aplati d'avant en arrière et présentant par conséquent deux faces, trois bords et un sommet. Elle rentre dans la classe des os courts (fig. 20).

Pour mettre la rotule en position, il faut diriger sa base, c'est-à-dire son bord le plus long en haut, tourner en arrière la face qui est partagée en deux facettes par une crête mousse et placer en dehors celle de ces deux facettes qui est la plus large (Sappey).

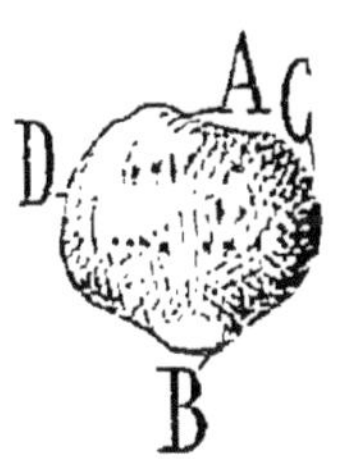

Fig. 20. — Rotule. Face antérieure.

A. Bord supérieur.
C. Bord interne.
D. Bord externe.
B. Sommet.

Les deux faces de la rotule sont l'une antérieure et l'autre postérieure. Sa face antérieure légèrement convexe est recouverte par une couche épaisse de tissu fibreux et par la peau.

La face postérieure est lisse, recouverte de cartilage et divisée par une saillie verticale en deux parties. l'une externe, plus large, articulée avec le condyle externe ; l'autre interne, plus étroite, en rapport avec le condyle interne du fémur. La hauteur de cette surface articulaire, est, en général, d'après Sappey, de 3 centimètres et sa largeur de 4 centimètres 1/2. La crête mousse verticale répond à la gorge de la poulie fémorale. Sa facette externe, plus grande et concave, s'applique à la partie correspondante de la poulie. La facette interne est subdivisée par une ligne oblique en bas et en dedans en deux facettes articulaires : l'une inférieure et externe, qu'on pourrait appeler facette moyenne (Sappey), l'autre supérieure et interne, beaucoup plus petite.

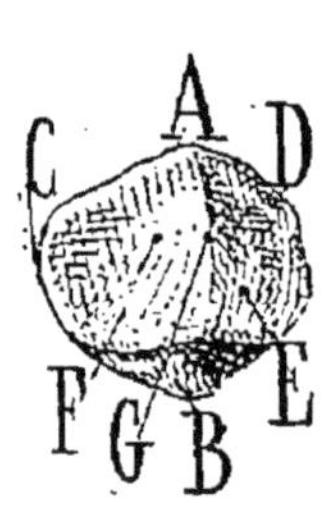

Fig. 21. — Rotule. Face postérieure.

A. Bord supérieur.
B. Sommet.
D. Bord interne.
C. Bord externe.
E. Facette articulaire interne.
F. Facette articulaire externe.
G. Crête.

Ces deux dernières facettes sont en rapport avec la partie interne de la poulie fémorale c'est-à-dire avec le condyle interne du fémur : mais, tandis que la facette moyenne lui est, dans l'état normal, directement contiguë, la facette interne ne repose sur la poulie que lorsque la poulie glisse de dedans en dehors (Sappey) ; dans les autres portions cette facette interne forme avec la partie interne de la poulie un angle plus ou moins aigu (fig. 21). La surface articulaire forme la plus grande partie de la face postérieure de la rotule ; mais, au-dessous de cette surface, il existe une portion rugueuse et déprimée, comprenant environ un sixième de cette face postérieure de la rotule et servant à des insertions ligamenteuses pour le tendon qui va de ce point à la tubérosité antérieure du tibia et qui porte le nom de tendon rotulien.

Le seul des bords de la rotule que nous devons signaler ici est le bord supérieur, appelé base de la rotule. Il donne attache au muscle triceps de la cuisse et est toujours facile à sentir avec un peu d'habitude et à délimiter sous la peau. Si le sujet était un peu gros, il suffirait de lui faire exécuter des mouvements de flexion et d'extension de la jambe sur la cuisse pour arriver à percevoir très nettement la base de la rotule.

La rotule se compose de deux couches de tissu compact, recouvrant sa face antérieure et sa face postérieure et entourant un noyau de tissu spongieux très dense. Il emprunte à sa structure une remarquable résistance, qui lui assigne une place à part parmi les os courts (Sappey)(fig. 22).

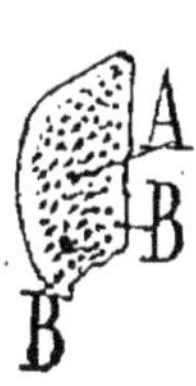

Fig. 22. — Conformation intérieure de la rotule vue sur une coupe médiane, verticale et antéro-postérieure.

A. Tissu spongieux.
BB. Tissu compact.

Cet os est le type des os sésamoïdes, qui ont pour caractère particulier d'être développés dans l'intérieur d'un tendon ; ici, c'est dans l'épaisseur du tendon du muscles triceps de la cuisse que se forme la rotule ; et après le développement de cet os, le tendon est divisé en deux parties : une supérieure, qui s'insère à la base de

la rotule, et une inférieure, qui va du sommet de
la partie rugueuse de la face postérieure de la rotule
à la tubérosité antérieure du tibia.

b. — *Tibia*

Le tibia est un os volumineux et long, situé entre
le fémur et l'astragale. Il transmet à ce dernier os
le poids de tout le corps. Il est verticalement dirigé ;
donc il fait à l'état normal, avec le fémur qui est
oblique en bas et en dedans, un angle obtus, ouvert
en dehors ; et, quand cette disposition est exagérée,
elle donne lieu à la maladie connue sous le nom de
genu valgum.

Pour mettre cet os en position, il faut placer en
haut son extrémité la plus volumineuse, tourner en
avant le bord le plus saillant du corps et diriger
en dedans l'apophyse qui prolonge son extrémité
inférieure (Sappey).

Le tibia présente à considérer un corps et deux
extrémités.

Corps.

Le corps du tibia, prismatique et triangulaire, un

peu tordu sur son axe dans son tiers inférieur, comprend trois faces et trois bords. Les faces n'ont rien qui puissent nous intéresser. Au point de vue des bords, nous dirons seulement que le bord externe, qui se termine en bas par une surface triangulaire en rapport avec le péroné, donne attache au ligament interosseux. De plus, le bord antérieur, taillé à vive arête, très tranchant, aboutit en haut, à une partie mousse et arrondie, appelée tubérosité antérieure du tibia, à laquelle s'attache le ligament rotulien. Ce bord antérieur connu sous le nom de crête du tibia, n'est recouvert que par la peau ; il est donc évident qu'il faut prendre le plus grand soin de n'exercer à ce niveau aucune compression intense et prolongée. Les parties molles se gangrèneraient rapidement et laisseraient l'os à découvert. On explore très facilement ce bord sous la peau chez tous les sujets (fig. 23).

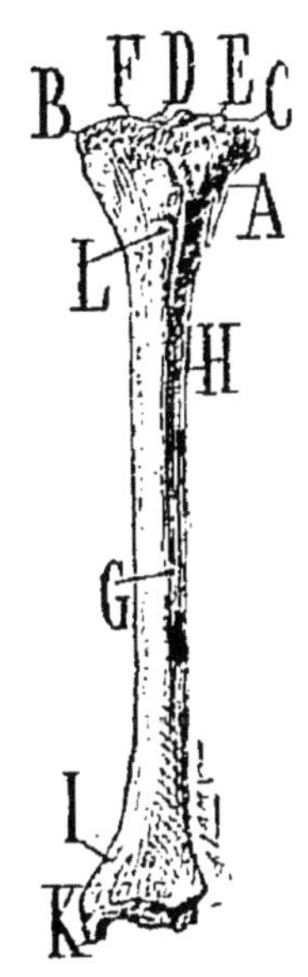

Fig. 23. — Tibia vu par sa face antérieure.

A. Extrémité supérieure du tibia.
B. Tubérosité interne.
C. Tubérosité externe.
D. Épine du tibia.
E. Condyle externe.
F. Condyle interne.
G. Corps de l'os.
H. Bord externe.
I. Extrémité inférieure.
K. Apophyse styloïde.
L. Tubérosité antérieure.

Extrémité supérieure ou fémorale

Beaucoup plus volumineuse que le reste de l'os, elle est formée par deux éminences considérables appelés tubérosités du tibia. L'une est interne et l'autre externe.

La tubérosité interne est plus saillante en arrière que la tubérosité externe, et celle-ci, inversement, déborde la première en avant. Sur la partie postérieure de la tubérosité externe existe une facette articulaire correspondante située sur la tête du péroné (fig. 24).

Il est toujours facile de déterminer sur le sujet les deux tubérosités externe et interne. Pour cela les doigts appliqués par leur face palmaire sur la face interne ou la face externe de la jambe remontent jusqu'à ce qu'ils soient arrêtés par une saillie osseuse, qui est située immédiatement au-dessous de l'articulation du genou et qui n'est autre que la tubérosité cherchée.

Les tubérosités du tibia portent à leur partie deux

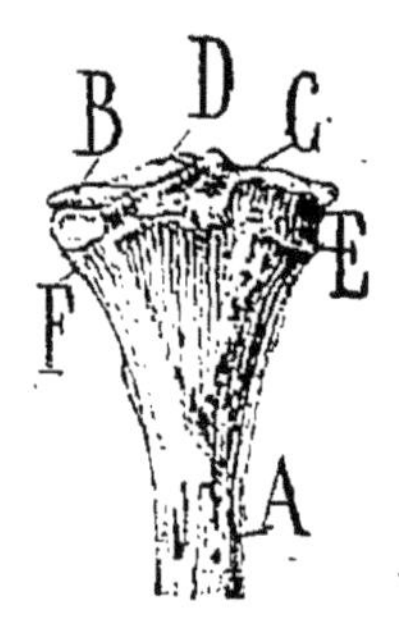

Fig. 24. — Extrémité supérieure du tibia vue par sa face postérieure.

A. Corps du tibia.
B. Condyle externe.
C. Condyle interne.
D. Epine du tibia.
E. Tubérosité interne.
F. Tubérosité externe avec la facette articulaire destinée à la tête du péroné.

surfaces articulaires légèrement excavées, l'une externe, l'autre interne, nommées cavités glénoïdes du tibia. La cavité glénoïde interne est plus étroite, plus déprimée, allongée d'avant en arrière ; elle reçoit le condyle interne du fémur. La cavité glénoïde externe, plus large, plus superficielle, s'articule avec le condyle externe du fémur.

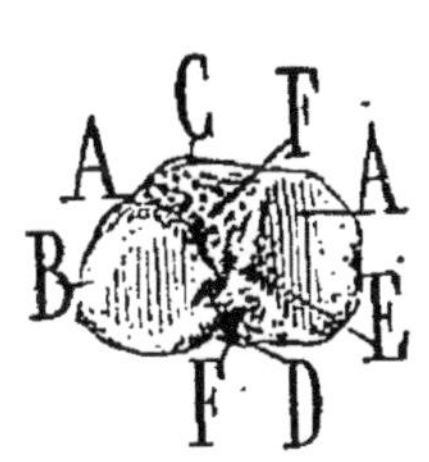

Fig. 25. — Face supérieure de l'extrémité supérieure du tibia.

A. Cavité glénoïde interne.
B. Cavité glénoïde externe.
C. Bord postérieur.
D. Dépression antérieure
E. Epine du tibia.
F. Dépression postérieure.

Ces deux surfaces articulaires sont séparées par une éminence osseuse pyramidale surmontée de deux tubercules aigus. dont l'interne est plus volumineux, plus arrondi et plus saillant que l'externe. En avant et en arrière de ces tubercules existent deux dépressions raboteuses où s'attachent les ligaments croisés de l'articulation du genou (fig. 25).

Extrémité inférieure ou tarsienne

Irrégulièrement cubique et plus étendue transversalement que d'avant en arrière, elle offre à considérer :

1° en bas, une surface articulaire quadrilatère,

mais plus large en dehors qu'en dedans, cette sur-face se met en rapport avec la pou-lie de l'astragale, et, pour cela, elle présente une crête antéro-posté-rieure qui entre dans la gorge de cette poulie (fig. 26) ;

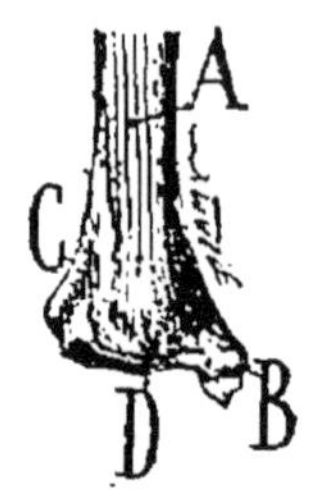

Fig. 26. — Extrémité inférieure du tibia vue par sa partie postérieure.

A. Corps de l'os.
B. Apophyse styloïde.
C. Partie qui s'articule avec l'extrémité infé-rieure du péroné.
D. Bord postérieur de la surface articulaire in-férieure du tibia.

2° En avant, une surface con-vexe sur laquelle passent des vais-seaux, des nerfs et les tendons des muscles antérieurs du pied ;

3° En arrière, une surface plane. Le bord postérieur descend un peu plus bas que le bord antérieur;

4° En dehors, une échancrure triangulaire à base inférieure, articulée avec la surface correspondante de l'extré-mité inférieure du péroné (fig. 27) ;

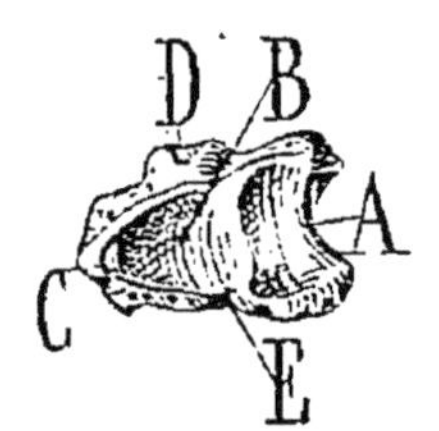

Fig. 27. — Face infé-rieure de l'extrémité inférieure du tibia.

A. Surface articulaire ex-terne.
B. Surface articulaire in-terne.
C. Apophyse styloïde.
D. Bord postérieur.
E. Bord antérieur.

5° En dedans, une apophyse épaisse, verticale, aplatie, qui est la malléole interne. Elle est convexe en dedans, où elle n'est recouverte que par la peau ; plane en dehors, où elle s'articule avec l'astragale; inégale en avant pour donner attache à des liga-ments; creusée en arrière d'une gouttière dans

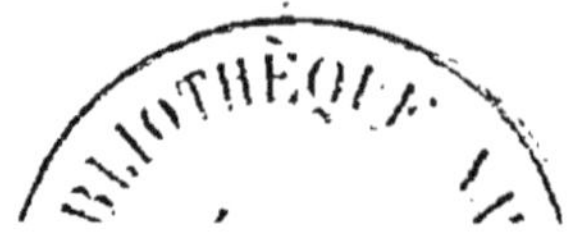
BIBLIOTHÈQUE

laquelle glissent des tendons, continue par sa base au reste de l'os, donnant attache par son sommet au ligament latéral interne de l'articulation du pied avec la jambe. Ce sommet porte deux tubercules séparés par une fossette, et c'est dans cette fossette que le ligament prend insertion.

Conformation intérieure du tibia.

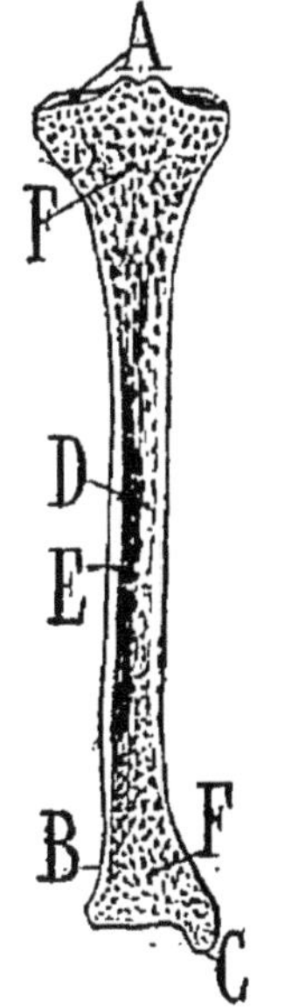

Fig. 28. — Conformation intérieure du tibia.

A. Extrémité supérieure de l'os.
B. Extrémité inférieure.
C. Apophyse styloïde.
D. Canal médullaire.
E. Tissu compact.
FF. Tissu spongieux.

Le canal médullaire du tibia, plus large et plus long que celui du fémur, offre une étendue de dix-huit centimètres. Il est plus étroit à sa partie moyenne qu'à ses extrémités. Les parois du canal, au centre de la diaphyse, ont une épaisseur de 5 à 6 millimètres. En s'éloignant de cette partie centrale, le tissu compact qui en forme la couche extérieure s'amincit de plus en plus et se réduit supérieurement et inférieurement à l'état d'une simple pellicule (fig. 28).

Les extrémités de l'os se composent d'un tissu spongieux à larges mailles, dont les trabécules principales suivent une direction longitudinale. Au-dessous des cavités glénoïdes du tibia et au-dessus de la surface articulaire de l'extrémité tarsienne, sur une hauteur de 4 à 5 millimètres, ce tissu spongieux acquiert une grande densité (Sappey).

c. — *Péroné*

Le péroné est un os long et grêle, situé en dehors du tibia, avec lequel il s'unit en haut et en bas et dont il est séparé dans la partie moyenne par un espace considérable, que remplissent le ligament interosseux et des muscles nombreux et importants.

Pour le mettre en position, il faut placer en bas celle des deux extrémités qui est la plus allongée, tourner en dedans la facette plane et unie que présente cette extrémité et diriger en arrière le bord qui est creusé d'une gouttière (Sappey).

Le péroné possède un corps et deux extrémités.

Corps

Le corps est vertical, tordu sur lui-même, prismatique et très angulaire; il offre trois faces et trois bords. La description, très compliquée, n'a d'intérêt qu'au point de vue de l'anatomie pure.

Extrémité supérieure

L'extrémité supérieure du péroné, a reçu le nom de tête. Elle présente deux parties que nous devons connaître : une facette articulaire et une saillie pointue.

La facette articulaire est destinée à s'unir avec celle que nous avons décrite sur la tubérosité externe du tibia. Elle est plane et située à la partie supérieure et interne de la tête du péroné.

La saillie est un prolongement conoïde de la tête du péroné, situé à sa partie externe et supérieure. Elle sert d'insertion inférieure au tendon du muscle biceps de la cuisse et porte le nom d'apophyse styloïde du péroné.

Extrémité inférieure

L'extrémité inférieure du péroné porte le nom de malléole externe, par opposition à la malléole interne, que nous avons étudiée sur l'extrémité inférieure du tibia. Elle est très allongée de haut en bas, plus volumineuse que la malléole interne, et présente :

1° Une face externe convexe, recouverte seulement par la peau. Donc il ne faut exercer aucune compression intense et soutenue ;

2° Une face interne, plane en haut, où elle s'articule avec l'astragale, excavée en bas et rugueuse pour donner attache à des ligaments ;

3° Un bord antérieur où s'insèrent aussi des ligaments ;

4° Un bord postérieur creusé d'une gouttière où passent les tendons des muscles péroniers latéraux ;

5° Une base qui se continue avec le corps de l'os par une partie rétrécie appelée col et qui est articulée en dedans avec le tibia ;

6° Un sommet d'où part un ligament.

Le mécanicien orthopédiste doit connaître parfaitement la situation des malléoles et savoir les déterminer d'une façon précise sur le vivant.

Tout d'abord, nous ferons remarquer ce point important, que la malléole externe descend beaucoup plus bas que la malléole interne ; cette différence de niveau est variable suivant les sujets, mais est toujours d'un centimètre au moins.

Pour reconnaître la situation du sommet des deux

malléoles, on devra embrasser la plante du pied immédiatement en avant du talon avec la paume de la main qui sépare le premier métacarpien du second. Le pouce sera alors d'un côté du pied et l'index du côté opposé. Ces deux doigts, en remontant progressivement seront vite arrêtés de chaque côté par une saillie osseuse, qui sera, en dedans le sommet de la malléole interne, en dehors celui de la malléole externe.

Nous verrons plus tard toute l'importance du sommet des malléoles dans la détermination des axes de mouvement.

Conformation intérieure du péroné

La conformation intérieure du péroné est celle de tous les os longs. Son canal médullaire, très étroit, offre une étendue de vingt centimètres; donc il est plus long que celui du fémur et quelquefois aussi que celui du tibia. Il se rapproche plus de l'extrémité supérieure que de l'inférieure. En comparant sa paroi externe à sa paroi interne, on peut constater que l'épaisseur de la première est trois ou quatre fois aussi grande que celle de la seconde. Ces parois possèdent encore un autre caractère qui leur est propre et qui suffirait pour les distinguer de celles de tous autres canaux du même ordre; elles sont entièrement dépourvues de tissu spongieux, en sorte qu'elles présentent un aspect uni sur toute leur longueur.

L'extrémité supérieure de l'os est formée par un tissu spongieux à larges mailles. — Son extrémité inférieure se compose exclusivement du même tissu; mais les mailles de celui-ci sont plus petites et ses lamelles osseuses plus épaisses; il est plus dense et plus résistant en un mot (Sappey).

III. — Les os du pied

Le squelette du pied peut être, comme celui de la main, divisé en trois parties : le tarse, le métatarse et les orteils.

Ces trois parties sont les analogues du carpe, du métacarpe et des doigts ; mais, comme le dit Sappey, les proportions sont renversées. En effet, « le carpe ne prend qu'une faible part à la formation de la main ; le métacarpe, qui en forme le centre, est plus étendu ; les doigts, auxquels appartient le rôle principal, le sont plus encore. Les trois parties constituantes de la main offrent donc un développement d'autant plus considérable qu'elles se trouvent plus rapprochées de sa partie terminale. Destinées à s'appliquer à la surface des corps, à les toucher, à les saisir, leur importance dérive surtout de l'étendue et de la variété de leurs mouvements : la mobilité est ici l'attribut qui domine tous les autres.

« Au pied, c'est à la solidité que toutes les autres attributions ont été subordonnées. Aussi voyons-nous le tarse atteindre d'énormes dimensions, le métatarse offrir un volume relatif beaucoup moindre, et les orteils se présenter sous l'aspect de doigts rudimentaires. D'un côté la partie initiale s'atrophie, tandis que la partie terminale s'allonge. De l'autre, au contraire, la première l'emporte très notablement sur la seconde ; elle s'accroît dans tous les sens pour acquérir une résistance en harmonie avec le poids qu'elle supporte, tandis que la partie terminale diminue de longueur et s'étale davantage pour élargir la base de sustentation du corps. »

a. — *Du tarse.*

Le tarse est un massif osseux qui affecte la forme d'une voûte, dont la partie la plus élevée, constituée par la poulie de l'astragale, supporte tout le poids du corps, qui lui est transmis directement par le tibia.

Le tarse comprend sept os, disposés comme les os du carpe en deux rangées séparées par une ligne articulaire: d'où la division en rangée postérieure ou jambière et région antérieure ou métatarsienne.

La rangée postérieure se compose de deux os superposés, l'astragale en haut, le calcanéum en bas; la rangée antérieure est formée par cinq os, qui sont : le scaphoïde, le cuboïde et les trois cunéiformes, distingués par les noms de premier, second et troisième en allant de dedans en dehors.

1° *Rangée postérieure du tarse.*

Cette rangée forme une masse osseuse très volumineuse, située entre la partie inférieure des os de la jambe en haut, la rangée antérieure du tarse en avant et en bas le sol, sur lequel elle repose par l'intermédiaire seulement de la peau doublée de graisse. Nous étudierons successivement l'astragale et le calcanéum.

Astragale.

L'astragale est un os court, situé entre le tibia,

qui s'appuie sur lui, et le calcanéum, sur lequel il repose.

De forme cuboïde, il présente six faces : supérieure, inférieure, externe, interne, antérieure et postérieure.

Pour le mettre en position, il faut tourner en avant son extrémité arrondie, en haut sa face convexe et en dehors celui des deux bords de cette face qui est le plus saillant (Sappey).

La description minutieuse des différentes faces de l'astragale est très compliquée et ne présente, comme la description du péroné, d'intérêt qu'au point de vue de l'anatomie pure. Nous signalerons seulement le plus brièvement possible les détails qui, sur chacune d'entre elles, sont importants à connaître.

La face supérieure a dans ses deux tiers postérieurs la forme d'une poulie très saillante, plus étroite en arrière qu'en avant, et dont le bord externe est plus élevé que l'interne. Elle s'articule avec la surface inférieure du tibia (fig. 29).

La face inférieure est divisée en deux parties par une rainure, étroite et profonde, où s'insère un ligament qui l'unit au calcanéum. Les deux parties ainsi séparées s'articulent aussi toutes deux avec cet os (fig. 30).

La face externe présente une surface articulaire plane, allongée de haut en bas et triangulaire, qui

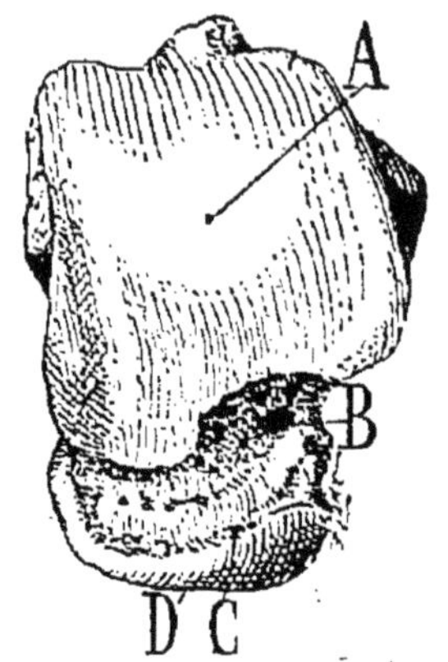

Fig. 29. — Face supérieure de l'astragale.

A.   Poulie astragalienne.
B.   Col de l'astragale.
C.   Tête de l astragale.

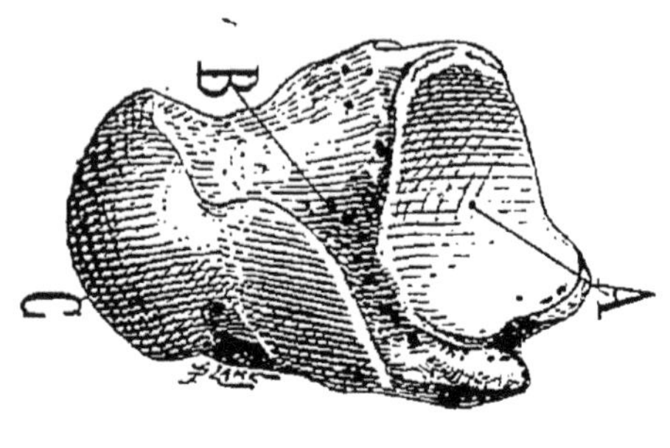

Fig. 31. — Face inférieure de l'astragale.

A.   Partie articulaire s'unissant au calcanéum.
B.   Rainure destinée à l'insertion du ligament interosseux.
C.   Tête de l'os.

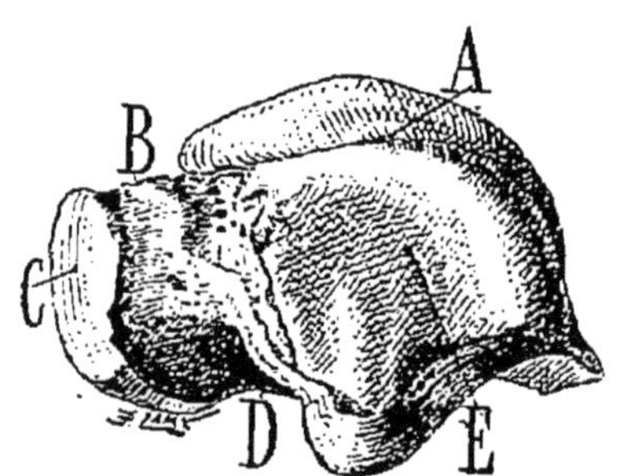

Fig. 30. — Face externe de l'astragale.

A.   Poulie astragalienne.
BD. Col de l'òs.
C.   Tête de l'astragale.
E.   Surface destinée à s'articuler avec la malléole externe.

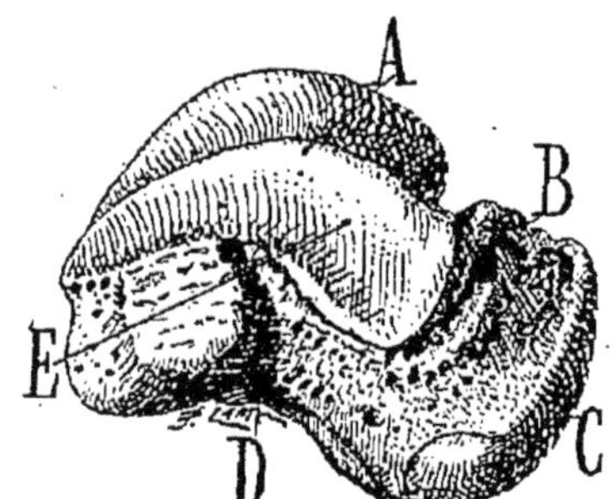

Fig. 32. — Face interne de l'astragale.

A.   Poulie astragalienne.
BD. Col de l'os.
C.   Tête de l'astragale.
E.   Surface destinée à s'articuler avec la malléole interne.

s'articule avec la face interne de la malléole du péroné (fig. 31).

La face interne porte également une surface articulaire triangulaire, mais allongée d'avant en arrière, qui s'unit à la face interne de la malléole du tibia. (fig. 32).

La face antérieure est convexe, plus étroite dans tous les diamètres que le reste de l'os ; elle porte le nom de tête et s'articule avec le scaphoïde. Elle est située en avant d'une partie rétrécie qui la supporte et qu'on appelle le col de l'astragale.

Enfin, la face postérieure, très petite, ne nous offre rien qui puisse nous intéresser.

Calcanéum.

Le calcanéum, le plus volumineux des os du tarse, est situé au-dessous de l'astragale ; il est allongé d'avant en arrière et transmet au sol le poids du corps, qui lui est transmis par l'astragale. Il forme la partie osseuse de la saillie du talon et rentre aussi dans la classe des os courts.

Pour le mettre en position, il faut tourner en arrière celle des deux extrémités qui est la plus volumineuse, en haut la face qui présente deux facettes articulaires et en dedans celle de ces deux facettes qui est la plus allongée (Sappey).

Comme pour l'astragale, nous ne signalerons que

les quelques détails qui sont indispensables au mécanicien orthopédiste.

Comme dans cet os aussi, on distingue au calcanéum six faces.

La face supérieure, inégale en arrière, présente en avant deux facettes séparées par une rainure oblique. Ces deux facettes articulaires, la postérieure convexe, l'antérieure concave, et la rainure correspondent aux parties similaires que nous avons décrites sur la face inférieure de l'astragale. La partie du calcanéum située en avant de la rainure et non articulaire porte le nom de grande apophyse du calcanéum.

La face inférieure est plus large en arrière, où elle est surmontée de deux tubercules, l'un interne, plus gros, l'autre externe, beaucoup plus petit, qui ont une très grande importance, ainsi que nous le verrons tout à l'heure, lorsque nous étudierons les points d'appui du pied.

La face externe, légèrement convexe dans sa partie antérieure, présente en cet endroit deux gouttières très superficielles, séparées par un tubercule osseux et servant de poulie de réflexion aux tendons des muscles péroniers latéraux.

La face interne présente une saillie dirigée

directement en dedans, qui porte le nom de petite apophyse du calcanéum.

La face antérieure s'articule en avant avec le cuboïde.

La face postérieure donne insertion au tendon d'Achille par sa moitié inférieure.

2°. — *Rangée antérieure du tarse.*

Elle comprend cinq os ainsi disposés : en dehors, le cuboïde; en dedans, le scaphoïde et les trois cunéiformes; ces trois derniers os sont situés en avant du scaphoïde (fig. 33).

Nous ne décrirons pas les différentes faces des os; elles sont extrêmement compliquées et ne nous présentent rien de particulier à indiquer au point de vue des applications orthopédiques. Nous dirons seulement que, à cause de leur volume respectif, le premier cunéiforme est appelé grand cunéiforme; le second,

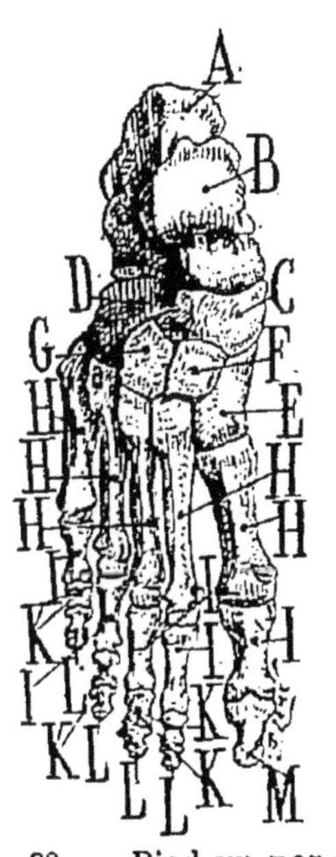

Fig. 33. — Pied vu par sa partie supérieure.

A. Calcanéum.
B. Astragale.
C. Scaphoïde.
D. Cuboïde.
E. 1er cunéiforme.
F. 2e cunéiforme.
G. 3e cunéiforme.
HHHHH. Métacarpiens.
IIIII. Premières phalanges.
KKKK. Secondes phalanges.
LLLL. Troisièmes phalanges.
M. Seconde phalange du gros orteil.

petit cunéiforme, et le troisième moyen cunéiforme. De plus, cette seconde rangée, ou rangée antérieure du tarse. décrit dans son ensemble une courbe à convexité supérieure en se dirigeant du bord interne vers le bord externe du pied.

Conformation intérieure des os du tarse.

Les os du tarse, comme tous les os courts, sont formés de tissu spongieux, dont la densité diffère beaucoup suivant les individus : chez quelques uns, il est constitué par des trabécules épaisses et très résistantes; chez d'autres, celles-ci sont plus déliées et circonscrivent des aréoles plus larges. La masse de substance osseuse qui entre dans sa composition varie donc et varie dans de très grandes proportions (Sappey).

b. — *Métatarse.*

Le métatarse, ainsi que le métacarpe, avec lequel il offre la plus grande analogie, est composé de cinq os longs, parallèles entre eux, contigus par leurs extrémités, séparés dans leur partie moyenne par un intervalle dit espace interosseux. Comme les métacarpiens, ils forment par leur ensemble une sorte de gril.

Les métacarpiens sont désignés sous les noms de premier, deuxième, etc. en procédant non plus comme pour les métacarpiens de dehors en dedans, mais de dedans en dehors. Ils présentent des caractères qui leur sont communs et d'autres qui sont propres à chacun d'eux.

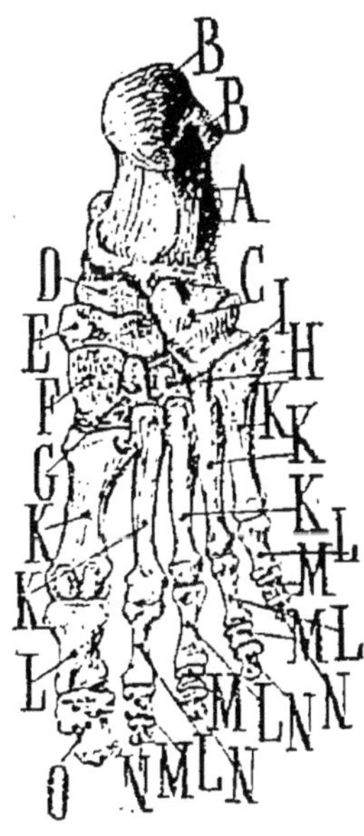

Fig. 34. — Pied vu par sa face inférieure.

A. Calcanéum.
BB. Tubérosités par lesquelles cet os s'appuie sur le sol.
C. Cuboïde.
D. Astragale.
E. Scaphoïde.
F. Premier cunéiforme.
G. Second cunéiforme.
H. Troisième cunéiforme.
I. Tubérosité du 5ᵉ métatarsien.
KKKKK. Métatarsiens.
LLLLL. Premières phalanges.
MMMM. Secondes phalanges.
NNNN. Troisièmes phalanges.
O. Seconde phalange du gros orteil.

Caractères communs à tous les métatarsiens

Ils sont, comme tous les os longs, divisés en corps et extrémités (fig. 34). Le corps est prismatique et triangulaire, leur extrémité postérieure ou tarsienne est taillée en forme de coin à sommet inférieur, dont le côté postérieur s'articule avec les os du tarse. L'extrémité antérieure ou digitale, absolument semblable à celle des métacarpiens, à la forme d'une tête aplatie transversalement et plus étendue en bas qu'en haut, qui s'articule avec la partie postérieure des premières phalanges.

Caractères différentiels

Le premier métacarpien est beaucoup plus volumineux que tous les autres.

Le deuxième entre comme un coin dans une mortaise formée par les trois cunéiformes.

Le cinquième présente à la partie externe de son extrémité postérieure une saillie considérable.

Le troisième et le quatrième ne diffèrent des autres que par des détails absolument anatomiques.

Conformation intérieure

La conformation intérieure des métatarsiens ne diffère pas de celle des métacarpiens. Ils présentent un canal médullaire, dont l'étendue varie pour chacun d'eux. Leurs extrémités sont constituées par un tissu spongieux plus condensé dans l'extrémité antérieure que dans la postérieure (Sappey).

c. — *Des orteils.*

Les orteils sont conformés sur le même type que

les doigts. Ils se composent de trois phalanges, qui sont aussi appelées phalange, phalangine et phalangette. Le gros orteil seul, comme le pouce, ne possède que la phalange et la phalangette. Toutes ces parties osseuses paraissent ici comme atrophiées relativement aux os de la main, à l'exception cependant de celles qui composent le gros orteil.

Les premières phalanges sont parfaitement semblables à celles des doigts.

Les secondes phalanges, très réduites dans leur longueur, semblent manquer de corps et prennent par conséquent la forme cubique; mais elles ont la même constitution que celles de la main.

Les troisièmes phalanges, minuscules, ne diffèrent que par leur réduction de volume de celles de la main.

La conformation intérieure des phalanges est absolument analogue à celle de la main.

d. — Du pied en général.

Au point de vue du pied envisagé en général, le point le plus important à considérer est sa forme en voûte. Cette disposition, absolument comparable aux arches des ponts, augmente sa solidité et sa résistance dans des proportions considérables. De plus, il est facile d'en déduire que le pied ne repose pas sur le sol par toutes ses parties, mais seulement par certains points.

Les points qui appuient directement sur le sol par l'intermédiaire de la peau doublée de graisse sont au nombre de trois : une située en arrière et deux situées en avant. Le point postérieur est plus large que les antérieurs et forme une véritable surface. Il est constitué par le talon, où les deux tubérosités que nous avons décrites sur la face inférieure du calcanéum se mettent en rapport avec le sol.

Les points antérieurs correspondent : l'un interne, à l'extrémité antérieure ou tête du premier métatarsien ; l'autre, externe, à l'extrémité antérieure ou tête du cinquième métatarsien. On désigne quelquefois l'ensemble de ces deux points sous le nom de talon antérieur, par opposition au talon véritable, dit aussi talon postérieur.

En outre, le bord externe du pied, allant de la tubérosité externe du calcanéum jusqu'à la tête du cinquième métatarsien, repose sur le sol sur une largeur d'environ un centimètre, un peu plus considérable à mesure qu'on se porte plus en arrière. L'extrémité antérieure des orteils prend aussi point d'appui sur le sol.

Pour se rendre un compte exact de tout ce que nous venons de dire, il existe un procédé d'une extrême simplicité. Il suffit d'enduire de noir de fumée une feuille de papier blanc en la passant légèrement plusieurs fois rapidement au-dessus d'une flamme, de façon à ce qu'elle ne prenne pas feu. Cela fait, on la place sur un sol plan et résistant, et on prie un sujet d'appliquer son pied nu sur cette feuille noircie en exerçant la pression nécessaire pour soutenir le poids du corps. Les points du pied qui appuient sur la feuille enlèvent le noir de fumée et y laissent leur trace en blanc. Cela fait, si on veut conserver cette empreinte, ainsi qu'on la nomme, on n'a plus qu'à enduire la feuille de papier d'un vernis au benjoin en prenant bien garde de ne pas répandre ce qui reste de noir de fumée sur les parties d'où il à été enlevé.

Les points d'appui que nous avons indiqués sont ceux qui existent sur des pieds bien conformés; mais il est un vice de conformation du pied, dans lequel cet organe répond au sol par toute sa face plantaire. Le pied est alors aplati dans son ensemble; la forme voûtée n'existe plus. C'est pourquoi on a donné à ces pieds le nom de pieds plats.

Les pieds plats sont de deux ordres bien différents : les uns sont congénitaux, c'est-à-dire existent à la naissance; les autres sont acquis et se produisent en général à l'âge de l'adolescence. Les premiers ne sont pas douloureux, et le sujet qui en est atteint peut faire les plus longues marches sans aucune peine; les seconds donnent lieu au contraire à des douleurs violentes pendant la marche et même pendant la station debout, et il est nécessaire de leur appliquer un traitement spécial, sur lequel nous aurons à nous étendre dans le volume qui traitera de l'application des appareils.

Dans d'autres cas, la voûte du pied est beaucoup plus considérable que sur les pieds normaux, beaucoup plus courbe, beaucoup plus concave à la partie inférieure et beaucoup plus convexe à la partie supérieure. On a donné à ces pieds le nom de pieds creux. Ils sont en général congénitaux et ne donnent lieu à aucun trouble dans la station ou dans la marche.

Enfin, les déformations du pied peuvent être beaucoup plus accentuées et constituent les diverses variétés du pied-bot, que nous étudierons un peu plus loin.

Le dernier point sur lequel je veux attirer l'attention ici a trait à l'extrémité postérieure du premier métatarsien et à celle du cinquième.

L'extrémité postérieure du premier métatarsien est volumineuse et s'articule avec le premier cunéiforme ou cunéiforme interne. Elle est légèrement saillante sur le bord interne et forme comme un dos d'âne par lequel le doigt explorateur, parcourant d'avant en arrière, c'est-à-dire de la pointe au talon, le bord interne du pied, est subitement arrêté; lorsqu'il a franchi cette saillie, l'ongle tombe dans un creux qui correspond à l'interligne articulaire situé entre le premier métatarsien et le premier cunéiforme.

L'extrémité postérieure du cinquième métatarsien n'est pas cunéiforme, en forme de coin, comme celle des autres métatarsiens. Au lieu de s'allonger de haut en bas, elle s'allonge de dedans en dehors. Elle s'unit au cuboïde, et sur sa limite externe elle se prolonge en bas et en arrière (Sappey) sous la forme d'une grosse saillie osseuse, appelée tubérosité du cinquième métatarsien. De cette disposition résulte un dos d'âne analogue à celui qui existe sur le bord interne du pied, mais beaucoup plus considérable et qu'on explore de la même façon. Immédiatement en arrière se trouve l'interligne articulaire du cuboïde et du cinquième métatarsien.

Il est important de connaître ces deux saillies et

l'interligne situé en arrière d'elles, parce que le milieu du bord interne et le milieu du bord externe du pied coïncident à peu près exactement avec cet interligne.

CHAPITRE V

DES PIEDS-BOTS

Parmi les nombreuses définitions du pied-bot, la meilleure sans contredit est celle donnée par Kirmisson, qui est à la fois précise et complète :

« On entend, dit-il, sous le nom de pied-bot une attitude vicieuse et permanente du pied sur la jambe telle que le pied ne repose plus sur le sol par ses points d'appui normaux. »

De tout temps, on a distingué les deux variétés suivantes :

1° Le pied-bot congénital, c'est-à-dire celui qui existe à la naissance ;

2° Le pied-bot accidentel ou acquis, provenant de causes postérieures à la naissance.

Quelle que soit l'origine de la difformité, les expressions, dit Kirmisson, employées pour désigner les différents sens dans lesquels peut se produire la déviation du pied sont les mêmes. Voici la description qu'il en donne :

« Le pied-bot équin est cette variété dans laquelle le pied est dans une extension forcée sur la jambe, le talon restant élevé à une distance variable au-dessus du sol et l'organe reposant par son extrémité antérieure. Ainsi conformé, le pied présente une certaine analogie avec la sabot du cheval : d'où le nom d'équin.

Le mot pied-bot talus caractérise la difformité opposée à l'équinisme. Là, en effet, le pied est dans la flexion forcée sur la jambe ; il repose sur le sol par le sommet du talon, sa face plantaire est tournée en avant.

L'expression pied-bot varus s'applique aux cas dans lesquels le pied est dans une attitude d'abduction forcée et dans une rotation en dedans telle que sa face plantaire regarde en dedans et sa face dorsale en dehors.

Le valgus est l'opposé du varus ; ici le pied est

dans l'abduction forcée et dans la rotation en dehors, de sorte que la face plantaire est tournée en bas et en dehors, la face dorsale en haut et en dedans.

Les diverses difformités que nous venons de définir peuvent d'ailleurs se trouver associées l'une à l'autre sur un même pied, de façon à donner naissance à des déformations mixtes que l'on désigne sous les noms de varus équin si l'adduction se combine avec l'extension forcée, de talus valgus quand la flexion forcée se joint à l'abduction. »

Suivant que l'une ou l'autre des attitudes vicieuses dont se compose la déformation complexe est prédominante, on place la première ou la seconde la dénomination qui la caractérise ; on a ainsi le pied varus équin, si la disposition en varus est plus considérable que la déformation en équin ; l'équin varus, si l'envers a lieu ; le talus valgus ou le valgus talus.

I. — Pied-bot accidentel

Nous serons bref sur cette classe de pieds-bots, la moins fréquente de beaucoup, et contre laquelle on a par conséquent moins souvent à agir.

Le pied-bot accidentel reconnaît des causes très variées :

1° Des cicatrices vicieuses, d'habitude des brûlures ;

2° Des maladies des os ou des articulations du pied ;

3° Une inégalité de longueur des membres due à une ancienne fracture ou à une coxalgie suivie de raccourcissement ;

4° Enfin et surtout la paralysie infantile.

Cette dernière variété est de beaucoup la plus fréquente et la plus importante. Elle se reconnaît facilement en ce que la jambe du côté malade est réduite de volume, et souvent de longueur, les muscles sont très atrophiés, ainsi que toutes les parties constituantes de ce segment de membre, et d'ordinaire si on prend la jambe à pleine main en la soulevant et qu'on secoue le pied, celui-ci flotte dans toutes les directions comme un pied de polichinelle, suivant l'expression consacrée.

Dans toutes les variétés du pied-bot accidentel, le malade marche le plus souvent sur la pointe et sur le bord interne du pied ; donc on a à faire à un pied-bot équin ou varus équin. Nous étudierons dans le second volume les moyens thérapeutiques que l'orthopédie a à lui opposer.

II. — Pied-bot congénital

Dans cette classe de pieds-bots, le valgus et le talus

sont très rares; l'équin est exceptionnel, et c'est presque toujours au pied bot varus que l'on a à faire; il est souvent combiné avec un certain degré d'équinisme.

L'équinisme n'est justiciable en général que d'une intervention chirurgicale, la section du tendon d'Achille qui cause cette déviation et que l'on sent raccourci et rétracté à la partie postérieure et inférieure de la jambe; nous ne nous étendrons donc pas davantage sur ce point.

Les deux autres déviations sont : la rotation du pied en dedans et l'enroulement du pied, qui l'accompagne presque constamment à un degré plus ou moins prononcé.

La rotation du pied en dedans fait que la plante regarde en dedans et que le bord externe repose sur le sol. Ce mouvement peut être plus ou moins accentué; quelquefois même, dans les cas les plus prononcés, c'est par la face dorsale du pied ou même par la malléole externe que le membre inférieur prend son point d'appui sur le sol. Cette rotation se produit autour de l'axe antéro-postérieur du pied, que nous étudierons plus tard.

Quant à l'enroulement, il consiste dans une déviation du bord interne du pied telle que ce bord semble brisé à peu près au niveau de son milieu et que sa moitié antérieure forme avec sa moitié postérieure un angle plus ou moins aigu suivant que la déviation est elle-même plus ou moins prononcée. Au point de vue pratique, mes expériences m'ont démontré que, quelles que soient les complications que présentent les articulations diverses du pied entre elles et leurs déviations, on peut considérer le mouvement d'enroulement comme se produisant presque entièrement dans l'articulation médio-tarsienne, c'est-à-dire dans cette articulation qui se fait entre la rangée antérieure et la rangée postérieure du tarse. Lorsqu'on agit sur cette articulation, ainsi que nous le verrons, et qu'on remédie à ses déviations, il est à remarquer que les autres déviations, toujours très légères, se corrigent d'elles-mêmes.

Si tout se bornait toujours à ces déviations du pied autour d'un ou de plusieurs axes et que les lésions soient limitées aux parties molles, l'orthopédie pourrait remédier par sa seule action à tous les pieds-bots congénitaux ; mais, malheureusement, c'est loin d'être là la règle absolue.

En général, quand on a à examiner un enfant très jeune les déformations sont limitées à ce que nous venons de dire ; mais sur les sujets un peu plus âgés, à partir de trois ou six ans chez l'enfant, et toujours chez l'adolescent ou l'adulte, il s'y ajoute des déformations osseuses et notamment la tête de l'astragale est très saillante en dehors, très augmentée de volume et ne peut rentrer aisément dans la loge osseuse où elle est contenue normalement. Je n'entreprendrai pas ici de décrire les autres altérations osseuses très compliquées et très bien étudiées par les chirurgiens. La saillie de la tête astragalienne, qui ne peut être repoussée dans la concavité du scaphoïde, suffit à empêcher une amélioration quelconque du pied-bot par l'action seule des appareils.

Or, cette saillie est toujours facile à constater ; elle forme sur le dos du pied une éminence volumineuse qu'il est toujours facile de reconnaître à la place qui correspond à la tête de l'astragale.

Toutes les fois donc que le mécanicien orthopédiste constatera cette déformation osseuse, il pourra dire que le pied-bot n'est pas justiciable de son art, mais qu'une intervention chirurgicale est absolument nécessaire. Est-ce à dire que les appareils ne devront pas être employés ? Point du tout. Ils seront même absolument indispensables, mais seulement après que le chirurgien aura supprimé opératoirement l'obstacle mécanique au redressement total du pied.

Nous pouvons donc conclure de ces considérations, que nous avons cherché à rendre aussi claires que possible, que le pied-bot varus équin congénital, celui qu'on observe dans l'immense majorité des cas, est rencontré sous deux aspects bien différents, suivant qu'il présente ou non des déformations osseuses.

Ces deux variétés réclament chacune un traitement très différent aussi :

1° S'il n'y a pas de lésions osseuses, les appareils orthopédiques sont souvent suffisants. Cependant, si le sujet n'est plus tout jeune, il est fréquemment nécessaire d'y adjoindre des sections plus ou moins multiples des parties molles pour obtenir un redressement complet. Ces sections sont pratiquées soit avant la pose de l'appareil, si le pied dévié présente une grande résistance au redressement par la main du chirurgien, soit pendant le cours du traitement, si l'on s'aperçoit, chemin faisant, que l'appareil ne peut par lui seul donner une guérison complète.

2° S'il existe des lésions osseuses, c'est le chirurgien qui doit d'abord faire usage de son art et exécuter sur ce pied une ou plusieurs des diverses opérations imaginées pour obtenir un redressement complet du pied dans ces conditions, et ce n'est qu'après l'acte opératoire que le mécanicien orthopédiste sera appelé pour construire un appareil qui maintienne le pied dans la position normale qu'on a obtenue.

Chez les enfants très jeunes, âgés à peine de quelques semaines, de simples manipulations indiquées et conseillées par le chirurgien ont pu quelquefois donner un résultat complet et guérir la déformation ; mais il est bien rare qu'il ne soit pas nécessaire d'appliquer un appareil pour conserver ce qui a été obtenu ; et, en tout cas, à part peut-être des cas très exceptionnels, il serait bien imprudent de laisser le pied sans maintien pendant au moins quelque temps.

CHAPITRE VI

DU TRONC

Le squelette du tronc doit être divisé en trois parties : la colonne vertébrale, le thorax, le bassin.

I. — Colonne vertébrale

La colonne vertébrale, appelée encore colonne épinière, colonne rachidienne ou rachis, est une tige flexueuse, étendue du crâne, qui s'appuie sur elle, sur le bassin, qu'elle concourt à former et sur lequel elle s'appuie.

Elle est creusée d'une cavité qui sert d'étui protecteur à la moëlle épinière.

Située à la partie médiane et postérieure du tronc, elle répond successivement, par sa partie antérieure, aux organes cervicaux, thoraciques, abdominaux et pelviens. Ces rapports ont dicté la division de la colonne vertébrale en quatre régions : régions cervicale, dorsale, lombaire et sacro-coccygienne (fig. 35.).

Le rachis est composé d'un grand nombre de pièces articulées entre elles ; toutes ces pièces, conformées sur un type commun, prennent le nom de vertèbres. Ces vertèbres ont été divisées en vraies et fausses.

Les vertèbres vraies sont au nombre de vingt-quatre, les fausses au nombre de neuf. Les premières sont toutes indépendantes ; les secondes se soudent entre elles : cinq pour former le sacrum, quatre pour former le coccyx. Lorsque l'ossification est complète, le nombre des pièces qui entrent dans la composition de la colonne vertébrale est donc de vingt-six ainsi réparties : sept pour la région

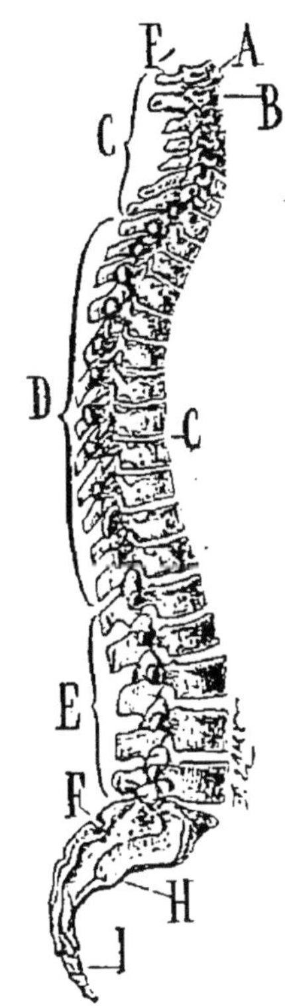

Fig. 35. — Colonne vertébrale.

A. Atlas.
B. Axis.
C. Vertèbres cervicales.
D. Vertèbres dorsales.
E. Vertèbres lombaires.
F. Face postérieure du sacrum.
H. Face antérieure du sacrum.
I. Coccyx.

cervicale, douze pour la région dorsale, cinq pour la région lombaire, deux pour la région sacro-coccygienne.

Les vertèbres sont désignées, en allant de haut en bas, sous les noms de première, deuxième, etc. Dans chaque région, on les désigne aussi par leur nom numérique, toujours en procédant dans le même sens.

Les vertèbres vraies, ou vertèbres proprement dites, présentent des caractères qui leur sont communs; en outre, les vertèbres de chaque région offrent des caractères qui leur sont propres; enfin, dans chaque classe on trouve une ou plusieurs vertèbres qui se distinguent de toutes les autres par des caractères particuliers.

a. — *Des vertèbres*

I. *Caractères communs à toutes les vertèbres.*

Sappey a fort bien résumé, dans sa première édition, les caractères communs aux vertèbres, et c'est cette description que nous reproduisons ici.

La forme générale des vertèbres est celle d'un anneau. Tous ces anneaux présentent :

1° Un corps ou renflement considérable, par lequel ils se superposent ;

2° Une partie annulaire proprement dite, destinée à servir de cylindre protecteur de la moëlle épinière, ou trou vertébral.

3° Un prolongement qui s'effile sous forme d'épine pour constituer un levier destiné au mouvement de la vertèbre, apophyse épineuse ;

4° Deux saillies qui se portent transversalement en dehors, apophyses transverses ;

5° Quatre éminences, deux supérieures, deux inférieures, articulées avec les éminences correspondantes des vertèbres voisines, apophyses articulaires;

6° Quatre dépressions ou échancrures creusées à droite et à gauche de l'anneau, deux au-dessus et deux au-dessous de sa circonférence.

Le corps des vertèbres revêt la forme d'une portion de cylindre échancré dans sa partie postérieure et offre, par conséquent, quatre faces, deux horizontales et deux verticales. Les faces horizontales sont l'une supérieure et l'autre inférieure : la première correspond à la face inférieure de la vertèbre située au-dessus, la seconde à la face supérieure de la vertèbre située au-dessous ; toutes deux sont légèrement excavées. Les faces verticales sont l'une antérieure et l'autre postérieure ; elles se dépriment également, et de cette dépression résulte pour elles l'aspect d'une gouttière qui est transversale pour la première et longitudinale pour la seconde.

Le trou vertébral est triangulaire ; ses dimensions, qui varient un peu dans les diverses régions, sont en rapport avec le volume de la moëlle épinière et surtout avec le degré de mobilité dont jouit chacune d'elles.

Les apophyses épineuses se prolongent en arrière pour offrir aux muscles puissants chargés de les mouvoir un levier plus avantageux et une plus large surface d'insertion ; à leur base ces éminences se bifurquent, et de cette bifurcation naissent deux parties osseuses aplaties qui se dirigent en avant et en dehors, l'une à droite et l'autre à gauche pour aller aboutir aux apophyses transverses, qu'elles unissent ainsi aux apophyses épineuses : ce sont les lames vertébrales.

Les apophyses transverses, très variables suivant les régions, n'ont comme caractère commun que leur direction.

Les apophyses articulaires forment les parties latérales de l'anneau ; elles sont, en général, verticales, placées symétriquement de chaque côté de la ligne médiane, d'une forme elliptique et encroûtées de cartilage pour s'articuler avec les apophyses semblables des vertèbres voisines. Les deux apophyses articulaires supérieures dépassent en haut le corps de la vertèbre ; ils en est de même des deux apophyses opposées pour la face inférieure ; par conséquent, la plus grande hauteur verticale de l'anneau vertébral est mesurée par l'espace qui sépare les sommets des deux apophyses articulaires d'un même côté.

Les échancrures produisent, sur la partie de l'anneau vertébral qu'elles occupent, une sorte d'étranglement qui la transforme en un véritable pédicule étendu des apophyses articulaires et transverses au corps de la vertèbre ; elles se réunissent aux échancrures opposées des vertèbres adjacentes et forment, par cette réunion, des anneaux de transmission, appelés trous de conjugaison, par où passent plusieurs organes et notamment par où sortent les nerfs qui prennent naissance à la moëlle et vont se distribuer dans les diverses parties du corps.

II. *Caractères propres aux vertèbres de chaque classe.*

Une vertèbre étant donnée, dit Sappey, s'il s'agis-

sait simplement de déterminer la région à laquelle
elle appartient, il suffirait, pour résoudre ce facile
problème, de remarquer que les apophyses transverses des vertèbres cervicales sont percées à leur
base d'un trou pour le passage de l'artère vertébrale ;
que les vertèbres dorsales offrent de chaque côté de
leur corps deux facettes articulaires pour s'unir aux
facettes correspondantes de la tête des côtes et que
les vertèbres lombaires ne présentent ni l'un ni
l'autre de ces caractères. Mais ce n'est pas seulement par un point de leur surface que ces vertèbres
diffèrent, c'est par l'ensemble de leur conformation
et dans chaque partie constituante de cet os.

1° *Vertèbres cervicales.*

Le corps est peu considérable, et son diamètre transversal est double des diamètres antéro-postérieur et
vertical. La face supérieure est concave transversalement et surmontée de chaque côté d'une apophyse ;
la face inférieure est concave dans le sens antéro-
postérieur et inclinée très fortement en bas et en
avant. Le trou vertébral est triangulaire et très large
à cause de l'extrême mobilité de ces vertèbres, afin
de préserver la moëlle épinière pendant les mouve-

ments qu'elles font les unes sur les autres. L'apophyse épineuse est horizontale, courte, bifurquée à
son sommet, qui se termine par deux petits tubercules. Les apophyses transverses, également horizontales, courtes et bifurquées à leur sommet, sont
en outre creusées supérieurement d'une gouttière,
dans laquelle passent les cordons nerveux provenant de la moëlle, et percées à leur base d'un trou
traversé par l'artère vertébrale. Les apophyses
articulaires inférieures s'inclinent à l'horizon,
suivant les recherches de Sappey, sous un angle
de 45°; les supérieures, comprises dans le même
plan, regardent en haut et en arrière; les inférieures, situées aussi dans le même plan, regardent en bas et en avant. Enfin, les échancrures
supérieures ont une profondeur égale à celle des
échancrures inférieures. (fig. 36).

2° *Vertèbres dorsales.*

Leur corps est beaucoup plus volumineux que
celui des vertèbres cervicales, et son diamètre transversal est égal au diamètre antéro-postérieur; de
plus, il présente sur chacune de ses parties latérales
deux demi-facettes articulaires. Le trou vertébral est

plus petit que sur les précédentes, parce que les vertèbres dorsales sont beaucoup moins mobiles l'une

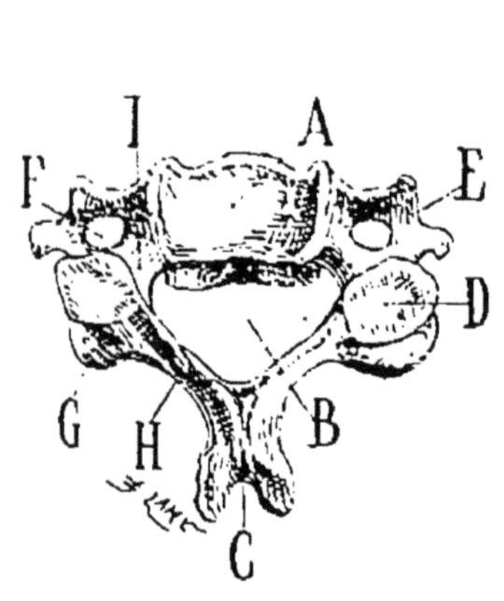

Fig. 36. — Vertèbre cervicale vue
par sa face supérieure.

A. Corps de la vertèbre.
B. Trou vertébral.
C. Apophyse épineuse.
D. Apophyse articulaire supérieure.
E. Apophyse transverse.
F. Trou vertébral.
G. Apophyse articulaire inférieure.
H. Lame vertébrale.
I. Pédicule de la vertèbre.

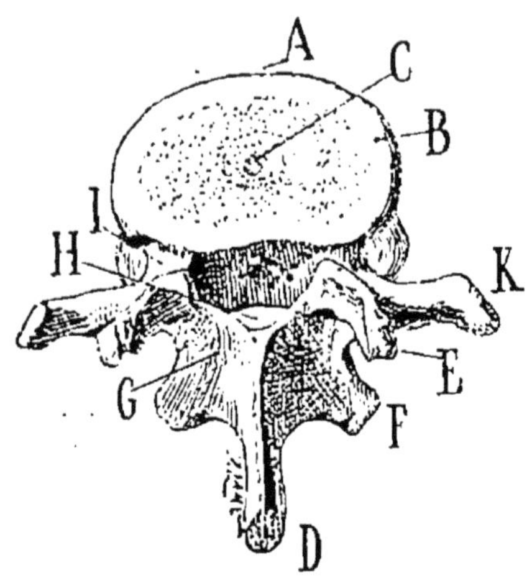

Fig. 37. — Vertèbre dorsale.

A. Corps de la vertèbre.
B. Tissu compact.
C. Tissu spongieux.
D. Apophyse épineuse.
E. Apophyse articulaire supérieure.
F. Apophyse articulaire inférieure.
G. Lame vertébrale.
H. Trou vertébral.
I. Pédicule de la vertèbre
K. Apophyse transverse.

sur l'autre que les vertèbres cervicales et que la moëlle
ne risque pas d'être lésée par leurs mouvements;
ce trou est presque circulaire. (fig. 37).

L'apophyse épineuse est oblique en bas et en
arrière, longue, non divisée à son sommet. Les
apophyses transverses sont volumineuses, dirigées
très fortement en arrière et non bifides à leur
sommet, qui présente une facette articulaire pour
s'unir à celle qui est située sur la tubérosité des

côtes. Les apophyses articulaires sont verticales ; les supérieures, non comprises dans le même plan (Sappey), regardent en arrière et en dehors ; les inférieures, qui appartiennent aussi à deux plans différents, regardent en avant et en dedans. Les échancrures supérieures sont plus petites que les inférieures.

3° *Vertèbres lombaires.*

Leur corps est encore beaucoup plus volumineux que celui des vertèbres dorsales, et l'on peut dire que cette partie des vertèbres augmente à mesure qu'on descend du crâne vers le bassin (fig. 38). Dans les vertèbres lombaires, le corps offre un peu plus d'étendue dans le sens transversal que dans le sens antéro-postérieur. Ici le trou vertébral retrouve sa forme triangulaire et ses dimensions primitives ;

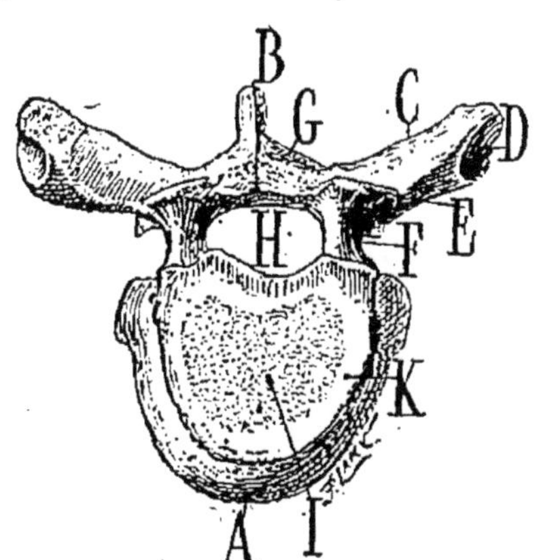

Fig. 38. — Vertèbre lombaire.

A. Corps de la vertèbre.
B. Apophyse épineuse.
C. Apophyse transverse.
D. Facette articulaire costale.
E. Apophyse articulaire supérieure.
F. Pédicule de la vertèbre.
G. Lame vertébrale.
H. Trou vertébral.
I. Tissu spongieux.
K. Tissu compact.

mais elles sont dûes non à ce que les mouvements sont étendus dans cette région, mais à ce que les veines situées à ce niveau dans l'intérieur de la colonne vertébrale sont très développées. L'apophyse épineuse, très volumineuse, revêt la forme d'une lame quadrilatère verticale, qui se termine à sa partie postérieure par un bord épais et mousse. Les apophyses transverses, longues, grêles, aplaties d'avant en arrière, simulent par leur configuration une côte rudimentaire. Les apophyses articulaires ont des surfaces courbes pour se joindre aux surfaces articulaires des apophyses voisines ; les supérieures sont concaves, très distantes l'une de l'autre, inclinées en dedans ; les inférieures sont convexes, plus rapprochées, inclinées en dehors. Les échancrures supérieures sont très petites, les inférieures très grandes.

D'après ce que nous venons d'exposer, on peut donc conclure avec Sappey que, sur les six parties constituantes des vertèbres, il en est quatre, le corps, l'apophyse épineuse, les apophyses transverses et les apophyses articulaires, dont l'examen attentif est toujours suffisant pour déterminer la classe à laquelle cette vertèbre appartient. Les éléments de cette détermination sont réunis dans les quatre parallèles suivants, que nous empruntons à cet auteur :

1° Parallèle des corps vertébraux.

Corps peu volumineux, allongés transversalement, surmonté de deux apophyses latérales ; vertèbres cervicales. Corps dont tous les diamètres sont égaux, creusés latéralement de quatre facettes articulaires : vertèbres dorsales. Corps volumineux, privés d'apophyses latérales et de facettes articulaires : vertèbres lombaires.

2° Parallèle des apophyses épineuses.

Apophyses courtes, horizontales, bituberculeuses à leur sommet : vertèbres cervicales. Apophyses longues, obliques, unituberculeuses à leur sommet : vertèbres dorsales. Apophyses affectant la forme d'une lame quadrilatère verticale : vertèbres lombaires.

3° Parallèle des apophyses transverses.

Apophyses courtes, creusées d'une gouttière à leur face supérieure, bituberculeuses à leur sommet, perforées à leur base : vertèbres cervicales. Apophyses longues, volumineuses, déjetées en arrière, uni-tuberculeuses, creusées d'une facette articulaire à leur sommet : vertèbres dorsales. Apophyses longues grêles et aplaties : vertèbres lombaires.

4o *Parallèle des apophyses articulaires.*

Apophyses à surface plane, inclinée de 45°, regardant directement en haut et en arrière pour les deux supérieures, directement en bas et en avant pour les deux inférieures : vertèbres cervicales. Apophyses à surface plane, verticales, regardant en arrière et en dehors pour les deux supérieures, en avant et en dedans pour les deux inférieures : vertèbres dorsales. Apophyses à surface courbe, verticales, regardant en dedans pour les deux supérieures et en dehors pour les deux inférieures : vertèbres lombaires.

Enfin, on peut encore, par le simple examen du trou vertébral, distinguer l'une de l'autre les trois classes de vertèbres. Sappey résume ainsi ces caractères différentiels :

Trou rachidien très grand, triangulaire, à paroi antérieure plane, à paroi postérieure unie, et non comprise dans le même plan que les apophyses articulaires inférieures : vertèbres cervicales.

Trou rachidien petit, à paroi antérieure concave, à paroi postérieure inégale et comprise dans le même plan que les apophyses articulaires inférieures : vertèbres dorsales.

Trou rachidien triangulaire, à paroi antérieure plane, profondément et très irrégulièrement excavée dans sa partie centrale, à parois postérieures unies et sans aucun rapport avec les apophyses articulaires inférieures : vertèbres lombaires.

Il est intéressant d'indiquer ici en terminant, les dimensions exactes du trou vertébral dans les différentes régions, d'après Sappey.

Dans la région cervicale, le diamètre transverse est à peu près double de l'antéro-postérieur ; dans la région dorsale, le second diffère à peine du premier ; dans la région lombaire, le transverse reprend la prédominance, ainsi que l'indiquent les chiffres suivants.

	D. transverse	D. antéro-postérieur
Au cou............	$0^{mm}.24$	$0^{mm}.13$
Au dos..........	$0^{mm}.17$	$0^{mm}.15$
Aux lombes.....	$0^{mm}.22$	$0^{mm}.15$

III. *Caractères propres à certaines vertèbres.*

D'une façon générale, les vertèbres placées sur les limites de chaque région ont des caractères un peu spéciaux, formant en quelque sorte une transition graduée entre les deux régions voisines : ainsi en est-il des première, dixième, onzième et douzième dorsales, des première et dernière lombaires ; mais la description minutieuse de ces vertèbres n'a rien qui ait directement trait au but que nous poursuivons, et nous n'avons point à en parler ici.

Nous envisagerons seulement ici les caractères de la première, de la seconde et de la septième vertèbre cervicales.

Septième vertèbre cervicale.

Nous ne dirons que peu de chose de la septième vertèbre cervicale. Il suffira de savoir que par l'ensemble de ses caractères et surtout par le volume de chacune de ses parties constituantes elle se rapproche de la configuration des vertèbres dorsales. Son apophyse épineuse, prismatique et triangulaire, unituberculeuse à son sommet et beaucoup plus longue que celle de toutes les autres vertèbres de la même classe, lui a fait donner le nom de proéminente sous lequel on la désigne et constitue son caractère spécifique. En passant le doigt successivement sur toutes les parties constituantes de l'épine du dos, c'est-à-dire sur les apophyses épineuses des vertèbres, on reconnait très facilement une d'entre elles beaucoup plus saillante que les autres, située à la base du cou : c'est l'apophyse épineuse de la septième vertèbre cervicale. Chez les sujets maigres, la vue seule suffit à la distinguer, même dans l'état d'extension de la colonne vertébrale. Chez les sujets gras, il est nécessaire que la tête soit un peu fléchie en avant pour que la saillie soit appréciable à l'œil.

Première vertèbre cervicale ou atlas.

Aucune vertèbre ne présente des caractères aussi différents de ceux des vertèbres en général.

L'atlas, articulé avec le crâne et destiné à le supporter, est remarquable par ses dimensions plus grandes que celles de toutes les autres vertèbres de la même région. Débordant ces dernières par sa périphérie, il couronne la colonne cervicale à la manière d'un chapiteau (Sappey).

Dans son ensemble, l'atlas offre la forme d'un anneau. Le corps n'existe pas ; à sa place on trouve un segment d'anneau, à peu près transversal, l'arc antérieur de l'atlas. Cet arc présente en avant un tubercule saillant et en arrière, en un point symé-trique, une facette articulaire (fig. 39).

Le trou vertébral est très considérable, circulaire, divisé, sur le sujet revêtu de ses parties molles, en deux moitiés, l'une antérieure, servant de cavité de réception à l'apophyse odontoïde de l'axis, l'autre postérieure, destinée à la moëlle épinière.

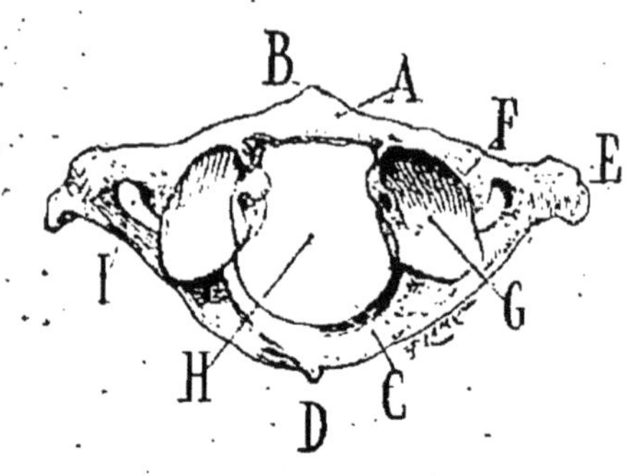

Fig. 39. — Atlas.

A. Arc antérieur de l'atlas.
B. Tubercule de l'arc antérieur de l'atlas.
C. Arc postérieur de l'atlas.
D. Tubercule de l'arc postérieur de l'atlas.
E. Apophyse transverse.
F. Masse latérale de l'atlas.
G. Apophyse articulaire supérieure de l'atlas.
H. Trou vertébral.
I. Trou destiné à l'artère vertébrale.

L'apophyse épineuse manque et est remplacée par un second segment d'anneau, arc postérieur de l'atlas, très saillant en arrière, où il est terminé sur la ligne médiane par un tubercule osseux comparable à celui de l'arc antérieur.

Les apophyses transverses sont unituberculeuses, c'est-à-dire non bifides, et ne sont pas percées d'un trou, destiné à recevoir l'artère vertébrale, comme les vertèbres suivantes. Les apophyses articulaires, extrêmement volumineuses, forment un massif osseux qui a reçu un nom spécial à cause de son développement : ce sont les masses latérales de l'atlas; les supérieures, concaves, elliptiques, inclinées en dedans, se dirigent obliquement d'arrière en avant et de dehors en dedans et s'articulent avec les condyles de l'os occipital du crâne; les inférieures, planes, circulaires, regardent en bas et un peu en dedans et s'unissent aux surfaces articulaires supérieures de l'axis.

Les échancrures sont situées en arrière des apophyses articulaires : les supérieures, plus profondes, souvent converties en trous par une languette osseuse, semblent se continuer jusqu'à l'orifice creusé dans la base de l'apophyse transverse au moyen d'une gouttière horizontale qui contourne la partie postérieure de la masse articulaire (Sappey). De la réunion de cette échancrure, de cette gouttière, et du trou de l'apophyse transverse résulte un canal inflexe (Sappey), vertical d'abord, puis horizontal, qui conduit l'artère vertébrale dans le crâne.

Atrophie de ses parties médianes, hypertrophie de ses parties latérales, tel est en résumé le double attribut qui distingue cette vertèbre. Elle est donc essentiellement constituée en définitive par deux colonnes verticales qui tournent autour de l'apophyse odontoïde de l'axis et qui ont été reliées l'une à l'autre par les arcs antérieur et postérieur, pour ramener à l'unité ce mouvement de rotation (Sappey).

Deuxième vertèbre cervicale ou axis.

La seconde vertèbre cervicale a, elle aussi, une conformation tout à fait spéciale.

Son corps est surmonté d'une énorme apophyse à peu près cylindrique, en forme de dent, étranglée un peu au-dessus de sa base, arrondie à son sommet, qui porte le nom d'apophyse odontoïde. Elle porte en avant une facette pour s'articuler avec la facette articulaire que nous avons indiquée sur la face postérieure de l'arc antérieur de l'atlas (fig. 40).

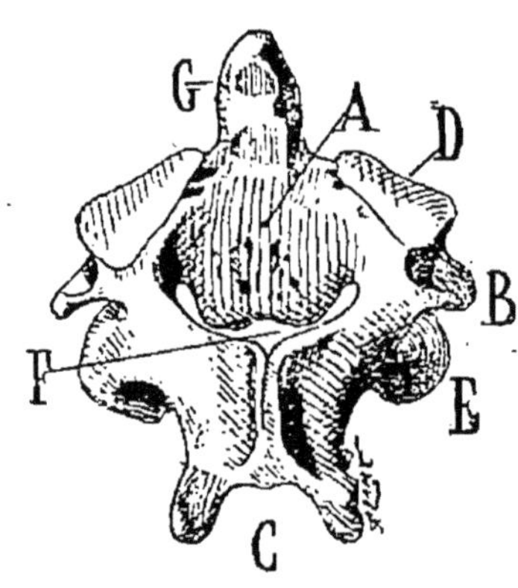

Fig. 40. — Axis.

A. Corps de l'axis.
B. Apophyse transverse.
C. Apophyse épineuse.
D. Apophyse articulaire supérieure.
E. Apophyse articulaire inférieure.
F. Trou vertébral.
G. Apophyse odontoïde.

L'apophyse épineuse est très volumineuse. Les apophyses transverses sont petites, triangulaires, unituberculeuses, percées à leur base d'un trou ou plutôt d'un canal inflexe (Sappey) creusé sur les côtés du corps. Les apophyses articulaires supérieures, légèrement inclinées en dehors, planes, présentent une surface très étendue et reposent sur les côtés du corps.

Comparé aux vertèbres sous-jacentes de la même classe, dit Sappey, l'axis en diffère donc : par le volume plus considérable de son corps, par l'apophyse qui surmonte celui-ci, par l'ampleur du trou rachidien, par le grand développement de ses lames et de son apophyse épineuse, et par ses larges apophyses articulaires supérieures, horizontalement situées sur les parties latérales du corps.

Comparé à l'atlas, l'axis en diffère par des caractères diamétralement opposés. L'atlas, en effet, a pour attribut distinctif l'atrophie de ses parties médianes et l'hypertrophie de ses parties latérales. Or, sur l'axis, il y a au contraire hypertrophie des premières et atrophie des secondes. L'atlas est un anneau monté sur deux colonnes latérales ; l'axis est un anneau monté sur une colonne unique et médiane. Cette unique colonne s'élève jusqu'au crâne pour constituer à l'anneau supérieur un axe de rotation ; et, en même temps, elle s'élargit à sa base pour offrir de chaque côté à cet anneau une plus large surface d'appui. C'est sur elle que vient se centraliser tout le poids du crâne et de la face, après avoir subi à droite et à gauche une double

décomposition, une première en se transmettant
des condyles de l'occipital aux colonnes latérales de
l'atlas, une seconde en se transmettant des colonnes
latérales de l'atlas à la colonne médiane de l'axis :
double décomposition qui a pour avantage de faciliter ses mouvements (Sappey).

b. — *Sacrum.*

Le sacrum est très peu important au point de vue
qui nous occupe. Aussi n'y insisterons-nous que pour
faire remarquer son analogie avec les autres parties
constituantes de la colonne vertébrale.

C'est un os situé à la partie postérieure du bassin, pyramidal et triangulaire, recourbé sur lui-même d'arrière en avant et présentant à considérer quatre faces, une base, un sommet et un canal (fig. 41).

La face antérieure

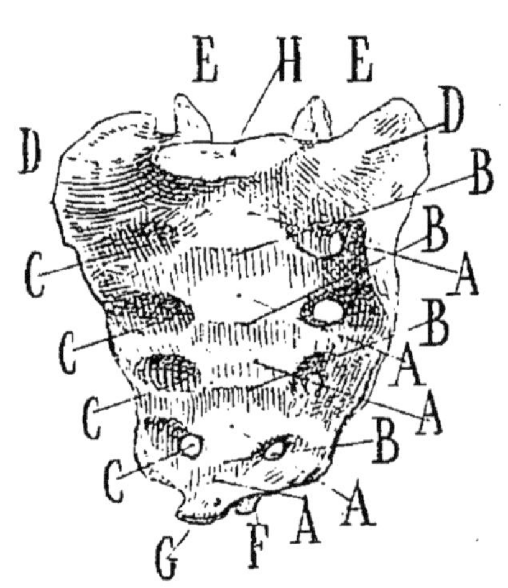

Fig. 41. — Sacrum. Face antérieure.

AAAAA. Corps des vertèbres sacrées.
BBBB. Crêtes sacrées antérieures.
CCCC. Trous sacrés antérieurs.
DD. Ailes du sacrum.
EE. Apophyses articulaires du sacrum.
F. Corne du sacrum.
G. Sommet du sacrum.
H. Corps de la première vertèbre sacrée.

qui fait partie de la face interne du bassin, présente quatre crêtes transversales assez saillantes, formées par la soudure des vertèbres qui composent le sacrum. Dans leur intervalle et de chaque côté on voit les quatre trous sacrés antérieurs analogues aux trous de conjugaison des vertèbres, qui, ici, se bifurquent pour former deux canaux aboutissant l'un en avant et l'autre en arrière.

La face postérieure offre sur la ligne médiane une série de tubercules qui font suite aux apophyses épineuses des vertèbres proprement dites et forment par leur réunion la crête sacrée. Plus bas il existe une gouttière angulaire, terminaison du canal sacré, limitée de chaque côté par une saillie descen-

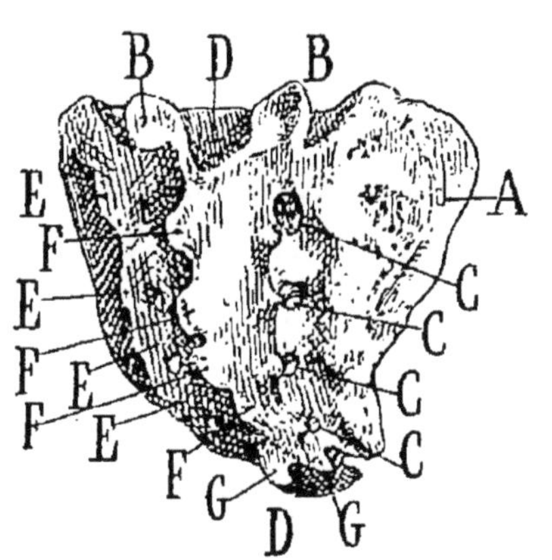

Fig. 42. — Face postérieure du sacrum.
A. Surface rugueuse du sacrum destinée à s'articuler avec l'os iliaque.
BB. Apophyses articulaires du sacrum.
CCCC. Trous sacrés postérieurs
D. Orifice du canal sacré
EEEE. Apophyses transverses du sacrum.
FFFF. Apophyses épineuses du sacrum.
GG. Cornes du sacrum.

dante, dite corne du sacrum qui vient s'unir à une saillie ascendante, dite corne du coccyx (fig. 42).

Sur les côtés de cette face postérieure s'ouvrent les quatre trous sacrés postérieurs et existent deux séries de saillies inégales : l'une, située au côté interne de ces trous sacrés, correspond aux apophyses articulaires ; l'autre, située sur leur côté externe et formée par des éminences plus considérables, continue les apophyses transverses.

Les faces latérales, triangulaires, sont taillées obliquement de haut en bas et d'avant en arrière, de telle sorte que le sacrum forme à la fois un coin vertical et un coin antéro-postérieur. Très étroites en bas, elles ne sont plus à ce niveau qu'un simple bord ; mais elles sont très épaisses dans leur partie supérieure, qui peut-être divisée en deux portions : une portion antérieure, surface articulaire comparable par sa forme au pavillon de l'oreille, qui s'unit à l'os iliaque, et une portion postérieure rugueuse qui donne insertion à des ligaments. La surface articulaire est nommée, à cause de sa forme, facette auriculaire du sacrum.

La base du sacrum s'articule sur la ligne médiane par une facette articulaire ovalaire avec une facette articulaire semblable située sur la partie inférieure du corps de la cinquième vertèbre lombaire. Sur les parties latérales se trouvent une échancrure qui concourt à former le dernier trou de conjugaison et une apophyse articulaire qui s'unit avec l'apophyse articulaire inférieure située sur le côté correspondant de la dernière vertèbre lombaire.

Le sommet s'articule avec le coccyx par une facette ovalaire et présente sur les côtés les cornes du sacrum, dont nous avons déjà parlé.

Le canal sacré s'étend de la base du sacrum, où il commence par un orifice triangulaire, au sommet de cet os, où il se termine par une gouttière. Il diminue progressivement de haut en bas et communique avec les trous sacrés antérieurs et postérieurs (Sappey).

<h3 align="center">c. — Coccyx.</h3>

Le coccyx, dont nous ne dirons que quelques mots, parce qu'il ne nous offre aucune application, est un os triangulaire, à face antérieure concave continuant la courbure du sacrum avec lequel il s'articule par sa base (fig. 43).

Il est au squelette de l'homme, dit Sappey, ce que l'appendice caudal est à celui des vertébrés. Cet appendice, composé chez la plupart des animaux d'un grand nombre d'anneaux très complètement dé-

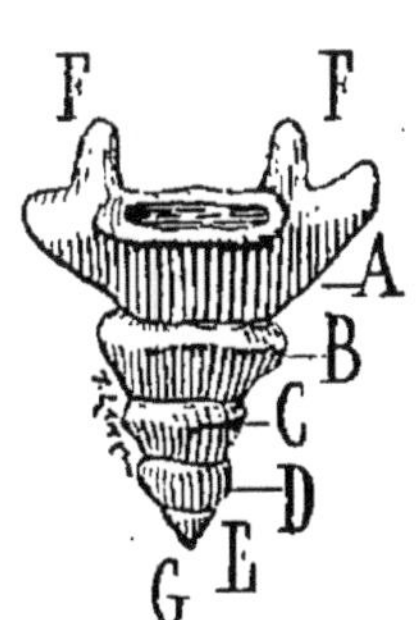

Fig. 43. — Coccyx. Face antérieure.

A. 1re pièce du coccyx
B. 2me   —
C. 3me   —
D. 4me   —
E. 5me   —
FF. Cornes du coccyx.
G. Sommet du coccyx.

veloppés, descend chez lui à un tel degré d'atrophie, qu'il se réduit à un petit chapelet de cinq tubercules soudés les uns aux autres et représentant chacun le rudiment d'un corps de vertèbre (fig. 44).

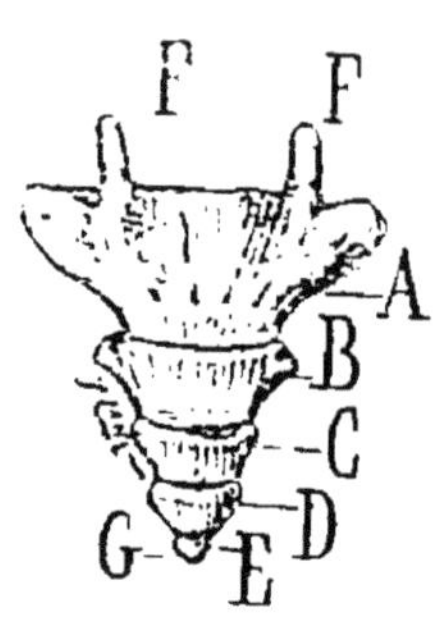

Fig. 44. — Coccyx. Face postérieure.

A. 1re pièce du coccyx.
B. 2e —
C. 3e —
D. 4e —
E. 5e —
FF. Cornes du coccyx.
G. Sommet du coccyx.

d. — *De la colonne vertébrale en général.*

La colonne vertébrale, qui n'atteint sa plus grande longueur qu'à vingt-huit ou trente ans, a en général une hauteur de 70 centimètres, ainsi répartis : 15 pour la région cervicale, 28 pour la région dorsale, 16 pour la région lombaire et 11 pour la région sacro-coccygienne.

La dimension antéro-postérieure la plus considérable est atteinte au niveau des dernières vertèbres lombaires, où elle est de 7 à 8 centimètres. Elle diminue lentement à mesure qu'on se rapproche de l'extrémité supérieure du rachis, où elle n'a plus que 4 centimètres à la région cervicale, et beaucoup plus rapidement du côté de l'extrémité inférieure, où elle n'a plus que 3 ou même 2 centimètres sur la partie moyenne du sacrum et 5 millimètres sur la partie moyenne du coccyx.

Le diamètre transversal du rachis s'élève à 11 centimètres sur la base du sacrum. En descendant, il diminue rapidement. — En montant, il diminue d'abord, mais lentement, augmente ensuite et diminue de nouveau. Sur les dernières vertèbres lombaires il est de 8 centimètres, se réduit à 7 ou 6 sur la première et ne dépasse pas 4 centimètres sur la dernière dorsale. Il augmente ensuite graduellement au point d'acquérir 7 centimètres au niveau des deux premières dorsales, puis diminue alors par degrés presque insensibles jusqu'à l'axis, où il équivaut à 5 centimètres 1/2. Sur l'atlas, son étendue varie de 7 à 8 centimètres. — Au niveau des corps vertébraux, ce diamètre est de 4 centimètres à la partie inférieure des lombes, de 3 à la partie moyenne du dos et de 2 à la partie moyenne du cou (Sappey).

Verticalement dirigée, la colonne vertébrale est loin d'être rectiligne et offre quatre courbures alternatives et antéro-postérieures : une première au cou à convexité antérieure, une seconde au dos à concavité antérieure, une troisième aux lombes à convexité antérieure et une quatrième ou dernière à la colonne sacro-coccygienne, c'est-à-dire au bassin, à concavité antérieure.

Les trois premières courbures forment entre elles une transition insensible. Quant à la quatrième, elle naît au contraire brusquement, et la surface convexe de la colonne lombaire forme en s'unissant à la surface concave du sacrum un angle très saillant en avant, l'angle sacro-vertébral, qui joue un rôle considérable dans le mécanisme de la station et dans celui de l'accouchement (Sappey).

Les trois premières courbures superposées ont pour effet commun, dit Sappey, d'augmenter la résistance du rachis; « car on démontre en physique que de deux colonnes élastiques, semblables sous tous les autres rapports, celle qui présente des courbures alternes supporte des pressions plus considérables que celle qui est rectiligne. La résistance de la première est équivalente au carré du nombre des courbures plus un; pour la colonne vertébrale, elle égalerait donc $3 \times 3 + 1 = 10$. Les trois courbures, en d'autres termes, auraient pour effet de décupler sa force de résistance. Mais le principe n'est pas applicable ici, dans le sens rigoureux de son énoncé, car il suppose des courbures régulières, et celles du rachis ne le sont pas: il suppose que le rachis est formé d'une pièce unique, et il est formé de pièces multiples; il suppose surtout que la colonne est homogène dans toutes ses parties, et le rachis est composé au contraire de parties très différentes. »

Malgré ces restrictions, on peut admettre que les courbures augmentent la force de résistance de la colonne vertébrale dans des proportions très considérables.

La colonne vertébrale, dans son ensemble, représente deux pyramides adossées base à base (Sappey) : l'une inférieure, courte et aplatie, à base tournée en haut, formée par le sacrum et le coccyx ; l'autre supérieure, à base tournée en bas, composée par les vertèbres cervicales dorsales et lombaires superposées. Vue en avant, elle est cylindrique ; vue en arrière, elle est prismatique et triangulaire.

. Le canal vertébral occupe toute l'étendue du rachis et communique en haut, avec la cavité du crâne, qui en est comme une sorte de renflement. Il présente dans son trajet toutes les sinuosités antéro-postérieures de la colonne vertébrale. Ainsi que nous l'avons vu en décrivant les vertèbres, il est triangulaire au cou, circulaire au dos, puis reprend aux lombes sa forme première, qu'il perd de nouveau vers la partie inférieure du sacrum pour devenir elliptique. Il loge la moëlle épinière, mais sa capacité est de beaucoup supérieure aux dimensions de cet organe, et l'intervalle laissé libre est occupé par de la graisse et de nombreuses veines.

e. — *Conformation intérieure des vertèbres.*

Le corps des vertèbres est essentiellement formé de tissu spongieux, qu'entoure une mince couche de tissu compact. Les apophyses épineuses et surtout leurs lames sont, au contraire, composées presque exclusivement par cette dernière substance. Les apophyses articulaires et les apophyses transverses, constituées dans leur intérieur par du tissu spongieux, sont enveloppées d'une couche de tissu compact plus épaisse sur les premières que sur les secondes.

Les corps vertébraux sont parcourus par de très nombreux canaux veineux.

II. Thorax.

La cage osseuse du thorax constitue une grande cavité conoïde, constituée en avant par le sternum, en arrière par les vertèbres dorsales et latéralement par les côtes et les cartilages costaux.

La partie postérieure du squelette du thorax a été décrite dans le chapitre précédent.

a. — *Sternum.*

Le sternum, sur lequel nous passerons rapidement, parce qu'il n'offre aucune application orthopédique, mais qu'il faut connaître cependant pour se
rendre un compte exact de la cage thoracique, est un os aplati d'avant en arrière. allongé, large en haut, étroit en bas et divisé en deux faces, deux bords et deux extré-mités (fig. 45).

Les anciens le comparaient à une épée, dont la poi-gnée était formée

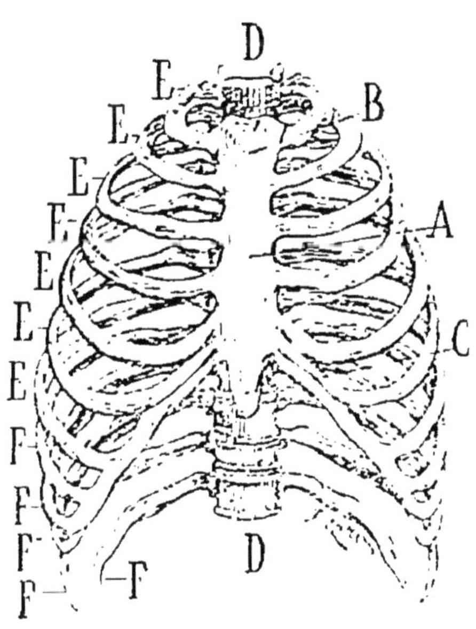

Fig. 45. — Cage osseuse du thorax.

A.   Corps du sternum.
B.   Poignée du sternum.
C.   Appendice xiphoïde.
DD.   Vertèbres dorsales.
EEEEEEE.   Vraies côtes.
FFFFF.   Fausses côtes.

par la partie supérieure de l'os, la lame par sa partie
moyenne et la pointe par son extrémité inférieure.

La face antérieure du sternum, convexe dans son
tiers supérieur, plane dans ses deux tiers inférieurs,
présente quatre lignes transversales, indice de la

séparation primitive des diverses pièces qui constituent cet os.

La face postérieure est légèrement concave, et les quatre lignes précédentes y existent aussi, mais moins marquées que sur la face antérieure.

Les bords sont latéraux, un peu obliques en bas et en dedans supérieurement, parallèles à leur partie moyenne, de nouveau inclinés en dedans à leur partie inférieure, et creusés de sept cavités en forme de coins qui reçoivent l'extrémité interne des cartilages costaux. Ces cavités articulaires sont séparées par de légères échancrures qui limitent en dedans les espaces intercostaux (Sappey).

L'extrémité supérieure est échancrée à sa partie moyenne, qui forme ce qu'on appelle la fourchette du sternum, et est pourvue sur ses parties latérales d'une facette articulaire concave de dehors en dedans convexe d'avant en arrière, qui s'unit à la facette articulaire de l'extrémité interne de la clavicule, que nous avons décrite en traitant de cet os.

L'extrémité inférieure, terminée en pointe, porte nom d'appendice xiphoïde et peut s'incliner en arrière ou en avant ou même quelquefois latéralement.

Le sternum, qui se rapproche des os longs par la

prédominence de ses dimensions longitudinales et
des os larges par sa forme aplatie, semble se ranger
dans la classe des os courts par sa conformation intérieure (Sappey). Il résulte, en effet, de l'aggloméra-
tion de plusieurs os courts soudés entre eux ; et,
comme la plupart des os courts, il est composé presque exclusivement de tissu spongieux. La couche
compacte qu'on trouve sur ses faces antérieure et
postérieure est extrêmement mince.

b. — Côtes.

Les côtes sont des os longs très aplatis, au nombre de douze pour chacune des deux moitiés du
thorax. Elles sont désignées par les noms numé-
riques de première, deuxième, etc. en procédant de
haut en bas.

Les côtes forment des arcs osseux qui s'étendent
de la partie dorsale de la colonne vertébrale au
sternum et forment ainsi la plus grande partie de
l'enceinte osseuse de la cage thoracique.

Elles sont divisées en deux classes : les côtes
vraies, appelées aussi sternales, parce qu'elles aboutissent directement au sternum, et qui sont au
nombre de sept, et les fausses côtes ou côtes abdo-

minales, au nombre de cinq. Les trois premières fausses côtes aboutissent à un cartilage qui va se joindre au sternum, et les deux dernières se perdent par leur sommet dans les parois de l'abdomen et offrent une plus grande mobilité que toutes les autres, d'où la dénomination de côtes flottantes qui leur a été appliquée.

Les côtes, irrégulières, demi-circulaires, contournées sur elles-mêmes d'arrière en avant et de bas en haut, augmentent progressivement d'étendue depuis la première jusqu'à la huitième et diminuent ensuite jusqu'à la douzième.

On leur étudie des caractères communs à toutes et des caractères propres à quelques-unes d'entre elles.

Caractères communs à toutes les côtes

Les côtes forment avec la colonne vertébrale un angle obtus en haut et aigu en bas, et leur inclinaison augmente graduellement des côtes supérieures aux inférieures, de telle sorte que la première côte se rapproche beaucoup de la position horizontale, tandis que la dernière se rapproche davantage de la verticale. Sa distance de la crête iliaque mesure environ 6 à 7 centimètres.

Les côtes s'enroulent autour des organes contenus dans la cavité thoracique et de plus se tordent un peu sur elles-mêmes ; d'où l'existence de deux cour-

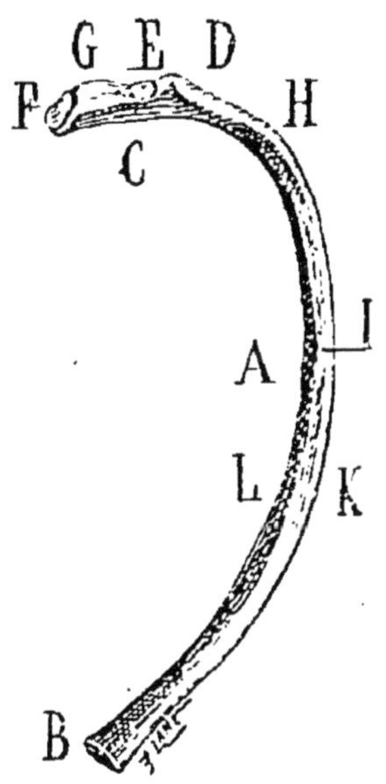

Fig. 46. — Côte moyenne, bord inférieur et courbure d'enroulement.

A. Corps de la côte.
B. Extrémité antérieure de la côte.
C. Extrémité postérieure de la côte.
D. Tubérosité.
E. Facette articulaire destinée à s'unir à l'apophyse transverse.
F. Tête de la côte.
G. Col.
H. Angle.
I. Gouttière costale.
K. Bord inférieur.
L. Bord supérieur.

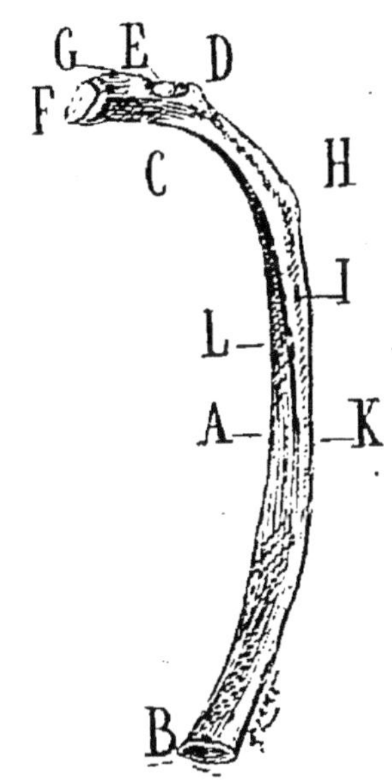

Fig. 47. — Côte moyenne, face interne et courbure de torsion.

A. Corps de la côte.
B. Extrémité antérieure de la côte.
C. Extrémité postérieure.
D. Tubérosité.
E. Facette articulaire s'unissant à l'apophyse transverse.
F. Tête de la côte.
G. Col.
H. Angle.
I. Gouttière costale.
K. Bord inférieur.
L. Bord supérieur.

bures sur ces os : la première, dite courbure d'enroulement, et la seconde, dite courbure spiroïde ou de torsion (fig. 46 et 47).

Toutes les côtes présentent un corps et deux extrémités.

Le corps n'offre rien à considérer qui nous intéresse directement ici. Nous dirons seulement que son bord inférieur est creusé d'une gouttière destinée à loger les vaisseaux et nerfs intercostaux (fig. 46 et 47).

L'extrémité antérieure est aplatie d'avant en arrière, creusée d'une facette elliptique verticale, rugueuse, continue avec l'extrémité correspondante des cartilages costaux.

L'extrémité postérieure offre deux saillies : la tête et la tubérosité. La tubérosité a une facette articulaire supérieure qui s'unit avec l'apophyse transverse des vertèbres ; la tête est taillée de deux facettes disposées à angle pour s'articuler avec les demi-facettes qui existent sur le corps des vertèbres dorsales. Cette tête est supportée par un pédicule ou col de forme à peu près cylindrique.

En dehors de son extrémité postérieure, la côte, à l'union de la paroi postérieure avec la paroi latérale du thorax, change brusquement de direction pour se porter en avant et forme ainsi un coude qui a reçu le nom d'angle.

Caractères propres à quelques côtes

La première, la deuxième, la onzième et la

douzième côtes présentent quelques caractères particuliers.

La première côte est moins longue et plus large
que les autres et aplatie de haut en bas au lieu de
l'être de dehors en dedans. La face supérieure porte
en avant un tubercule pour l'insertion du muscle
scalène antérieur et est creusée en arrière de ce
tubercule d'une gouttière pour le passage de l'artère sous-clavière.

La deuxième côte est horizontale, et, comme la
précédente, elle est dépourvue d'angle.

Les onzième et douzième côtes n'ont ni col, ni
tubérosité, ni gouttière et se terminent en pointe en
avant. Leur arc appartient à une circonférence de
rayon beaucoup plus grand que les arcs des autres
côtes.

Les côtes sont formées de deux courbes de tissu
compact, qui se continuent au niveau des bords,
et d'un long ruban de tissu spongieux. Les couches
compactes présentent leur plus grande épaisseur
au niveau de l'angle et de la partie moyenne du
corps ; elles s'amincissent à mesure qu'on se rapproche des extrémités. Sur la tête des côtes et sur
leur extrémité antérieure, elles se réduisent à l'état
d'une simple pellicule. La couche spongieuse se

compose de lamelles et de filaments très solides qui circonscrivent des aréoles; celles-ci communiquent très largement entre-elles, mais offrent, du reste, la même disposition au centre et aux extrémités (Sappey).

Cartilages costaux.

Ces cartilages prolongent les côtes en avant pour les unir au sternum. Cependant, les cartilages des deux dernières fausses côtes sont rudimentaires, terminés en pointe et flottent dans l'épaisseur des parois de l'abdomen. Ceux des trois premières fausses côtes se réunissent les uns aux autres et forment ainsi une seule lame cartilagineuse qui remonte obliquement en haut et en dedans pour aboutir au sternum.

Ces cartilages, désignés par leur nom numérique en procédant de haut en bas, sont courts et transversalement dirigés à la partie supérieure du thorax, beaucoup plus longs et obliques en haut et en dedans à la partie inférieure de cette cavité.

Du thorax en général.

La cavité thoracique a la forme d'un cône un peu

aplati d'avant en arrière, dont la base s'incline en bas et en avant et dont le sommet tronqué regarde en haut.

Il résulte de cette forme :

1° Que le diamètre antéro-postérieur est plus court que le diamètre transversal;

2° Que ces deux diamètres sont d'autant plus longs qu'on avance vers la partie inférieure du thorax;

3° Que le diamètre vertical atteint sa plus grande longueur en arrière et peut être évalué par la longueur de la colonne dorsale.

Voici, d'après Sappey, les dimensions du thorax :

a. Chez un homme de taille moyenne, c'est-à-dire de 1ᵐ,62 :

Diamètre transverse	Diamètre antéro-postérieur	Diamètre vertical postérieur	Diamètre vertical antérieur
0.276ᵐᵐ	0.197ᵐᵐ	0.310ᵐᵐ	0.157ᵐᵐ

b. Chez un homme d'une taille de 1ᵐ,72 :

0.281ᵐᵐ	0.205ᵐᵐ	0.322ᵐᵐ	0.164ᵐᵐ

c. Chez la femme de taille moyenne (1ᵐ,56) :

0.247ᵐᵐ	0.185ᵐᵐ	0.294ᵐᵐ	0.144ᵐᵐ

D'une façon générale, on peut dire avec Sappey qu'une poitrine largement développée accuse toujours des poumons volumineux, une respiration puissante, une circulation rapide, une nutrition active, un grand développement des muscles ; elle annonce, en un mot, la plénitude de la vie et de la vigueur de la constitution : heureux privilèges qui coïncident avec la saillie et la rondeur des épaules, en sorte qu'aux dimensions de celles-ci on peut juger, au premier coup d'œil, de l'ampleur du thorax. »

Le squelette du thorax est composé d'éléments osseux et cartilagineux. Ainsi devait-il en être pour qu'il puisse remplir ses fonctions. Les cartilages lui donnent l'élasticité nécessaire pour que sa dilatation soit aisée, les os lui donnent la solidité indispensable au rôle de protection qu'il exerce vis-à-vis des organes situés dans son intérieur. Le tout, os et cartilages, est recouvert de masses musculaires considérables, qui servent à le mouvoir (fig. 48).

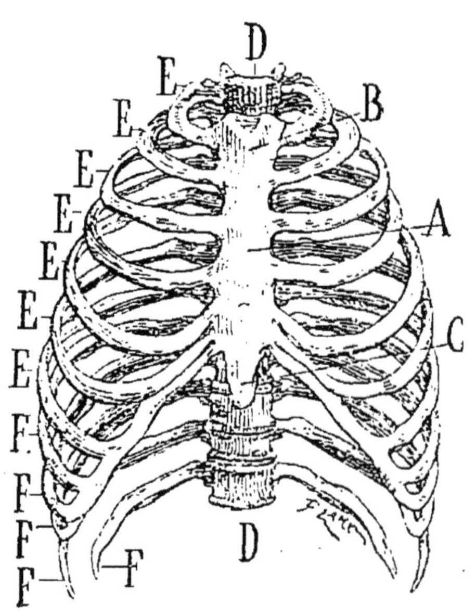

Fig. 48. — Cage thoracique.

A.   Corps du sternum.
B.   Poignée du sternum.
C.   Appendice xiphoïde.
DD.   Colonne vertébrale.
EEEEEEE.   Vraies côtes.
FFFFF.   Fausses côtes.

« Appelé à protéger des organes qui s'emplissent et se vident tour à tour, et dans lesquels l'air atmosphérique devait incessamment se renouveler, la cavité thoracique, dit Sappey, pour opérer ce renouvellement, se dilate et se resserre ; elle joue, en un mot, le rôle d'une pompe aspirante et foulante. Considérée sous ce point de vue, elle se compose de trois parties qui prennent à la dilatation une part très différente :

1° D'une partie postérieure médiane, fixe, immobile, servant de point d'appui à toutes les autres, c'est la colonne dorsale ;

2° De deux parties latérales, représentant chacune un large éventail, dont les pièces se rapprochent et s'éloignent alternativement : ce sont les côtes ;

3° D'une partie antérieure remplissant l'office d'une clef de voûte s'élevant lorsque ces éventails se développent, s'abaissant lorsqu'ils se referment. »

Le thorax s'élargit rapidement de la première côte à la troisième ou quatrième, puis lentement et progressivement jusqu'à la huitième ou neuvième, et se rétrécit ensuite, mais d'une manière peu sensible. De plus, dans l'immense majorité des cas, le côté droit est plus développé que le côté gauche.

Le thorax présente à étudier une surface externe,

une surface interne, une base et un sommet.

La surface externe est convexe, et on y distingue :

1° En avant, la face antérieure du sternum et l'appendice xiphoïde, la série des cartilages costaux, l'articulation de ces cartilages en dedans avec le sternum, en dehors avec les côtes; la partie antérieure des espaces intercostaux;

2° En arrière, la série des apophyses épineuses dorsales, les gouttières vertébrales situées immédiatement en dehors de ces apophyses transverses, l'articulation de ces apophyses avec la tubérosité des côtes, la partie postérieure des espaces intercostaux, une ligne oblique de haut en bas et de dedans en dehors formée par la série des angles costaux;

3° Sur les côtés, la face externe des côtes et les espaces intercostaux, remplis par les muscles intercostaux externes et internes.

La surface interne est concave, et on y remarque :

1° En avant, la face postérieure du sternum, les cartilages costaux, les articulations costo-sternales;

2° En arrière, la saillie médiane très considérable du corps des vertèbres dorsales et sur les côtés de cette saillie, qui diminue considérablement l'étendue du diamètre antéro-postérieur de la poitrine (Sappey), deux gouttières larges et verticales en rapport avec la partie postérieure des poumons;

3° Sur les côtés, la face interne des côtes et les espaces qui les séparent.

La base est occupée par le muscle diaphragme. La circonférence qui circonscrit cette base est formée en avant par l'appendice xiphoïde et les cartilages costaux, en arrière par la colonne vertébrale et la dernière côte, de chaque côté par un rebord cartilagineux convexe en bas et en avant, et interrompu au niveau des deux dernières fausses côtes. On observe sur cette base trois échancrures. dit Sappey : une antérieure médiane, formée par les rebords cartilagineux droit et gauche, et deux latérales, composées par la colonne vertébrale en dedans et la dernière côte en dehors.

Le sommet présente une ouverture irrégulièrement circulaire, plutôt légèrement elliptique à grand diamètre transversal, formée en avant par l'extrémité supérieure du sternum, en arrière par la première vertèbre dorsale, sur les côtés par la première côte avec son cartilage. Cette ouverture donne passage aux organes qui vont du cou dans la poitrine ou inversement: la trachée-artère, l'œsophage, le canal thoracique, des artères, des veines, des nerfs et des muscles.

III. Du bassin.

Le bassin est une grande cavité en forme d'entonnoir, qui résulte de la jonction des membres inférieurs avec la colonne vertébrale.

Il est formé par quatre os : le sacrum, le coccyx et les deux os iliaques. Le sacrum et le coccyx, forment une colonne médiane dirigée de haut en bas, qui constitue la partie postérieure du bassin. A la partie antérieure et supérieure de la portion latérale de cette colonne vient s'unir l'os iliaque, qui se recourbe d'arrière en avant en décrivant un large arc de cercle et qui, en se joignant avec celui du côté opposé sur la partie médiane antérieure, vient compléter l'enceinte osseuse du bassin.

Nous avons décrit le sacrum et le coccyx avec la colonne vertébrale; il ne nous reste donc à étudier que l'os iliaque et le bassin en général.

Os iliaque.

L'os iliaque, encore appelé os coxal, est l'os qui forme à lui seul le squelette de la hanche, tandis que l'épaule, partie analogue du membre supérieur, est constituée par deux os, la clavicule et l'omoplate. Cependant, il est facile de démontrer que l'épaule et la hanche sont très comparables au point de vue squelette : en effet, les deux os iliaques, en se réunissant par leur partie antérieure, forment une ceinture, dite ceinture pelvienne, complétée en arrière par le sacrum ; les deux épaules, réunies en avant par le ligament interclaviculaire, forment, elles aussi, une ceinture, complétée en arrière par l'omoplate, la partie postérieure des côtes et la colonne vertébrale.

L'os iliaque est un os plat, irrégulier, recourbé sur lui-même de telle sorte qu'en haut il est aplati de dehors en dedans et en bas d'avant en arrière ; il est rétréci à sa partie moyenne, où il offre plus d'épaisseur.

Ainsi rétréci à sa partie moyenne, et contourné en sens inverse à ses deux extrémités, l'os iliaque a pu être comparé avec assez de vérité aux deux ailes d'un moulin à vent (Sappey).

Pour le mettre en position, il faut tourner en dehors sa cavité hémisphérique, en haut son extrémité la plus large et en avant celle qui est percée d'un large orifice (Sappey).

On peut étudier dans l'os iliaque deux faces, l'une

externe, l'autre interne ; quatre bords, supérieur, inférieur, antérieur, et postérieur, et quatre angles, antéro-supérieur, antéro-inférieur, postéro-supérieur et postéro-inférieur.

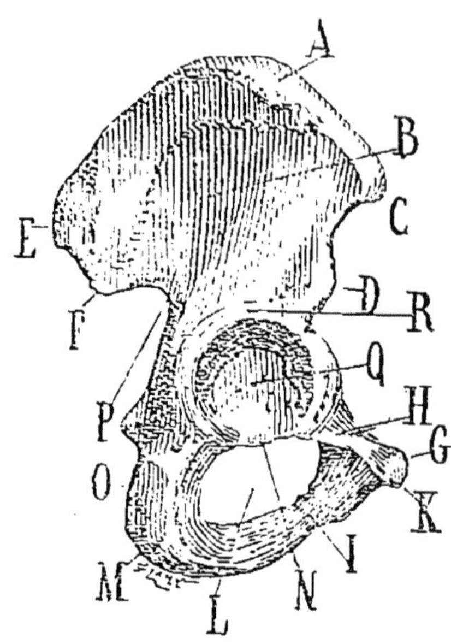

Fig. 49. — Os iliaque vu par sa face externe.

A.   Crête iliaque.
B.   Fosse iliaque externe.
C.   Epine iliaque antérieure et supérieure.
D.   Epine iliaque antérieure et inférieure.
E.   Epine iliaque postérieure et supérieure.
F.   Epine iliaque postérieure et inférieure.
G.   Epine du pubis.
H.   Branche horizontale du pubis.
I.   Branche descendante du pubis.
K.   Symphyse pubienne.
L.   Trou obturateur.
M.   Tubérosité de l'ischion.
N.   Cavité cotyloïde.
O.   Epine sciatique.
P.   Echancrure sciatique.
Q.   Arrière-fond de la cavité cotyloïde
R.   Sourcil cotyloïdien.

Face externe.

La face externe de l'os iliaque comprend :

1º En haut, une partie déprimée, la fosse iliaque externe ;

2º Au-dessous de cette fosse, la cavité cotyloïde ;

3º En avant de la cavité cotyloïde, le trou sous-pubien ;

4º Au-dessus de ce trou, la gouttière sous-pubienne ;

5º En avant, une large surface quadrilatère. (fig. 49).

1º La fosse iliaque externe, alternativement convexe et concave, est parcourue par deux saillies rugueuses qui portent le nom de lignes courbes et qui servent à des insertions musculaires : l'une, postérieure, dite ligne demi-circulaire supérieure, part de l'échancrure sciatique pour se porter directement en haut à la crête iliaque ; l'autre, antérieure, dite ligne demi-circulaire inférieure, part aussi de l'échancrure sciatique pour venir se terminer à la partie antérieure de la même crête. Toute la portion de la face externe située en arrière de la ligne demi-circulaire supérieure donne attache au muscle grand fessier ; toute celle qui est comprise entre les deux lignes courbes reçoit l'insertion du moyen fessier ; enfin, celle qui est située en avant de la ligne demi-circulaire inférieure est recouverte par le petit fessier.

2º La cavité cotyloïde est destinée à loger la tête du fémur. Elle est très large, très profonde et irrégulièrement hémisphérique. Elle est dirigée en dehors, en bas et un peu en avant et creusée à sa partie interne d'une dépression irrégulière, appelée arrière-fond de la cavité cotyloïde, comblée à l'état frais par un coussinet cellulo-adipeux. Un rebord osseux circulaire et tranchant la limite, sur lequel on observe deux dépressions, l'une supérieure, l'autre inférieure, et une échancrure profonde, convertie en trou par un ligament sous lequel passent les vaisseaux qui se portent à l'articulation. La partie supérieure du rebord osseux, très proéminente, porte le nom de sourcil cotyloïdien.

3° Le trou sous-pubien, dit encore trou obturateur, est ovalaire chez l'homme, d'où le nom de trou ovale, triangulaire et plus petit chez la femme. Il est fermé à l'état normal par une membrane fibreuse qui s'insère sur sa circonférence.

4° La gouttière sous-pubienne, située à la partie supérieure du trou obturateur, est obliquement dirigée d'arrière en avant et de dehors en dedans; elle est parcourue par les vaisseaux et le nerf obturateurs.

5° La surface quadrilatère sert d'insertion à des muscles : les adducteurs et l'obturateur externe.

Face interne.

La face interne de l'os iliaque est concave, regarde en dedans par sa partie supérieure et en arrière par sa partie inférieure. On y distingue :

1° En haut, la fosse iliaque interne, très étendue,

irrégulière, occupée par le muscle du même nom ;.

2º Au milieu, une ligne courbe qui limite en bas la fosse iliaque et fait partie de ce que nous décrirons plus tard sous le nom de détroit supérieur du bassin ; (fig. 50).

3º Plus bas, la gouttière sous-pubienne et le trou sous-pubien ; en dehors de ce trou, une surface quadrilatère, qui répond à la cavité cotyloïde et qui est recouverte par le muscle obturateur interne ; en dedans, une autre surface lisse en rapport avec la vessie.

4º En arrière une partie osseuse un peu saillante, appelée tubérosité iliaque disposée en plan incliné, inégale sur sa partie postérieure, qui donne insertion à de forts ligaments, offrant en avant une facette articulaire qui s'articule avec

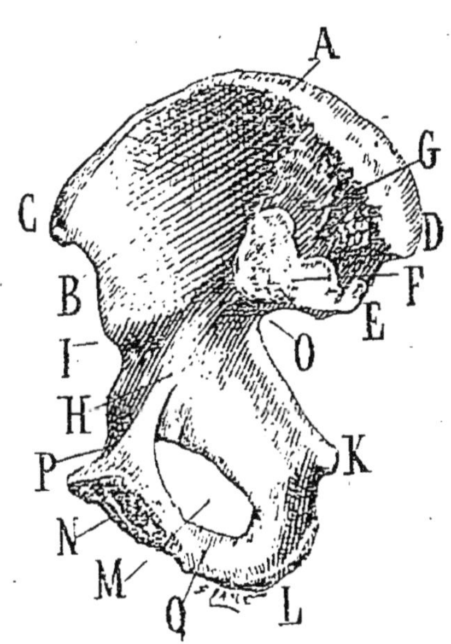

Fig. 50. — Os iliaque vu par sa partie interne.

A. Crête iliaque.
B. Fosse iliaque interne.
C. Epine iliaque antérieure et supérieure.
D. Epine iliaque postérieure et supérieure.
E. Epine iliaque postérieure et inférieure.
F. Surface auriculaire.
G. Partie rugueuse destinée aux insertions ligamenteuses.
H. Ligne innominée.
I. Epine iliaque antérieure et inférieure.
K. Epine sciatique.
L. Tubérosité de l'ischion.
M. Trou obturateur.
N. Symphyse du pubis.
O. Grande échancrure sciatique.
P. Branche horizontale du pubis.
Q. Branche ascendante de l'ischion.

la facette articulaire du sacrum et qui a, comme elle, plus ou moins exactement la forme du pavillon de l'oreille, d'où le nom de facette auriculaire. (fig. 51-52).

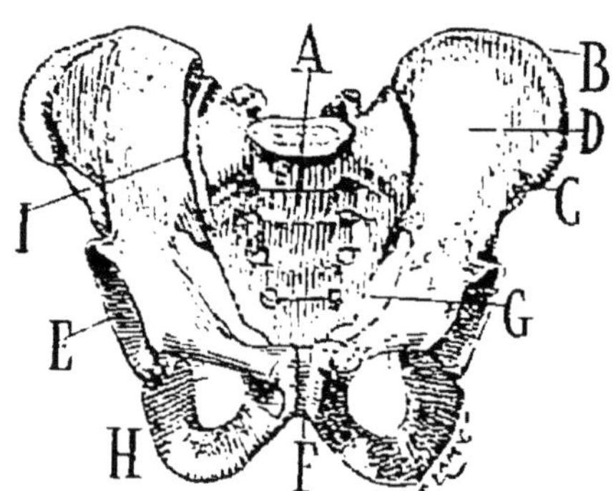

Fig. 51. — Bassin de l'homme
vu dans son ensemble.

A. Sacrum.
B. Crête iliaque.
C. Epine iliaque antérieure et supérieure.
D. Fosse iliaque interne.
E. Cavité cotyloïde.
F. Symphyse du pubis.
G. Grande échancrure sciatique.
H. Tubérosité de l'ischion.
I. Articulation sacro-iliaque. — Comparer la hauteur des fosses iliaques internes, leur peu de profondeur avec les caractères opposés qu'elles présentent chez la femme.

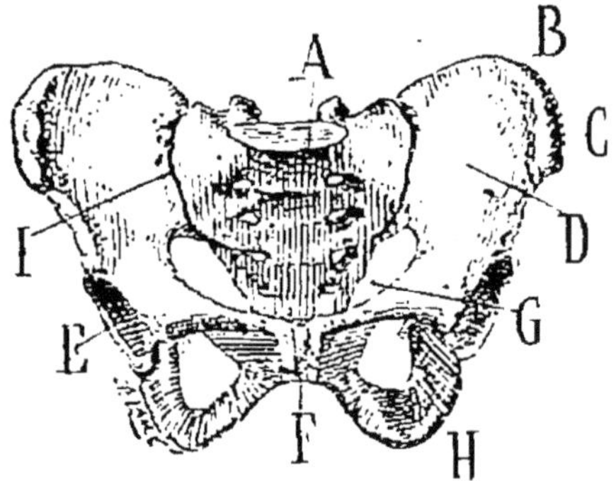

Fig. 52. — Bassin de femme
vu dans son ensemble.

A. Sacrum.
B. Crête iliaque.
C. Epine iliaque antérieure et supérieure.
D. Fosse iliaque interne.
E. Cavité cotyloïde.
F. Symphyse du pubis.
G. Grande échancrure sciatique.
H. Tubérosité de l'ischion.
I. Articulation sacro-iliaque. — Le trou obturateur est plus large et plus étalé que dans le bassin de l'homme.

Bords.

Le bord supérieur, ou crête iliaque, le plus long des bords de l'os, est à peu près horizontal, contourné en *S* italique et plus épais en avant et surtout en arrière qu'en son milieu.

Le bord inférieur est le plus court et se compose

de deux parties : une partie verticale, épaisse, ayant la forme d'une ellipse dont l'extrémité inférieure est un peu plus petite que l'extrémité supérieure, qui s'articule avec celle du côté opposé pour former la symphyse du pubis ; l'autre, oblique en bas et en dehors, qui est constituée par les branches descendante du pubis et ascendante de l'ischion.

Le bord antérieur, qui est le siège d'une échancrure très profonde, est alternativement convexe et concave. Il présente à considérer en allant de dehors en dedans :

1° Une saillie formée par la réunion de ce bord antérieur avec le bord supérieur et qu'on appelle l'épine iliaque antérieure et supérieure ;

2° Une échancrure très large ;

3° Une seconde saillie, moins marquée que la première et qui porte le nom d'épine iliaque antérieure et inférieure ;

4° Une seconde échancrure plus considérable que la première et servant de passage aux muscles psoas et iliaque, aux vaisseaux fémoraux et au nerf crural ;

5° Une saillie arrondie et peu proéminente, dite éminence ilio-pectinée ;

6° Une partie osseuse plus ou moins régulièrement aplatie d'avant en arrière et se dirigeant de dehors en dedans en décrivant une courbe peu prononcée : c'est la branche horizontale du pubis ;

7° Une saillie peu considérable située sur la partie interne et supérieure de la branche horizontale du pubis ;

8° Enfin, le corps du pubis, large surface osseuse formée par la réunion de la branche horizontale et de la branche ascendante du pubis. Elle se termine en dedans par un angle droit, dit angle du pubis.

Le bord postérieur est, comme le précédent, fortement échancré et présente de haut en bas :

1° Les deux épines iliaques postérieures, l'une supérieure, l'autre inférieure, saillies beaucoup moins importantes et moins marquées que les épines iliaques antérieures et séparées l'une de l'autre par une très petite échancrure ;

2° Une large échancrure, connue sous le nom d'échancrure sciatique, donnant passage à un muscle, des vaisseaux et des nerfs ;

3° L'épine sciatique, saillie aigue et tranchante ;

4° Au-dessous de l'épine sciatique, la petite échancrure sciatique ;

5° Enfin, une grosse masse osseuse, large et épaisse, la tubérosité de l'ischion.

Angles.

Ils sont au nombre de quatre, qui peuvent être distingués en :

1° Antéro-supérieur, constitué par l'épine iliaque antérieure et supérieure;

2° Postéro-supérieur formé par l'épine iliaque postérieure et supérieure;

3° Antéro-inférieur, ou angle du pubis;

4° Postéro-inférieur, qui n'est autre que la tubérosité de l'ischion (Sappey).

Conformation intérieure de l'os iliaque.

L'os iliaque présente une épaisseur extrêmement inégale. Il s'amincit tellement au niveau des fosses iliaques qu'il devient demi-transparent à leur centre, il est aussi très mince et transparent sur la partie antéro-inférieure de la cavité cotyloïde. En arrière et au-dessus de cette cavité, il offre au contraire une épaisseur considérable. Les bords supérieur et antérieur sont également très épais. Le bord inférieur l'est un peu moins; le postérieur, mince dans la plus grande partie de son étendue, acquiert une énorme épaisseur au niveau de la tubérosité ischiatique (Sappey).

Cet os est formé, comme tous les os plats, de deux couches compactes et d'une couche spongieuse. Les couches compactes atteignent leur plus grand développement sur les fosses iliaques et sur la ligne auriculo-pectinéale. Elles sont moins épaisses sur la branche ischio-pubienne, sur l'ischion et la branche horizontale du pubis, et moins encore sur les parois de la cavité cotyloïde. La courbe spongieuse constitue essentiellement l'os coxal; elle forme la presque totalité du pubis, de la crête iliaque et de l'ischion. Elle fait défaut sur la partie centrale des os iliaques et sur l'arrière-fond de la cavité cotyloïde. Dans l'épaisseur de cette couche, il existe quelques canaux veineux (Sappey).

Développement.

Nous n'avons point parlé jusqu'ici du développement des différents os que nous avons étudiés ; mais il est nécessaire de dire quelques mots de celui de l'os iliaque, parce que ce développement seul peut donner une juste idée des parties constituantes de cet os.

L'os iliaque se développe par trois points d'ossification primitifs et trois points complémentaires.

Nous ne nous occuperons que des points primitifs, parce que seuls ils ont une utilité directe pour la compréhension de l'os.

Ces trois points d'ossification primitifs occupent, l'un les fosses iliaques, l'autre la tubérosité de l'ischion, et le troisième l'angle du pubis. Les trois pièces qu'ils forment restent longtemps distinctes et ont été décrites chacune sous un nom différent : la supérieure sous le nom d'ilion, l'inférieure sous le nom d'ischion et l'antérieure sous le nom de pubis. Ces trois pièces viennent se réunir dans la cavité cotyloïde, qu'elles forment par leur conjugaison. Trois lignes cartilagineuses disposées en V au fond de cette cavité indiquent leurs points de jonction.

L'ischion et le pubis se réunissent au niveau de la partie moyenne du bord inférieur de l'os, de telle sorte que ce bord est formé en haut par le pubis, en bas par l'ischion ; la première moitié a reçu le nom de branche descendante du pubis, et la seconde celui de branche ascendante de l'ischion (Sappey).

Au point de vue orthopéaique, trois parties de l'os iliaque doivent attirer tout spécialement l'attention : ce sont la tubérosité de l'ischion, la crête iliaque et l'épine iliaque antérieure et supérieure.

Tout d'abord il est important, pour les appareils prothétiques ou orthopédiques du membre inférieur prenant point d'appui sous l'ischion, de déterminer cette tubérosité.

Pour cela, nous n'avons aucune mensuration anatomique à conseiller. Il suffira de glisser la main de bas en haut, la face palmaire des doigts appuyant sur la peau, contre la cuisse, à la jonction de sa face postérieure et de sa face interne. La main sera arrêtée par une éminence osseuse, qui n'est autre que la tubérosité de l'ischion, sur laquelle les appareils doivent prendre leur point d'appui supérieur et qui est le point de départ des mesures en longueur ; c'est là un exercice d'habitude qui n'a rien de précis ni de mathématique et qu'on acquerra facilement avec un peu de pratique.

D'autre part, le bassin est destiné à fournir un point d'appui à des ceintures qui peuvent faire partie constituante d'appareils dont les autres portions s'appliquent soit sur le thorax et la tête, soit sur le membre inférieur, c'est-à-dire d'appareils redresseurs pour la colonne, les côtes ou la hanche, ou d'appareils destinés à suppléer plus ou moins complètement ou à redresser le membre inférieur.

Dans les deux cas, le point d'appui est le même,

et la ceinture doit toujours être construite d'après les mêmes données.

Elle doit prendre un large point d'appui, non pas sur l'épine iliaque antérieure et supérieure, ce qui pourrait provoquer des eschares, mais sur la crête iliaque à partir d'un point commençant à vingt-cinq millimètres en arrière de cette épine sur une longueur de quarante à cinquante millimètres.

Partout ailleurs, c'est-à-dire sur toute la périphérie pelvienne, la ceinture doit s'appliquer exactement, étroitement, mais en faisant place autant que possible aux saillies osseuses désignées plus haut.

La crête iliaque et l'épine iliaque antérieure et supérieure sont toujours faciles à déterminer. La crête iliaque est à 7 centimètres environ au-dessous de la dernière fausse côte, c'est-à-dire de la douzième côte, et on en sent facilement la saillie sous les parties molles. En longeant cette crête avec le doigt d'arrière en avant jusqu'à son extrémité antérieure, on sent à son extrémité antérieure une partie osseuse saillante, après laquelle le doigt, suivant sa direction primitive, manque de touche et ne rencontre plus que des parties molles dépressibles : cette saillie n'est autre que l'épine antérieure iliaque antérieure et supérieure. Outre que son importance est grande dans la construction des ceintures pelviennes, elle est aussi un point de repère important pour certaines mensurations.

Si nous avons fait toutes ces considérations orthopédiques sur lesquelles nous aurons à revenir plus amplement quand nous traiterons de l'application des appareils, c'est pour bien graver dans l'esprit du mécanicien orthopédiste la connaissance précise de certaines parties de l'os iliaque.

IV. — Du bassin en général

Forme, direction, dimensions du bassin.

Le bassin, formé par le sacrum et les deux os iliaques, a la forme d'un cône dont la surface, très évasée en haut, se rétrécit brusquement à sa partie moyenne. Cet étranglement, qui forme le détroit supérieur du bassin, a pour effet de diviser la cavité pelvienne en deux cavités secondaires : l'une supérieure, ovalaire transversalement, fortement échancrée en avant; l'autre inférieure, représentant une sorte de canal qui se termine en bas par une ouverture très irrégulière appelée détroit inférieur. L'axe de ces deux cavités, bien étudié par

Sappey, n'est pas le même : celui de la partie supérieure, ou grand bassin, obliquement dirigé de haut en bas et d'avant en arrière, est représenté par une ligne qui, partant de l'ombilic, irait tomber sur la partie inférieure du sacrum ; celui de la partie inférieure, ou petit bassin, se dirige au contraire de haut en bas et d'arrière en avant, suivant une ligne qui, partie de la concavité du sacrum, passerait par le centre du détroit inférieur. Ces deux axes sont donc inclinés l'un sur l'autre ; ils interceptent par leur rencontre un angle obtus ouvert en avant, qui est assez exactement mesuré par la concavité du sacrum. En outre, ils sont inclinés sur l'axe du corps : l'angle qui résulte de l'entrecroisement de cet axe avec l'axe du détroit supérieur a reçu le nom d'inclinaison du bassin (Sappey). Cet angle est de 30° environ, et Sappey fait avec raison remarquer qu'il varie aux différents âges : « Très considérable chez l'enfant, l'obliquité du bassin diminue chez l'adulte et redevient chez le vieillard ce qu'elle était au début de la vie. Dans les premières années de la vie, elle dépend de la forme même du bassin, et, dans la vieillesse, de l'incurvation du tronc en avant, qui se rapproche de la position horizontale, comme chez les quadrupèdes ».

On a mesuré très exactement les divers diamètres du bassin, soit au niveau du grand bassin, soit au niveau du petit bassin, dite encore excavation pelvienne. Nous ne reproduirons pas ici ces chiffres, qui intéressent seulement les accoucheurs, et nous dirons seulement que, d'une manière générale, les dimensions transversales du bassin sont prédominantes dans le sexe féminin et les dimensions verticales dans le sexe masculin. Il est facile de constater ces différences en mesurant comparativement dans l'un et l'autre sexe l'espace qui sépare les crêtes iliaques, celui qui s'étend de la symphyse du pubis à la courbure du sacrum, la distance comprise entre l'épine iliaque antéro-supérieure et la tubérosité de l'ischion, la hauteur de la symphyse pubienne, etc.

En outre, les fosses iliaques chez la femme sont plus larges, les crêtes iliaques moins sinueuses, les tubérosités ischiatiques plus écartées, les branches ascendantes de l'ischion plus relevées et comme renversées en haut ; l'arcade pubienne est plus arrondie et plus large ; enfin, l'intervalle compris entre l'angle du pubis et la cavité cotyloïde devient plus considérable ; et, de là, résultent pour elle un écartement plus grand du fémur, une saillie plus prononcée des trochanters et la démarche qui lui est particulière (Sappey).

Division.

Le bassin présente à considérer une surface externe, une surface interne et deux circonférences, l'une supérieure et l'autre inférieure. Ces différentes parties ont été décrites de main de maître par Sappey dans sa première édition, et nous ne pouvons mieux faire pour le lecteur que de donner ce résumé :

La surface externe comprend quatre régions :

1° Une région antérieure, où l'on observe : sur la ligne médiane, la symphyse du pubis plus longue chez l'homme que chez la femme ; sur les côtés, une surface quadrilatère, où se fixent les muscles adducteurs, le trou sous-pubien, la gouttière sous-pubienne et la cavité cotyloïde ;

2° Une région postérieure qui offre : sur la ligne médiane, les apophyses épineuses sacrées, l'échancrure qui termine le canal sacré, une suture indice de l'union du sacrum et du coccyx, la face postérieure de ces os ; sur les côtés, la gouttière sacrée, les trous sacrés postérieurs, les saillies correspondantes aux apophyses transverses et articulaires, un enfoncement profond répondant à l'articulation sacro-iliaque et la tubérosité de l'ischion ;

3° Deux faces latérales, qui sont formées en partie par la fosse iliaque externe, en partie par la cavité cotyloïde et l'ischion.

La surface interne comprend deux parties : le grand et le petit bassin. Le grand bassin affecte la forme conique. Il présente en avant une vaste échancrure, en arrière l'angle sacro-vertébral, sur les parties latérales les fosses iliaques internes.

Le petit bassin est cylindrique ; il offre deux circonférences et une cavité appelée excavation.

La circonférence supérieure, irrégulièrement circulaire, plus large chez la femme que chez l'homme, est constituée d'arrière en avant par la base du sacrum, la ligne courbe horizontale de la face interne de l'os iliaque, la crête pectinéale et la symphyse pubienne. On lui considère quatre diamètres, dont nous donnons les dimensions chez la femme bien conformée : un diamètre antéro-postérieur ou sacro-pubien, mesuré de l'angle du sacrum à la symphyse pubienne, qui est de 11 centimètres ; un second transversal, qui est de 14 centimètres, et deux autres obliques étendus de l'éminence ilio-pectinée d'un côté à la symphyse sacro-iliaque du côté opposé ;

ceux-ci présentent une étendue de 12 centimètres environ. Chez l'homme, ces dimensions sont un peu moins considérables.

La circonférence inférieure offre trois échancrures séparées par trois éminences. Des trois échancrures deux sont postérieures et latérales, formées par le sacrum et le coccyx en dedans, par l'échancrure sciatique en dehors, et appelées pour cette raison échancrures sacro-sciatiques. La troisième est antérieure et médiane : c'est l'arcade pubienne, arrondie chez la femme, anguleuse chez l'homme. Des trois éminences, la postérieure est formée par le coccyx et les deux antérieures par les ischions. Dans l'état naturel un ligament très puissant s'étend de la tubérosité de l'ischion aux parties latérales du sacrum et du coccyx ; la circonférence inférieure du petit bassin devient alors beaucoup moins irrégulière ; c'est cette circonférence, ainsi régularisée, qui devient le détroit inférieur du bassin. On a également admis, pour mesurer ce détroit, quatre diamètres antéro-postérieur ou coccy-pubien, un second transversal ou bi-ischiatique, c'est-à-dire allant de la tubérosité de l'ischion à la tubérosité du côté opposé, et deux obliques comprenant chacun l'espace qui sépare la partie moyenne d'un des grands

ligaments sacro-sciatiques de la tubériosité ischiatique du côté opposé. L'étendue commune de tous
ces diamètres est de 11 centimètres; celle du premier
est susceptible de varier par le fait de la mobilité
du coccyx, qui peut l'accroître ou la diminuer de 1 ou
2 centimètres.

L'excavation du petit bassin est formée en arrière
par le sacrum et le coccyx; en avant par la symphyse, le corps et les deux branches descendantes
du pubis, en dehors desquelles s'ouvre le trou sous-
pubien; sur les parties latérales, par deux plans
inclinés obliquement de haut en bas et de dehors
en dedans et interrompus en arrière par la grande
échancrure sciatique.

Circonférence supérieure

La circonférence supérieure du bassin est fortement échancrée en avant et présente, sur la ligne
médiane, la partie supérieure de la symphyse
pubienne et, de chaque côté, en procédant de dedans
en dehors, l'épine et la branche horizontale du
pubis, l'éminence ilio-pectinée, la coulisse destinée
aux muscles psoas et iliaques réunis, l'épine iliaque
antérieure et inférieure, une petite échancrure, enfin

l'épine iliaque antérieure et supérieure. En arrière, cette circonférence offre l'angle sacro-vertébral et de chaque côté une petite échancrure comprise entre la colonne lombaire et la crête iliaque; sur les parties latérales elle est formée par les crêtes iliaques.

Circonférence inférieure

Elle se confond avec la circonférence inférieure du petit bassin, qui a été décrite plus haut.

CHAPITRE VII

OS DE LA TÊTE

Le squelette de la tête est formé de deux parties bien distincte: le crâne et la face.

Le crâne est une vaste boîte osseuse qui surmonte le canal vertébral, dont il a été regardé avec raison comme le renflement (Sappey). Il communique avec le canal par un trou considérable, appelé trou occipital.

La face est un massif osseux, beaucoup moins volumineux que le crâne, à la partie inférieure duquel il semble comme suspendre. Elle renferme et protège la plupart des organes des sens.

Ces deux parties distinctes qui composent par leur union le squelette de la tête sont formées chacune d'un certain nombre d'os, dont la description est minutieuse et très compliquée. Loin de nous la pensée d'entrer dans ces détails, qui n'ont aucun intérêt ni aucune application directe au point de vue spécial où nous sommes placés ici. Nous n'énumérerons même pas ces os, et nous renvoyons le mécanicien orthopédiste curieux de les connaître aux nombreux traités d'anatomie descriptive, où ils sont étudiés longuement.

Nous insisterons seulement sur deux parties osseuses situées à la surface externe du crâne dans le voisinage de l'oreille et nous décrirons dans la face l'os qui forme la mâchoire inférieure.

Les deux parties osseuses situées à la surface externe du crâne appartiennent toutes deux à un os appelé os temporal parce qu'il forme le squelette de cette région comme de tous sous le nom de tempe. Elles siègent toutes deux à la partie inférieure de cet os et constituent l'une une cavité et l'autre une saillie.

La première porte le nom de cavité glénoïde du temporal et la seconde celui d'apophyse mastoïde.

La cavité glénoïde présente une forme semi-conoïde à grand axe oblique de dehors en dedans et d'avant en arrière. Elle est traversée par une fente appelée scissure de Glaser, qui la partage en deux parties

inégales: une partie antérieure et externe qui reçoit
le condyle de la mâchoire inférieure, avec lequel
elle s'articule, et une partie postérieure et interne,

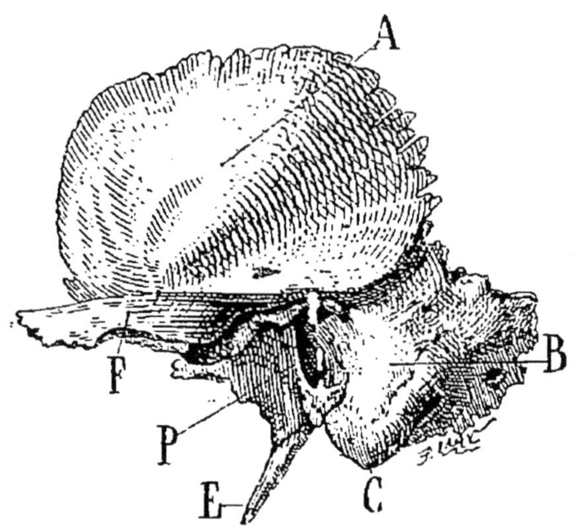

Fig. 53. — Os temporal vu par sa face externe.
A.   Ecaille du temporal.
B.   Apophyse mastoïde.
C.   Sommet de cette apophyse.
E.   Apophyse styloïde du temporal.
F.   Apophyse zygomatique.
P.   Cavité glénoïde du temporal.

plus petite, remplie par de la graisse et non-articu-
laire. Cette dernière partie permet au condyle
d'exécuter de légers mouvements antéro-postérieurs.
Immédiatement en arrière de la cavité glénoïde se
trouve l'orifice du conduit auditif externe (fig. 53).

Immédiatement en arrière aussi de ce conduit
auditif s'étale l'apophyse mastoïde, saillie osseuse
considérable de forme conoïde. Elle se dirige un peu
boliquement de haut en bas et d'arrière en avant. Sa

face externe, convexe et rugueuse, se continue sans ligne de démarcation avec la surface correspondante du reste de l'os. Sa face interne, plane et lisse est séparée de la partie adjointe de l'os temporal par une rainure profonde, la rainure digastrique, où prend insertion le muscle de ce nom. Son bord intérieur, épais et uni, descend verticalement. Le postérieur, mince, se dirige de haut en bas et d'arrière en avant. Son sommet est arrondi.

Cette apophyse est importante à connaître pour le mécanicien orthopédiste, parce qu'elle sert fréquemment de point de repère ou d'appui, ainsi que nous le verrons en étudiant l'application des minerves et des colliers de suspension.

Os maxillaire inférieur.

L'os maxillaire inférieur, qui constitue ce qu'on appelle vulgairement la mâchoire inférieure, est situé à la partie inférieure de la face, au-dessous et au-devant des os temporaux, qui appartiennent au crâne et avec lesquels il s'articule.

Il est aplati d'avant en arrière et de dehors en dedans (Sappey) et offre la forme d'une courbe parabolique, dont les deux extrémités, appelées branches, forment un angle droit avec la partie moyenne, dite corps de l'os, et se dirigent presque verticalement en haut.

Pour mettre cet os en position, il faut tourner en avant sa face convexe, placer en haut son bord alvéolaire et donner à celui-ci une direction horizontale.

On considère à cet os deux faces et trois bords : une face antérieure et externe ou cutanée, une face postérieure et interne ou linguale, un bord supérieur, un bord inférieur et un bord postérieur.

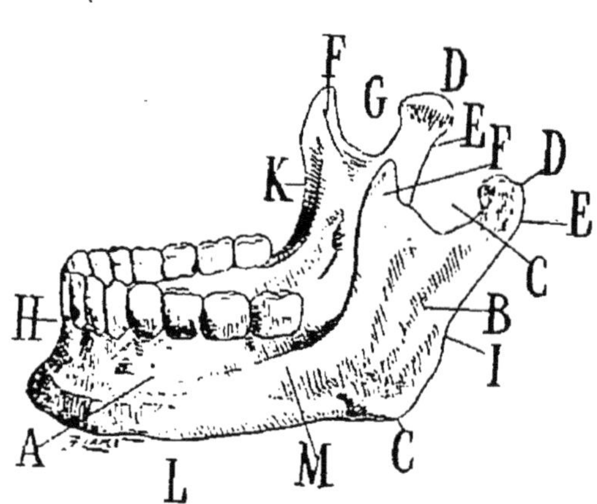

Fig. 54. — Os maxillaire inférieur.
A. Corps de l'os.
B. Branche montante.
C. Angle du maxillaire
DD. Condyle.
EE. Col du condyle.
FF. Apophyse coronoïde.
GG. Echancrure sigmoïde.
H. Symphyse du menton.
I. Bord postérieur de la branche montante.
K. Son bord antérieur.
L. Bord inférieur du corps de l'os.
M. Ligne oblique externe.

Face antéro-externe ou cutanée.

La face antéro-externe ou cutanée est convexe, plus en avant que sur les côtés et présente à étudier (fig. 54) :

1° Sur la ligne médiane, une partie saillante,

qu'on appelle la symphyse du menton, indice de la réunion des deux pièces qui composent cet os dans l'enfance ; au-dessous de cette ligne existe une surface triangulaire qui porte le nom d'apophyse mentonnière ou d'éminence du menton ;

2º Sur chaque côté, et d'avant en arrière, une fossette destinée à des insertions musculaires ;

3º Un trou, le trou mentonnier, orifice externe du canal dentaire inférieur ;

4º Une ligne rugueuse qui se porte obliquement en haut vers l'apophyse coronoïde et donne aussi attache à des muscles ;

5º Une large surface quadrilatère correspondant à la branche montante.

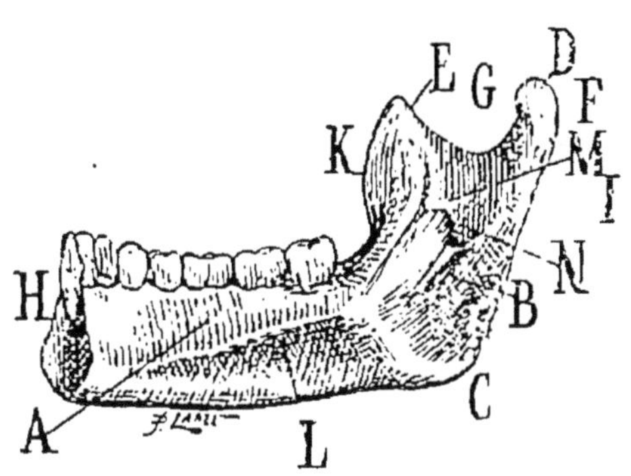

Fig. 55. — Os maxillaire inférieur vu par sa face interne

A. Corps de l'os.
B. Branche montante.
C. Angle du maxillaire
D. Condyle.
E. Apophyse coronoïde.
F. Col du condyle.
G. Echancrure sigmoïde.
H. Coupe de la symphyse.
I. Bord postérieur de la branche montante.
K. Son bord antérieur.
L. Ligne oblique interne.
M. Epine de Spix.
N. Entrée du canal dentaire inférieur.

Face interne ou linguale.

Elle est concave dans son ensemble et sur la partie postérieure du corps de l'os et aplatie au niveau de la face interne des branches montantes. Elle présente beaucoup de saillies et de dépressions, sur lesquelles nous ne croyons pas devoir insister (fig. 55).

Bord supérieur.

Le bord supérieur offre au niveau du corps l'arcade alvéolaire, dont les cavités, séparées par des cloisons osseuses, reçoivent les dents. Ces cavités, dites alvéoles, diffèrent dans leur capacité et leur forme suivant l'espèce de dents qu'elles reçoivent. Des saillies et des dépressions alternatives leur correspondent en dehors. A leur sommet ou partie profonde, elles sont toutes percées d'un trou qui laisse passer les vaisseaux et les nerfs dentaires.

A la partie supérieure de la branche montante s'élèvent deux éminences osseuses séparées par une échancrure ; donc, trois portions à étudier :

1° L'apophyse coronoïde, saillie osseuse triangulaire aplatie de dehors en dedans, à sommet supérieur, qui reçoit l'insertion inférieure du muscle temporal ou muscle de la tempe ;

2° Le condyle, éminence ellipsoïde dont le grand axe est oblique de dehors en dedans et un peu d'avant en arrière. Ce condyle s'unit à la partie antérieure de la cavité glénoïde de l'os temporal, que nous avons décrite plus haut, et est supporté par une partie très rétrécie, appelée le col du condyle de la mâchoire inférieure ;

3° Entre les deux une vaste échancrure demi-circulaire, qui porte le nom d'échancrure sigmoïde.

Bord postérieur.

Le bord postérieur est encore appelé parotidien parce qu'il est en rapport avec la plus volumineuse des glandes qui sécrètent la salive, la glande parotide. Il est à peu près droit et forme avec le bord inférieur un angle obtus qui diminue avec les progrès de l'âge et se rapproche graduellement de l'angle droit.

Bord inférieur.

Le bord inférieur, appelé aussi base de la mâchoire (Sappey) est arrondi, lisse et épais. C'est surtout en avant, au niveau de là saillie du menton, qu'il acquiert sa plus grande épaisseur. C'est à ce niveau que les mentonnières prennent leur point d'appui dans les diverses variétés de frondes et dans les appareils redresseurs ou suspenseurs.

Conformation intérieure

Le maxillaire inférieur, comme tous les os plats, comprend dans sa constitution une table externe, une table interne, l'une et l'autre compactes et une partie moyenne située entre les deux précédentes et composée de tissu spongieux. Les deux tables compactes sont minces au niveau du bord alvéolaire, épaisses à leur partie moyenne et surtout inférieurement (Sappey).

LIVRE II

DES ARTICULATIONS

CHAPITRE PREMIER

DES ARTICULATIONS EN GÉNÉRAL

Les différentes pièces du squelette, afin de se prêter un mutuel point d'appui, s'appliquent les unes aux autres par des surfaces réciproquement configurées, que des liens de nature diverse maintiennent en rapport : c'est à l'ensemble des parties par lesquelles s'unissent deux ou plusieurs d'entre elles qu'on donne le nom d'articulation (Sappey).

En effet, les os représentent des leviers ; ces leviers, pour entrer en action, nécessitent un point d'appui : ce point d'appui exige une surface résistante ; et, comme les diverses pièces du squelette sont les seuls organes de l'économie capables d'offrir cette résistance, il en résulte que toutes ces pièces s'unissent les unes aux autres.

En s'unissant ainsi, les os conservent pour la plupart une complète indépendance (Sappey). Quelques-uns seulement s'immobilisent en partie. De là trois grandes classes d'articulations :

Les articulations mobiles ou diarthroses ;

Les articulations semi-mobiles ou amphiarthroses ;

Les articulations immobiles ou synarthroses ;

Les synarthroses ont pour siège le crâne et la face et ne présentent aucun intérêt pour le mécanicien orthopédiste ; il n'y aura donc pas lieu de s'en occuper ici. Les amphiarthroses ne se rencontrent que sur le tronc, dont elles occupent la partie médiane, c'est-à-dire la colonne vertébrale. Quant aux diarthroses, elles sont de beaucoup plus nombreuses que les autres variétés, et toutes les articulations des membres sont comprises dans ce groupe·

Le sens, le nombre et l'étendue des mouvements que présentent les diarthroses sont rigoureusement en rapport avec le mode de configuration des surfaces articulaires. En prenant pour point de départ les différences de conformation de ces surfaces, on arrive à reconnaître que leur configuration dérive de trois modes principaux : il en est qui représentent un segment de sphère ; d'autres représentent un segment de cylindre ; les dernières sont planes ou presque planes.

Pour la description de ces divers modes, nous emprunterons largement à l'anatomie descriptive de Sappey (p. 478-479) en cherchant à en éliminer les détails trop techniques.

Les surfaces comparables à un segment de sphéroïde, se divisent en deux ordres : les unes représentent un hémisphère complet, les autres un hémisphère dont les parties latérales auraient ·été retranchées, de sorte qu'elles semblent se rétrécir dans un sens et s'allonger dans le sens perpendiculairement opposé. Au premier ordre se rattachent la tête du fémur, celle de l'humérus ; au second, la tête des métacarpiens, celle des métatarsiens, celle de l'astragale. Ce sont les articulations dites énarthroses.

Ces surfaces sont, du reste, rarement régulières. La tête des fémurs est même la seule qui offre une régularité géométrique. Celle des humérus s'allonge un peu en bas ; elle est moins irrégulière cependant que celle des métacarpiens, et celles-ci le sont moins aussi que celle des métatarsiens. Toutes diffèrent les unes des autres ; mais, sous les différences qui les distinguent, on retrouve la forme primitive qui établit entre elles un lien de parenté et qui permet de les ranger dans le même groupe.

Les surfaces sphéroïdales concaves diffèrent des surfaces sphéroïdales convexes par leur étendue (Sappey) ; elles sont beaucoup plus petites. Aucune d'entre elles ne possède une capacité assez grande pour contenir toute la tête de l'os avec lequel elle s'articule, de sorte que cette tête déborde leur circonférence. Afin de rétablir l'égalité entre les surfaces contenantes et les surfaces contenues, il existe sur la périphérie des premières un fibro-cartilage qui augmente leur capacité et qui devient, pour cette partie périphérique plus mince et plus fragile, un moyen de protection. Sur les grandes cavités articulaires auxquelles correspond une tête également développée dans tous les sens, le fibro-cartilage recouvre complètement leur pourtour. Sur les petites, qui reçoivent une tête allongée, le fibro-cartilage ne recouvre qu'une partie de ce contour (Sappey).

Ces articulations sont celles qui offrent la mobilité la plus étendue et la plus variée. Leurs mouvements sont : la rotation, dans laquelle l'un des os pivote sur l'autre, autour de son axe ; — l'adduction, qui rapproche du plan médian l'extrémité inférieure du levier en voie de déplacement ; — l'abduction, qui éloigne cette extrémité inférieure du même plan ; — la flexion, qui la porte en avant ; — l'extension, qui la ramène en arrière ; — enfin la circumduction, ou mouvement en fronde, qui la fait passer successivement par les quatre positions précédentes et tous les états intermédiaires ; dans ce mouvement, le membre tout entier décrit un cône dont le sommet répond à sa partie supérieure et la base à son extrémité libre.

Au point de vue spécial que nous devons envisager ici, les surfaces de forme cylindroïde peuvent être rattachées à trois genres.

Celles du premier genre constituent un cylindre complet que reçoit un anneau, en partie osseux, en partie fibreux. Tantôt cet anneau est fixe, et le cylindre tourne sur lui-même autour de son axe : ainsi tourne la tête du radius autour de son anneau ostéo-fibreux ; tantôt c'est l'anneau qui tourne autour du cylindre, comme l'atlas, par exemple, autour de l'apophyse odontoïde. Ce sont les articulations pivotantes.

Celles du second genre sont des segments de cylindre coupé parallèlement au grand axe : tels sont les condyles de la mâchoire inférieure. Ces surfaces s'effilant et s'arrondissant à leurs extrémités, on pourrait les considérer aussi comme des segments d'ellipsoïdes (Sappey). On les nomme articulations condyliennes.

Celles du troisième genre sont des segments de cylindre creusés sur leur partie moyenne d'une gouttière perpendiculaire à leur axe ; elles rappellent l'aspect d'une poulie. Ces poulies ou trochlées se rencontrent en grand nombre dans le système articulaire : l'extrémité inférieure de l'humérus, celle du fémur, celle des premières et secondes phalanges de la main et du pied en offrent des exemples. Elles ont reçu le nom de trochlées ou articulations trochléennes.

Les articulations du premier genre ne possèdent que le seul mouvement de rotation.

Celles du second genre sont douées de tous les mouvements des énarthroses, moins la rotation, et avec cette différence, que les mouvements parallèles au grand axe des surfaces articulaires sont beaucoup moins étendus que ceux qui s'accomplissent dans le sens du petit axe ; il y a pour toutes ces articulations deux mouvements d'opposition principaux et deux mouvements d'opposition accessoires.

Quant aux articulations planes ou presque planes, dénommées arthrodies, et dont les meilleurs exemples sont celles des os du carpe et du tarse, leur mobilité consiste dans un simple glissement, et elles n'ont aucun intérêt pour l'orthopédiste.

Les amphiarthroses, représentées comme type par les articulations des corps des vertèbres, entre eux, ont des surfaces articulaires planes et maintenues à une distance variable par une couche de tissu fibreux extrêmement résistante. Les mouvements qu'elles exécutent sont d'autant plus étendus que cette courbe est plus épaisse. Elles basculent sur elles-mêmes et ne glissent pas. Nous les étudierons dans leurs détails au chapitre des articulations des vertèbres entre elles.

Les synarthroses ne se rencontrent que dans les articulations des os du crâne et de la face. L'absence de mobilité de ces os dépend moins de la configuration de leurs surfaces articulaires que de leurs rapports respectifs, qui rappellent le mode de juxtaposition et d'enchaînement réciproque des parties constituantes d'une voûte. Cependant, les bords par lesquels ces os se réunissent sont, en général, conformés favorablement pour l'immobilité (Sappey) : la plupart sont armés de dentelures profondes ; quelques-uns taillés obliquement, celui-ci aux dépens de sa face externe, celui-là aux dépens de sa face interne, sont surmontés de simples inégalités; les autres sont perpendiculaires et rugueux. Cinq genres en ont été signalés; mais nous n'y insisterons pas ici, nous étant promis de n'inscrire dans ce traité que les notions anatomiques essentielles à nos lecteurs.

Cartilages.

Tous les anatomistes décrivent deux genres de cartilages bien distincts : les uns revêtent les faces articulaires mobiles; les autres font partie des articulations synarthrodiales et de toutes les cavités qui devaient réunir dans leurs parois la mobilité à l'élasticité. Les premiers appartiennent à la classe des tissus inorganiques; les seconds doivent être considérés comme des os que la nature, dans un but d'utilité spéciale maintient à l'état cartilagineux pendant toute la durée de la vie (Sappey).

1° Les cartilages articulaires ou d'encroûtement affectent la forme de lames, dont la configuration rappelle parfaitement celle des extrémités osseuses sur lesquelles elles sont appliquées. Ces lames présentent deux surfaces, l'une superficielle, libre, unie et enduite d'un liquide onctueux ; l'autre profonde, intimement adhérente au tissu osseux.

Leur épaisseur varie dans les diverses articulations et sur les différents points d'une même surface articulaire : ainsi, dans les énarthroses, la lame cartilagineuse qui revêt la cavité hémisphérique est très mince au centre et plus épaisse près de la circonférence. Sur la tête de l'os, cette lame, d'une épaisseur remarquable au centre de la surface, se termine en mourant sur ces limites. En adossant ces deux lames cartilagineuses, on obtiendrait, par conséquent, une lame unique dont l'épaisseur serait uniforme ; mais, par cette disposition inverse des lames opposées, l'emboîtement des deux os devient plus complet. Dans les autres articulations mobiles la disposition des cartilages est analogue, de sorte qu'on peut avancer d'une manière générale (Sappey) que sur toute surface convexe le cartilage offre plus d'épaisseur dans sa partie centrale que sur sa circonférence, et que sur toute surface concave cette plus grande épaisseur occupe la périphérie de celle-ci. Dans les articulations arthrodiales, ou à surfaces planes, l'épaisseur des cartilages, est à peu près uniforme.

Ces cartilages sont élastiques, d'un blanc nacré,

d'une dureté qui les rend moins pressibles et difficilement divisibles par l'ongle, ainsi qu'on peut s'en rendre compte sur le cadavre. Ils paraissent formés de fibres parallèles entre elles et perpendiculairement implantées sur des surfaces osseuses. Lorsqu'on scie un os, dit Sappey, jusqu'auprès de sa surface articulaire, si on écarte les deux moitiés de la section, on voit le cartilage se rompre toujours d'une manière très régulière au niveau même de la fracture du tissu osseux.

Les cartilages articulaires ne possèdent ni vaisseaux ni nerfs; aussi Velpeau pense-t-il que les cartilages sont de simples lames inorganiques, une espèce de vernis appliqué sur les surfaces osseuses, afin de les protéger et d'en favoriser les mouvements. Sappey partage pleinement cette opinion, et dit que ces lames représentent un simple produit de sécrétion qui s'étale sur les surfaces articulaires comme l'épiderme et les ongles sur les téguments, comme l'émail et l'ivoire autour de la pulpe dentaire ; en effet :

a. Les cartilages articulaires ne possèdent aucun des éléments généraux de l'organisation.

b Ils s'usent par le frottement comme l'épiderme, les ongles et l'émail des dents, ou plus généralemen comme tous les corps qui sont à la fois durs et privés de vie ;

c. Lorsque les os, organes sécréteurs des cartilages s'enflamment, ces derniers se détachent et tombent, de même que l'épiderme s'exfolie à la suite de l'érysipèle ;

d. Enfin, il est une loi générale de l'organisation, qui veut que, partout où une pression, un frottement considérable existe, une substance inorganique se produise pour protéger l'organe qui en est le siège ; c'est en vertu de cette loi que l'épiderme se développe sur les papilles de la peau, que les dents occupent le bord libre des mâchoires, que des étuis cornés de mille formes différentes entourent l'extrémité terminale des membres de la plupart des animaux, etc.. Ces substances épidermoïdes. il est vrai, sont situées en dehors de l'organisation, tandis que les cartilages d'encroûtement sont intra-organiques ; mais leur caractère inorganique n'est nullement incompatible avec leur présence dans l'économie.

Cependant, malgré tout, ils ont une vitalité propre, obscure sans doute et bien différente de celle des tissus dont l'organisation est plus complexe, mais incontestable et en rapport avec les usages essentiellement mécaniques qu'ils remplissent.

Cette vitalité est attestée encore par leur développement toujours proportionnel à celui des surfaces osseuses, et surtout par l'accroissement de leurs cellules, dans chacune desquelles se forme, par voie de segmentation, toute une génération de cellules secondaires ou cellules filles (Sappey).

2o Dans la seconde classe de cartilages, il faut ranger :

a. Les cartilages situés entre les os du crâne ou cartilages interarticulaires des sutures ;

b. Les cartilages costaux ;

c. Les cartilages du larynx et de la trachée-artère ;

d. Ceux des ailes du nez, de la cloison, des fosses nasales, de l'oreille, etc.

Ces cartilages diffèrent des précédents par la membrane fibreuse et vasculaire qui les entoure, membrane qui porte le nom de périchondre et qui offre avec le périoste la plus grande analogie par sa nature, ses propriétés et ses fonctions (Sappey) ; l'un et l'autre ont pour usage de transmettre à l'organe qu'ils enveloppent les éléments de sa nutrition en tamisant en quelque sorte les vaisseaux qui les apportent. Ces vaisseaux, ramifiés dans le périchondre, ne paraissent pas passer, il est vrai, de cette enveloppe à la surface cartilagineuse, comme ils passent du périoste au

tissu osseux. Mais, lorsque les os sont encore entièrement cartilagineux, on ne voit aucune branche
vasculaire plonger dans le cartilage qui doit s'ossi-
fier, et cependant on ne peut nier la vascularité de ce
cartilage ; car il est d'abord essentiellement composé
de tissu cellulaire et de vaisseaux, et en passant à l'état
cartilagineux il ne se dépouille pas de ses éléments
primitifs, qui sont nécessaires à son complet développement ; il en acquiert seulement un troisième, la
gélatine, qui masque les deux premiers, de même
que, plus tard, il en recevra un quatrième, le phos-
phate calcaire. L'absence apparente de toute vascularité reconnaît ici pour cause le petit nombre et l'infinie
petitesse des vaisseaux et l'imperfection des méthodes
de recherche.

Si, dans les cartilages temporaires, on ne peut
constater anatomiquement la présence des vaisseaux,
s'il a été impossible jusqu'à ce jour de démontrer un
appareil vasculaire dans les cartilages permanents,
on ne saurait en conclure que cet appareil n'existe
pas. Loin d'admettre une semblable conclusion, dit
Sappey, nous pensons qu'il convient de regarder
comme très vraisemblable l'existence de cette vascularité et d'admettre, par conséquent, pour ces substances une vitalité diffuse.

Les cartilages périchondriques sont donc très analogues aux cartilages d'ossification. Ces deux classes de tissus cartilagineux ne diffèrent que par le nombre des transformations qu'ils éprouvent et les usages qu'ils remplissent ; les cartilages temporaires destinés à jouer le rôle de leviers et à supporter des efforts considérables s'ossifient, afin d'échanger leur élasticité contre la solidité qui leur sera nécessaire ; les permanents se maintiennent indéfiniment sous cet état pour conserver au contraire cette même élasticité qui compose toute leur fonction (Sappey).

Dans la vieillesse, la plupart des cartilages qu'entoure le périchondre présentent une tendance bien manifeste à la transformation osseuse, qui débute toujours par le centre du cartilage et se propage ensuite de ce point central vers sa surface. Ceux qui subissent le plus fréquemment cette transformation sont les cartilages costaux, surtout celui de la première côte, puis les cartilages du larynx, de la trachée, du nez.

Fibro-cartilages

Les fibro-cartilages n'appartiennent qu'à un petit nombre d'articulations (Sappey). Ils sont intra-articulaires ou péri-articulaires. On les trouve entre les surfaces articulaires dont la configuration réciproque est incomplète, par exemple entre le condyle de la mâchoire et le condyle du temporal, qui sont l'un et l'autre convexes ; il fallait bien un organe biconcave pour rétablir les niveaux ; c'est le fibro-cartilage qui remplit ce rôle. Il en existe encore entre la facette du sternum, qui est convexe et concave en sens opposé, et la facette de la clavicule, qui est presque plane ; au-dessus des tubérosités du tibia, dont ils agrandissent les cavités glénoïdes ; autour des cavités qui logent la tête des humérus, des fémurs, des métarcapiens et des métartasiens. Leur forme se moule exactement sur celle des surfaces opposées (Sappey) ; ils ont pour fonction principale de compléter l'emboîtement de ces surfaces, en agrandissant les cavités articulaires sur lesquelles ils reposent, et pour fonction accessoire d'affaiblir par leur extrême élasticité les effets des pressions subites et considérables.

Ils sont formés de tissu cartilagineux et de tissu fibreux et se continuent le plus souvent avec les cartilages articulaires sans aucune ligne de démarcation : ainsi, celui qui revêt la cavité glénoïde de l'omoplate se continue avec le fibro-cartilage glénoïdien, de même que celui qui double la cavité cotyloïde avec le fibro-cartilage cotyloïdien.

Ligaments

Les ligaments sont des liens fibreux qui unissent entre elles les surfaces osseuses correspondantes et les maintiennent dans leurs rapports naturels.

Considérés dans les connexions qu'ils affectent avec les surfaces osseuses, les ligaments se divisent en trois ordres (Sappey) :

1° La plupart répondent à leur périphérie ;

2° D'autres se voient dans leur intervalle et pénètrent en partie dans la cavité articulaire ;

3° Quelques-uns sont situés, comme les précédents, entre les deux surfaces osseuses, mais en dehors de l'articulation.

Les ligaments périphériques affectent d'ordinaire la forme de bandelettes ou de faisceaux. Ces bandelettes sont souvent disposées par paires, l'une en dehors et l'autre en dedans, ou bien l'une en avant et l'autre en arrière de l'articulation ; quelquefois, elles se multiplient et existent sur tous ces points à la fois. Si elles deviennent plus nombreuses, elles s'unissent et forment une véritable membrane qui prend la forme d'un manchon et qui embrasse par ses deux circonférences les surfaces adjacentes : on donne à ce manchon le nom de ligament capsulaire ou plus simplement de capsule. Les ligaments capsulaires existent autour des articulations les plus lâches et dont les mouvements sont les plus variés et les plus étendus, comme l'épaule et la hanche.

Les ligaments intra-articulaires sont les moins nombreux. Situés entre les deux surfaces contiguës, ils se portent très obliquement de l'une à l'autre. Nous trouverons plus tard comme exemples de cette variété le ligament rond dans l'articulation de la hanche et les ligaments croisés dans celle du genou.

Les ligaments interosseux, cachés entre les surfaces qu'ils unissent, sont irréguliers et composés de fibres courtes, qui se croisent en sautoir le plus souvent. Ils se rencontrent surtout dans les articulations de la partie terminale des membres ; il en existe un très remarquable entre l'astragale et le calcanéum, situé dans une rainure creusée à son intention sur chacun de ces os. Ils sont courts, extrêmement résistants et imposent des bornes étroites aux mouvements de l'articulation dont ils font partie.

Indépendamment des liens articulaires que nous venons de faire connaître, il en existe d'autres, en petit nombre, caractérisés par leur couleur jaune et leur élasticité (Sappey). Ces ligaments jaunes ou élastiques existent sur les parties du squelette où une réaction permanente devait servir de contre-poids à une force sans cesse active : ainsi la colonne vertébrale, infléchie par le poids des viscères thoraciques et abdominaux, est ramenée en arrière par l'élasticité d'une longue suite de bandelettes fibreuses qui relient les unes aux autres toutes les lames vertébrales.

Les ligaments périphériques et interosseux s'attachent sur les os et leur adhèrent si solidement que, à la suite des violences auxquelles toutes les articulations sont exposées, on les voit souvent se déchirer, mais non se décoller. Quelquefois c'est le tissu osseux qui cède et dont un fragment reste alors suspendu à leur extrémité. Sur le pourtour de leur insertion (Sappey), ils se continuent avec le périoste.

Les ligaments intra-articulaires se fixent également aux os ; mais ils se continuent aussi en partie avec les cartilages et les fibro-cartilages.

Tous les ligaments contiennent des vaisseaux et des nerfs et Sappey a démontré qu'ils jouissent d'une vitalité aussi énergique que celle du périoste.

Ils sont remarquables par leur résistance et leur flexibilité, et c'est grâce à l'association de ces deux propriétés qu'ils permettent aux surfaces articulaires de jouer l'une sur l'autre avec une extrême facilité en restant toujours parfaitement contiguës.

Synoviales

Les parties osseuses revêtues de cartilage, et qui sont unies les unes aux autres par les ligaments pour former les articulations, ne pourraient se mouvoir facilement les unes sur les autres si elles n'étaient lubrifiées par un liquide onctueux et filant. Lorsque la sécrétion de ce liquide vient à se supprimer dans certaines maladies, les cartilages et même les extrémités osseuses s'usent plus ou moins rapidement, et les mouvements de ces extrémités les unes sur les autres sont accompagnés de frottements et de craquements qui n'existent pas dans les mouvements d'une articulation saine.

Ce liquide est produit par une membrane spéciale représentant une sorte de manchon qui s'étend de l'une à l'autre surface articulaire et qui s'arrête sur le pourtour des cartilages. On ne peut comparer plus exactement ce liquide, appelé synovie, qu'à la graisse nécessaire au fonctionnement d'une machine. La membrane qui le sécrète se nomme membrane synoviale ou plus simplement synoviale.

Par ses extrémités, ce manchon se continue avec la circonférence des cartilages, qu'il recouvre dans l'étendue de quelques millimètres.

Dans les articulations qui sont pourvues de fibro-cartilages péri-articulaires, la synoviale se continue d'un côté avec la circonférence du cartilage, de l'autre avec le bord du bourrelet fibro-cartilagineux qui revêt l'os correspondant.

Pour celles qui possèdent des fibro-cartilages intra-articulaires, la synoviale est toujours double, quelquefois triple. Ainsi, dans l'articulation de la mâchoire inférieure, il y a deux synoviales séparées l'une de l'autre par le fibro-cartilage intra-articulaire. Dans l'articulation du genou, comme nous le verrons la synoviale est triple.

Les synoviales suivent rarement un trajet rectiligne pour aller de l'une à l'autre des surfaces articulaires. C'est seulement dans les articulations très serrées qu'elles se comportent ainsi. Le plus souvent (Sappey), elles débordent par leurs extrémités l'interligne articulaire, puis se réfléchissent sur les os pour atteindre cet interligne.

Elle présente par conséquent deux culs-de-sac qui se regardent par leur concavité, très variable du reste dans leur disposition et leurs dimensions relatives. Ces culs-de-sac ont pour avantage de communiquer aux ligaments périphériques une certaine mobilité, en leur permettant de glisser sur lee os au moment où ceux-ci se déplacent.

Les synoviales présentent des parties saillantes et rentrantes qui en accroissent l'étendue et qu'on peut diviser en trois ordres d'après Sappey :

1° Les plus considérables et les plus rares se voient au-dessous de quelques tendons dont ils facilitent le glissement ;

2° D'autres, assez rares aussi et très minimes, s'insinuent entre les faisseaux fibreux des ligaments et affectent la forme de petit follicules ;

3° Les derniers, infiniment plus multipliés, flottent sur les parois de la cavité articulaire ; ils sont connus sous le nom de franges synoviales.

Les prolongements destinés à favoriser le glissement des tendons se rencontrent sur les grandes articulations, au genou, à la hanche, à l'épaule.

Le plus remarquable de tous est celui qu'on observe au-dessous du tendon triceps fémoral, à la partie supérieure et antérieure du genou. Il en existe un autre qui accompagne le tendon de la longue portion du biceps dans la gouttière bicipitale de l'humérus. La plupart ne communiquent avec la séreuse articulaire que par une ouverture plus ou moins étroite. Elles appartiennent en réalité aux tendons plutôt qu'aux articulations.

Les seconds sont souvent l'origine de ces kystes, qu'on observe assez fréquemment sur le pourtour de certaines articulations, notamment sur la face dorsale du poignet.

Les prolongements qui font saillie sur la face interne des synoviales sont incomparablement les plus nombreux. Il en existe, dit Sappey, dans toutes les articulations ; mais ils se multiplient d'autant plus qu'elles présentent des surfaces plus étendues, notamment à la hanche et au genou. Leur bord irrégulièrement découpé les a fait comparer par les anciens à autant de petites franges d'où le terme générique de franges synoviales sous lequel ils ont été désignés.

Ces prolongements, qui flottent sur la surface interne des membranes synoviales, ont pour destination principale de remplir les vides qui tendent à se produire dans toutes les diarthroses pendant l'exercice des mouvements. C'est pourquoi (Sappey) ils se tiennent sur le pourtour des interlignes articulaires toujours prêts à se porter de la périphérie vers le centre de l'articulation ou du centre vers la périphérie, suivant qu'ils se trouvent attirés ou.repoussés.

Les synoviales reçoivent de très nombreux vaisseaux.

Indépendamment des synoviales articulaires, il en est d'autres qui sont situées en dehors des articulations, sur les divers points où s'opèrent des frottements. Ces synoviales extra-articulaires sont de deux ordres : les unes s'enroulent autour des tendons qui seraient sans elle en contact direct avec les os, et, par la lubréfaction de la surface osseuse d'une part et de la surface tendineuse de l'autre, elles facilitent le glissement de ces surfaces ; elles sont connues sous le nom de gaînes synoviales ou de synoviales tendineuses : les autres, plus simples dans leur disposition, se développent au-dessous d'un muscle ou au-dessous de la peau, en prenant la forme d'une vessie (Sappey) qui correspond par une de ses faces à la saillie osseuse, par l'autre aux muscles ou à l'enveloppe cutanée. Elles ont pour usage aussi de favoriser le jeu des muscles ou les mouvements de la peau : on les nomme bourses synoviales, bourses muqueuses, bourses séreuses. Il en existe assez souvent une sous la peau de l'épaule chez les portefaix.

Nous venons de décrire tous les éléments qui

entrent dans la constitution des articulations ; et, si nous nous sommes un peu étendu sur chacun d'eux, c'est qu'il nous a semblé que cette partie de l'anatomie étant une des plus indispensable à connaître en détail pour le mécanicien orthopédiste, il était nécessaire de donner ces notions générales avant d'entreprendre l'étude de chaque articulation en particulier.

Rien de plus facile maintenant que de faire la synthèse des éléments que nous venons d'analyser successivement et de dire : Une articulation se compose, comme parties essentielles, des surfaces articulaires osseuses revêtues de leurs cartilages. Comme parties accessoires viennent s'y joindre pour quelques-unes d'entre elles les fibro-cartilages. Ces différents éléments sont unis entre eux par des tissus fibreux appelés ligaments ; et, pour faciliter les mouvements, il se trouve dans l'intérieur de l'articulation une sorte de boîte à graisse, qui sécrète un liquide spécial, la synovie.

CHAPITRE II.

Comme nous l'avons vu dans la description des os, le membre supérieur se compose de quatre segments : l'épaule, le bras, l'avant-bras et la main. Chacune de ces parties s'articule avec les parties osseuses voisines. Nous aurons donc à décrire : les articulations des os de l'épaule, celles de l'épaule avec le bras, celles du bras avec l'avant-bras, celles des os de l'avant-bras entre eux, celles de l'extrémité inférieure des os de l'avant-bras avec la main ; enfin, celles des différents os de la main entre eux.

I. — Articulations de l'épaule

L'épaule s'articule avec le thorax; de plus, les divers os qui la forment s'articulent entre eux.

L'articulation de l'épaule avec le thorax se fait entre la clavicule et la partie supérieure du sternum ; d'où son nom d'articulation sterno-claviculaire. Quant aux deux os qui composent l'épaule, la clavicule s'unit en deux endroits avec l'omoplate, au niveau de l'acromion et au niveau de l'apopyhse coracoïde, d'où les noms d'articulations acromio- et coraco-claviculaire.

a. — *Articulalion sterno-claviculaire.*

L'articulation sterno-claviculaire est une articulation par emboîtement réciproque.

Surfaces articulaires

Les surfaces articulaires sont : 1º du côté du sternum, une facette dirigée en haut et dehors et placée sur les parties latérales du bord supérieur de la fourchette de cet os. Elle a des dimensions plus considérables dans le sens vertical que dans le sens antéro-postérieur, et elle est concave dans le premier sens et convexe dans l'autre, de façon qu'elle représente une sorte de selle ; 2º du côté de la clavicule, une facette plus grande, presque plane, cependant légèrement concave d'avant en arrière et quelquefois un peu convexe de haut en bas.

De plus, la surface articulaire de la clavicule se prolonge sur la surface inférieure de l'extrémité interne de cet os ; et pour s'unir avec elle, il existe, sur le cartilage de la première côte une surface correspondante.

La surface articulaire en selle du sternum et la facette presque plane de l'extrémité interne de la clavicule ne peuvent pas s'appliquer directement l'une à l'autre en raison même de leur conformation. Il est donc nécessaire qu'entre les deux s'interpose un organe qui rétablisse les rapports. Cet organe est un fibro-cartilage, qui a reçu le nom de fibro-cartilage inter-articulaire.

Ce fibro-cartilage se dirige obliquement de haut en bas et de dedans en dehors. Il est plus épais à sa partie centrale qu'à sa circonférence. Il se moule exactement par sa face interne sur la facette sternale, c'est-à-dire qu'il est convexe de haut en bas et concave d'avant en arrière. Par sa face externe, il se moule également sur la surface articulaire de la clavicule. De cette façon le contact est rétabli.

Ligaments

Les ligaments de l'articulation sterno-claviculaire se composent d'un ligament antérieur et d'un ligament postérieur, qui vont du sternum à la clavicule et d'un ligament inférieur ou costo-claviculaire, qui va de la clavicule à la première côte et d'un ligament supérieur ou interclaviculaire. Ce dernier ligament à la forme d'un cordon cylindrique, transversalement étendu de l'extrémité interne et supérieure de la clavicule d'un côté à l'extrémité interne et supérieure de la clavicule du côté opposé. Ce faisceau interclaviculaire, libre et concave en haut, s'applique en bas sur la fourchette du sternum, à laquelle il adhère d'une manière intime.

Synoviales.

Il existe d'ordinaire deux synoviales pour cette articulation : l'une s'étend entre la facette sternale et le fibro-cartilage, l'autre entre le fibro-cartilage et la facette claviculaire. Cette dernière se prolonge entre la clavicule et le cartilage de la première côte.

Mouvements.

Ces mouvements ont été parfaitement étudiés par Sappey, auquel nous empruntons sa description :

« Les deux os de l'épaule constituent, pour le membre supérieur une sorte de levier angulaire, à l'aide duquel il se meut sur le thorax. La branche horizontale de ce levier, c'est-à-dire la clavicule, peut s'élever et s'abaisser, se porter en avant et en arrière et prendre toutes les positions intermédiaires à celles qui précèdent, en procédant, par voie d'opposition ou en passant directement de l'une à l'autre.

Dans tous les mouvements qu'elle exécute, la clavicule bascule autour d'un axe extrêmement rapproché de l'articulation sterno-claviculaire. Son extrémité externe, très éloignée de l'axe, subit donc un déplacement considérable, l'interne se déplace au contraire très peu. ».

Dans le mouvement d'élévation, l'extrémité scapulaire s'élève et la partie supérieure de l'extrémité sternale s'abaisse. — Dans le mouvement d'abaissement, l'extrémité externe s'abaisse, tandis que l'interne glisse de bas en haut sur la première côte.

Si l'extrémité externe de la clavicule se porte en avant, la surface articulaire interne de la clavicule glisse d'avant en arrière sur la facette articulaire sternale. Le phénomène inverse a lieu si l'épaule se porte en arrière.

Le mouvement de circumduction n'est que la

succession des précédents. La clavicule décrit alors un cône dont la base se dirige au dehors et un peu en arrière et dont le sommet est à l'articulation sterno-claviculaire.

b. — *Articulation acromio-claviculaire.*

L'articulation acromio-claviculaire est une arthrodie où ne s'exécutent, comme dans toutes les articulations de cette variété, que des mouvements de glissement peu étendus.

Elle ne présente qu'un intérêt très restreint pour nous ; aussi nous bornerons-nous à dire que les deux surfaces articulées, celle de l'acromion et celle de l'extrémité externe de la clavicule, sont ellipsoïdes et unies entre elles par un ligament supérieur et un ligament inférieur. La synoviale est rudimentaire.

c. — *Articulation coraco-claviculaire.*

De même que la précédente, cette articulation ne nous fournit aucune application orthopédique. Elle ne se fait pas, d'ailleurs, entre deux surfaces osseuses maintenues en contiguïté directe l'une avec l'autre. Mais, dans les mouvements de l'épaule, la face inférieure de la clavicule entre quelquefois en contact avec la face supérieure de l'apophyse coracoïde, cette apophyse en forme de bec que nous avons décrite en parlant de l'omoplate. Pour faciliter ce contact intermittent, un cartilage d'encroûtement revêt cette dernière apophyse et une synoviale facilite le glissement. — Nous n'avons donc pas à faire là à une vraie articulation dans le sens propre du mot, mais à ce qu'on a appelé avec raison une articulation à distance.

Deux faisceaux ligamenteux, importants en anatomie descriptive, unissent la face inférieure de la clavicule à l'apophyse coracoïde.

d. — *Articulation scapulo-humérale.*

L'articulation scapulo-humérale, qu'on désigne communément sous le nom d'articulation de l'épaule, se fait entre l'omoplate et l'humérus. Elle appartient à la classe des énarthroses. C'est l'articulation importante de la région, celle qui nous intéresse tout particulièrement et que nous devons pour cette raison minutieusement étudier.

Surfaces articulaires.

Du côté de l'omoplate, la surface articulaire est

constituée par la cavité glénoïde de cet os; du côté
de l'humérus, par la tête humérale.

La cavité glénoïde de l'omoplate est une surface
concave, regardant en dehors, en haut et en avant.
Sa forme est celle de la coupe d'un œuf dont la petite
extrémité serait dirigée en haut. Le grand diamètre
de la cavité glénoïde est vertical et mesure en
moyenne 35 millimètres; le petit, qui se dirige
d'avant en arrière, a de 25 à 27 millimètres (Sappey).
Cette surface est revêtue d'un cartilage plus mince à
sa partie centrale qu'à sa partie périphérique.

La tête de l'humérus a été décrite dans le chapitre
qui traite des os. Elle représente les deux cinquièmes
d'une sphère un peu allongée de haut en bas (Sappey)
et est tournée, contrairement à la cavité glénoïde,
en haut, en dedans et en arrière. « Lorsqu'elle est
revêtue de son cartilage (Sappey), le diamètre étendu
de son extrémité supérieure à son extrémité inférieure mesure, en moyenne, de 48 à 50 millimètres
et le transversal de 44 à 46. Son axe, très obliquement dirigé, forme avec celui du corps un angle de
151 degrés environ. » Elle est revêtue d'un cartilage,
qui, par opposition avec celui de la cavité glénoïde,
est plus épais à son centre qu'à sa périphérie et
varie de 1 à 2 millimètres.

La cavité glénoïde est manifestement beaucoup trop petite pour contenir la tête humérale. Aussi sa profondeur est augmentée par un fibro-cartilage qui borde toute sa circonférence, sur laquelle il est appliqué et à laquelle il est intimement uni. Ce fibro-cartilage est intimement appliqué sur le pourtour de la cavité glénoïde ; et, si on en fait la coupe, on constate qu'il est prismatique et triangulaire. Sa base correspond à la cavité glénoïde, et son sommet est libre et dirigé un peu en dedans par rapport à la partie centrale de l'articulation. Il est appelé bourrelet ou ligament glénoïdien. Il agrandit notablement la cavité glénoïde et lui permet ainsi de recevoir la tête humérale.

Mais là ne se borne pas la description des os qui doivent être étudiés à ce niveau. En effet, l'articulation scapulo-humérale est surmontée d'une sorte de voûte, de dôme, qui la protège et qui, à cause même de sa disposition et de sa constitution, a reçu le nom de voûte acromio-coracoïdienne. En effet, ses piliers sont formés, d'une part, par l'apophyse coracoïde, d'autre part, par l'acromion, et ces deux saillies osseuses sont réunies entre elles par un ligament épais et puissant, le ligament acromio-coracoïdien (fig. 56).

« En recouvrant la partie supérieure de l'articulation, dit Sappey, cette voûte contribue puissamment à maintenir la tête de l'humérus dans la position qui lui est assignée et supplée ainsi à l'insuffisance de la cavité glénoïde. La surface articulaire de l'omoplate et la voûte qui la surmonte concourent donc au même but ; elles peuvent être considérées comme une seule cavité divisée en deux parties. La partie inférieure se trouve, il est vrai, immédiatement en contact avec la tête humérale, tandis que la supérieure en reste séparée par le ligament capsulaire. Mais rappelons que ce ligament, sur ce point, est recouvert par une large membrane séreuse et qu'il est tapissé

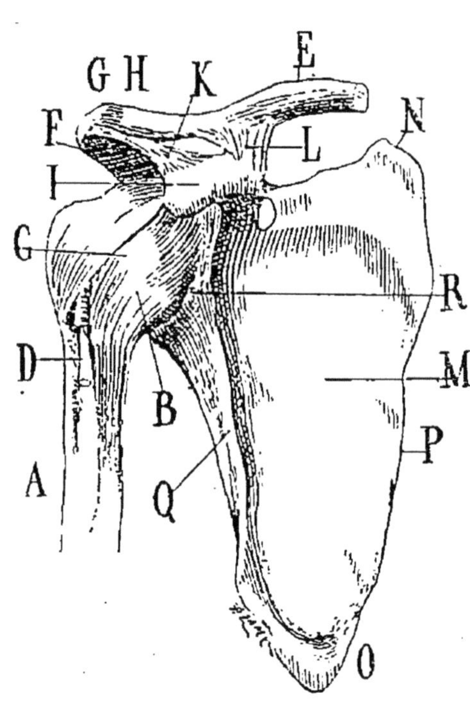

Fig. 56. — Articulations de l'épaule.

A. Corps de l'humérus.
B. Tête de l'humérus.
C. Capsule de l'articulation scapulo-humérale
D. Tendon du biceps et gouttière bicipitale
E. Clavicule.
F. Acromion.
G. Articulation acromio-claviculaire.
H. Extrémité externe de la clavicule.
I   Apophyse coracoïde.
K. Ligament acromio-coracoïdien.
L. Ligament coraco-claviculaire.
M. Fosse sous-scapulaire de l'omoplate.
N. Angle supérieur de cet os.
O. Son angle inférieur.
P. Son bord interne.
Q. Son bord externe.

sur sa face interne par la synoviale. Toute sa partie
supérieure, par conséquent, se comporte à la manière d'un ligament intra-articulaire. Ainsi disposées,
les deux surfaces qui composent la cavité de réception de la tête humérale l'entourent presque entièrement et lui laissent, cependant, la plus grande liberté de ses mouvements. »

Ligaments.

Le ligament essentiel qui unit entre eux les os
composant l'articulation de l'épaule est une sorte
de manchon, qui va du pourtour de la cavité glénoïde
de l'omoplate au col anatomique de l'humérus. C'est
tout ce qu'il nous importe de savoir. De nombreux
faisceaux distincts ont été décrits dans ce manchon,
qui porte le nom de capsule ; ces faisceaux coïncident
avec des épaississements de la capsule. très mince
dans son ensemble ; mais nous ne croyons pas devoir insister sur ces détails, qui ressortissent de
l'anatomie pure.

Disons seulement que la longueur de la capsule
est remarquable. « Après l'avoir incisée pour laisser
pénétrer l'air dans sa cavité, dit Sappey. on peut
séparer les surfaces articulaires, qui s'écartent alors

de deux centimètres environ, disposition unique dans l'économie, ainsi que l'a fait remarquer Bichat. Si, au lieu d'écarter ces surfaces, on insuffle la cavité, on reste frappé de la capacité considérable qu'elle présente. Très étendue dans tous les sens, elle offre donc une extrême laxité et laisse ainsi aux deux surfaces articulaires beaucoup de mobilité, mais ne les unit que faiblement ».

Synoviale.

La synoviale correspond à toute la face interne de la capsule ; elle se prolonge le long du tendon du biceps dans la coulisse bicipitale, que nous avons décrite, sur une longueur de 2 ou 3 centimètres.

Mouvements.

L'articulation scapulo-humérale est le type le plus parfait des énarthroses ; par conséquent, elle possède des mouvements très étendus, très variés, très rapides et très fréquents. « Aucune autre, dit Sappey ne pourrait lui être comparée sous le rapport de la mobilité ».

Elle possède donc :

1° la flexion et l'extension;

2° l'abduction et l'adduction;

3° la circumduction;

4° la rotation.

1° *Flexion et extension.*

On dit que le membre supérieur se fléchit lorsque l'humérus se porte en avant et qu'il s'étend lorsque l'humérus se porte en arrière.

Le mouvement de flexion est considérable, et Sappey a démontré que, suivant qu'il est moins ou plus étendu, l'humérus se déplace seul ou est suivi par l'omoplate dans son mouvement. Dans le premier cas, l'arc décrit par l'humérus est de 110 à 120 degrés; dans le second cas, il peut aller jusqu'à 160 à 170 degrés; mais alors « l'omoplate tourne autour d'un axe transversal, et l'arc s'agrandit de tout l'espace que parcourt cet os ».

Le mouvement d'extension, beaucoup moins étendu que le mouvement de flexion, ne dépasse pas 30 à 40 degrés.

2° *Abduction et adduction.*

On dit que le membre supérieur se porte en abduction, lorsque le bras s'éloigne du tronc, et en adduction, lorsqu'il s'en rapproche.

Le mouvement d'abduction est légèrement moins étendu que le mouvement de flexion.

Le mouvement d'adduction ne consiste guère que dans le retour du membre supérieur, porté en abduction, à la direction verticale, c'est-à-dire quand il se rapproche du corps après s'en être éloigné.

3° *Circumduction.*

Le mouvement de circumduction est constitué par la succession des mouvements précédents et de tous leurs intermédiaires. Dans ce mouvement, l'humérus et par suite l'avant-bras et la main décrivent un cône, dont le sommet est à l'épaule et dont la base est à l'extrémité de la main. Il est assez exactement représenté par le mouvement tournant que l'on fait décrire au bras lorsqu'on veut lancer la pierre avec une fronde.

4° *Rotation.*

La rotation est dite en dehors ou en dedans suivant que la paume de la main est dirigée vers l'extérieur ou au contraire est tournée du côté du tronc. Dans ce mouvement, la tête de l'humérus tourne donc dans la cavité glénoïde de façon à donner l'une de ces deux positions à la paume de la main sans que les autres articulations du membre supérieur exécutent un mouvement quelconque.

La rotation en dedans et la rotation en dehors sont très limitées, la seconde cependant beaucoup plus que la première.

Axes des mouvements.

La rotation s'exécute autour d'un axe qui s'identifie avec le grand axe de l'humérus, c'est-à-dire la ligne idéale verticale qui suivrait dans toute la longueur le milieu de l'os. Géométriquement, ce serait l'axe de révolution d'un cylindre. Nous n'insisterons pas davantage sur ce point, car, les mouvements de rotation de l'humérus étant très limités, on n'a pas à essayer de les réaliser dans les appareils orthopédiques, d'autant plus que leur exécution ne ferait que compliquer ces appareils sans donner une utilité appréciable au membre prothétique.

Le mouvement de flexion est le mouvement par excellence du membre supérieur ; c'est celui qui a la plus grande utilité pour la préhension des objets et pour les relations avec le monde extérieur. C'est donc aussi celui qu'on a cherché à réaliser le plus parfaitement dans les appareils. Par ce fait même, le mouvement d'extension est produit dans les limites suffisantes. Or, il nous reste à indiquer la façon pratique de déterminer le centre de ces mouvements. Théoriquement, l'extrémité supérieure de l'humérus tourne, pour produire la flexion et l'extension, autour d'un axe horizontal passant par le centre de l'humérus d'une part et le centre de la cavité glénoïde de l'autre. Cela est fort exact et fort bien ; mais ce n'est pas une indication précise pour le mécanicien orthopédiste qui aura à appliquer un appareil destiné à suppléer aux mouvements de flexion de l'articulation scapulo-humérale. Nous avons cherché à trouver un moyen pratique de préciser la position de cet axe, et nous croyons y être arrivé.

Pour déterminer le point où doit se trouver le centre articulaire des appareils où une articulation est nécessaire au niveau de l'épaule pour produire artificiellement la flexion et l'extension, le mécanicien orthopédiste n'a à s'occuper ni de la tête de l'humérus, ni de la cavité glénoïde. Il n'a qu'à délimiter le bord antéro-externe de l'acromion, bord toujours facilement tangible ainsi que nous l'avons indiqué dans l'étude des os. Cela fait, il prendra le milieu de ce bord et tirera de ce point une ligne aboutissant à la partie antérieure de l'épicondyle. C'est à vingt millimètres au-dessous de l'acromion, sur cette ligne, que doit se trouver le centre articulaire de l'appareil.

Chez l'enfant, en prenant quinze millimètres et demi au lieu de vingt millimètres, on aura toujours une approximation suffisante.

Ce point une fois déterminé, l'axe devra être absolument horizontal.

Le mouvement d'extension se réalise naturellement autour du même axe.

Le mouvement d'abduction est produit par la bascule de l'humérus autour d'un axe antéro-postérieur qui traverse son col chirurgical à peu près à deux centimètres au-dessous de la base de la grosse tubérosité. Cet axe serait situé aussi dans un plan horizontal.

Or, lorsqu'il s'agit de construire un appareil destiné à suppléer ce mouvement, le centre articulaire orthopédique de ce mouvement devra passer par le même point que celui des mouvements de flexion et d'extension.

C'est donc ce centre articulaire, suffisant pour permettre à un appareil orthopédique de suppléer aux mouvements de l'articulation scapulo-humérale, que le mécanicien orthopédiste doit connaître et pouvoir déterminer exactement.

II. — Articulation du coude

L'articulation du coude se fait entre l'extrémité inférieure de l'humérus et l'extrémité supérieure des os de l'avant-bras, le cubitus et le radius. Comme, de ces deux os, c'est le cubitus qui prend à cette articulation la part la plus importante, l'articulation du coude a reçu aussi le nom d'articulation huméro-cubitale. C'est une articulation trochléenne, c'est-à-dire configurée à la manière d'une poulie.

Surfaces articulaires.

Nous les avons décrites avec soin, lorsque nous avons parlé de l'humérus, du radius et du cubitus. — Nous rappellerons seulement que l'extrémité inférieure de l'humérus présente, pour cette articulation, en allant de dedans en dehors, une trochlée

ou poulie dont le bord interne descend plus bas
que l'externe, une rainure, puis une petite saillie
appelée condyle de l'humérus. De plus, nous ferons
remarquer, avec Sappey « que l'extrémité inférieure
de l'humérus, aplatie d'avant en arrière, et très
étendue de dedans en dehors, n'est, cependant, pas
transversale. Sa face antérieure s'incline en dedans;
son extrémité externe, représentée par l'épitrochlée,
se dirige un peu en arrière. Son grand axe prolongé ne se continuerait donc pas avec celui du côté
opposé; il viendrait effleurer la partie postéro-la-
térale du tronc, à la manière d'une tangente : disposition qui permet à l'avant-bras de se porter au-
devant du thorax, et à la main de s'élever, naturellement et sans effort, jusqu'à l'orifice buccal ».

Plus haut que les parties directement articulées,
se trouvent, en dedans et en dehors, les saillies que
nous avons décrites sous les noms d'épitrochée et
d'épicondyle, et, en avant et arrière, les cavités coronoïdienne et olécrânienne.

Du côté de l'avant-bras, les surfaces articulaires
appartiennent au radius et au cubitus. Sur le radius est
la cupule creusée à la partie supérieure de cet os;
elle reçoit le condyle de l'humérus. Sur le cubitus
est creusée une vaste cavité, la cavité sigmoïde du

cubitus, formée en arrière par la face antérieure de l'olécrâne, en avant par la face supérieure de l'apo-

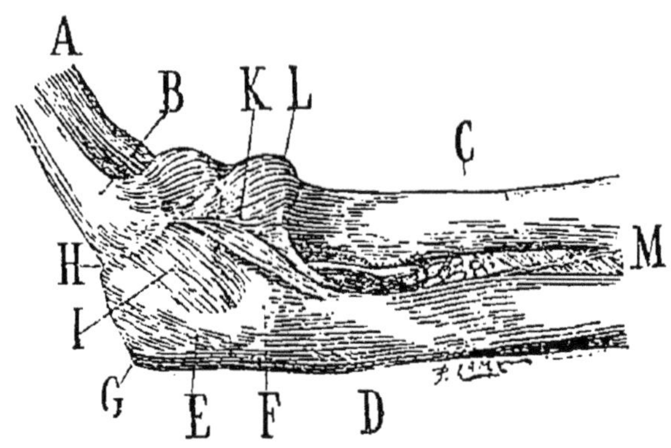

Fig. 57. — Articulation du coude vue par sa partie externe.

A. Corps de l humérus.
B. Partie inférieure de cet os.
C. Radius.
D. Cubitus.
E. Olécrâne.
F. Apophyse coronoïde.
G. Sommet de l'olécrâne.
H. Bec de l'olécrâne.
I. Ligament latéral postéro-externe.
K. Ligament latéral antéro-externe.
L. Tête du radius.
M. · Espace et ligament interosseux.

physe coronoïde. Ces deux parties sont séparées par un sillon, et cette cavité sigmoïde dans son ensemble correspond à la poulie humérale (fig. 57).

Toutes ces parties osseuses articulaires sont revêtues de cartilages.

Ligaments.

Les ligaments qui unissent les os composant l'articulation du coude sont situés en avant et sur les côtés.

Le ligament antérieur est mince et faible; il se

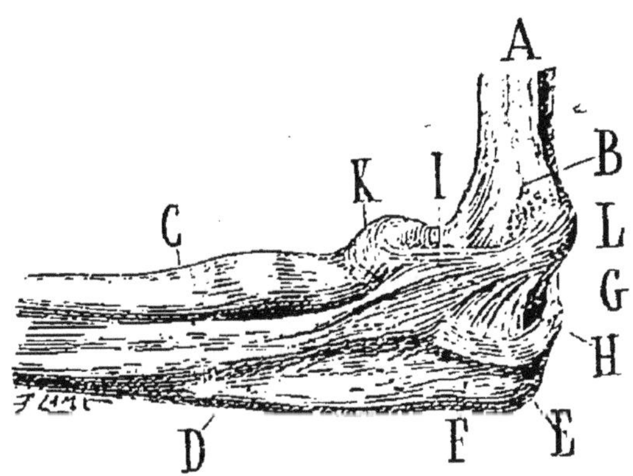

Fig. 58. — Articulation du coude vue par sa partie interne.

A. Corps de l'humérus.
B. Partie inférieure de cet os.
C. Radius.
D. Cubitus.
E. Sommet de l'olécrâne.
F. Olécrâne.
G. Bec de l'olécrâne.
H. Ligament latéral postéro-interne.
I. Ligament latéral antéro-interne.
K. Tête du radius.
L. Epitrochlée.

dirige de la partie antérieure de l'extrémité inférieur de l'humérus à la partie antérieure interne de l'apophyse coronoïde du cubitus, où il s'attache au-devant de la petite cavité sygmoïde (fig. 58).

Les ligaments latéraux sont l'un externe et l'autre interne. Ils sont formés chacun de deux faisceaux, un faisceau antérieur et un faisceau postérieur, et s'attachent tous deux par leur extrémité supérieure à la tubérosité humérale correspondante, c'est-à-dire l'externe à l'épicondyle et l'interne à l'épitrochlée. Quant à leurs insertions inférieures, nous pouvons dire, sans les étudier d'une façon approfondie, ce qui ne nous serait d'aucune utilité, que le faisceau antérieur de chaque ligament va s'attacher au bord correspondant de l'apophyse coronoïde et le faisceau postérieur au bord correspondant de l'olécrâne. Les deux faisceaux du ligament latéral externe embrassent donc l'extrémité supérieure ou tête du radius sans y prendre d'insertions.

On a désigné les divers faisceaux dont nous venons de parler sous les noms de ligaments antéro-externe, postéro-externe, antéro-interne et postéro-interne.

Synoviale.

La synoviale est très étendue et très lâche. Elle déborde en arrière les surfaces articulaires et fait issue entre elles autour et surtout au-dessus de l'olécrâne. En bas et en dehors elle se continue, comme nous le verrons tout à l'heure, avec la synoviale de l'articulation radio-cubitale supérieure.

Avant d'entreprendre l'étude des mouvements de

l'articulation du coude, nous devons dire que, comme cela a d'ailleurs lieu pour la plupart des articulations, les muscles nombreux qui l'entourent contribuent puissamment à consolider les rapports des surfaces osseuses articulaires. Le muscle brachial antérieur en avant et le muscle triceps brachial en arrière constituent des moyens d'union bien autrement efficaces que les fibres ligamenteuses qui existent au-dessous du premier de ces muscles et que celles qui existent quelquefois au-dessous du second.

Mouvements.

Les mouvements par excellence. nous pourrions presque dire les seuls mouvements de l'articulation du coude, sont la flexion et l'extention.

1° La flexion. — Le mouvement de flexion de l'avant-bras sur le bras est remarquable par sa grande étendue.

On lui a considéré deux degrés : la demi-flexion où toutes les surfaces osseuses articulaires se correspondent exactement et la flexion extrême, dans laquelle la face antérieure de l'avant-bras vient presque s'appliquer à la face antérieure du bras.

Dans cet état de flexion extrême, le bec de l'apophyse coronoïde vient s'appuyer sur le fond de la cavité coronoïdienne, et la partie antérieure de la tête du radius repose sur la dépression qui surmonte le condyle huméral.

2° Extension. — Lorsque l'avant-bras est étendu sur le bras, le bec de l'olécrâne est en rapport avec le fond de la cavité olécrânienne. Mais il est à remarquer que, dans cet état d'extention, l'axe longitudinal de l'avant-bras n'est pas situé directement sur le prolongement de celui du bras. « Il s'incline un peu en dehors (Sappey) par son extrémité inférieure ou carpienne, en sorte que le cubitus fait avec l'humérus un angle saillant extrêmement obtus, dont le sommet répond au côté interne de l'articulation, tandis que le radius forme avec le même os un angle rentrant, très obtus aussi, dirigé dans le même sens. »

Pour se rendre un compte exact de la mécanique de l'articulation du coude, il est nécessaire de bien étudier la disposition respective des surfaces articulaires et des saillies osseuses qui environnent l'articulation. Nous avons vu que l'épitrochlée fait sous la peau une saillie beaucoup plus accusée que l'épicondyle et déborde en dedans le bord de la diaphyse humérale que ne le fait en dehors l'épicondyle (fig. 59).

De plus, l'épicondyle et l'épitrochlée sont situés

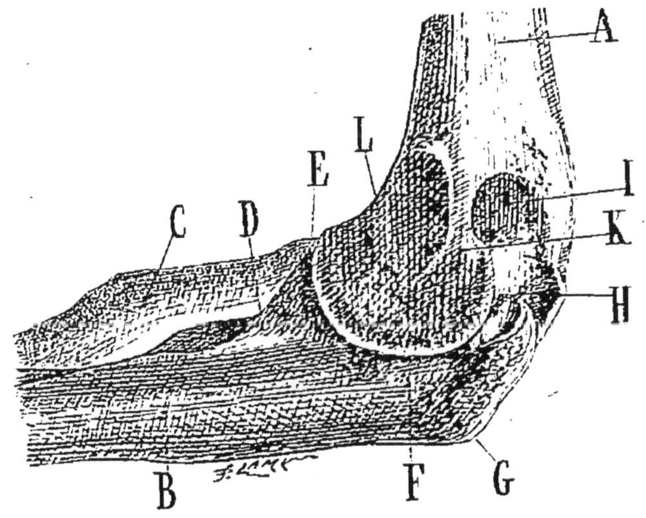

Fig. 59. — Rapports des parties osseuses du coude dans la flexion.

A. Humérus.
B. Cubitus.
C. Radius.
D. Apophyse coronoïde du cubitus.
E. Bec de cette apophyse.
F. Olécrâne.
G. Sommet de l'olécrâne.
H. Bec de l'olécrâne.
I. Cavité olécrânienne de l'humérus.
K. Epitrochlée.
L. Cavité coronoïdienne de l'humérus.

sur une même ligne horizontale, qui est située, comme il est facile de s'en rendre compte, notablement au-dessus de l'interligne articulaire. D'ailleurs, cet interligne articulaire est loin d'être horizontal comme la ligne épicondylo-épitrochléenne; il est au contraire oblique de haut en bas et de dehors en dedans ; donc les deux extrémités de l'interligne ne sont pas situées à égale distance de l'épicondyle et de l'épitrochlée ; cet interligne est plus rapproché de la première de ces saillies que de la seconde.

En dehors, dit Tillaux, la partie la plus saillante de l'épicondyle est éloignée du rebord de la cupule radiale d'environ deux centimètres ; la distance entre la partie la plus saillante de l'épitrochée et le bord inférieur de la « joue » interne de la poulie humérale est d'environ 3 centimètres. L'inclinaison de l'interligne articulaire est donc d'un centimètre.

Le diamètre transversal de l'extrémité inférieure de l'humérus chez l'adulte est en moyenne de six centimètres. Mais l'interligne articulaire n'a pas une égale largeur. Il mesure environ les deux tiers de cet espace, c'est-à-dire 4 centimètres seulement, dont 2 pour la surface condyléenne et 2 pour la surface trochléenne. Or, le rebord de la cupule radiale se trouve situé à peu près sur la même ligne verticale que l'épicondyle ; par conséquent, entre la trochlée et l'épitrochlée existe un espace de deux centimètres environ qui n'est pas articulaire, et Malgaigne a fait observer avec raison que le cubitus pourrait se luxer en dedans et occuper cet espace sans que le diamètre transversal du coude fût augmenté, mais il existerait alors un déplacement latéral de l'olécrâne, sur lequel nous reviendrons plus loin (fig. 60).

Il est encore un point très important à connaître pour le mécanicien orthopédiste aussi bien que pour le chirurgien : c'est la situation respective des trois saillies osseuses qui sont situées au niveau de l'articulation du coude, c'est-à-dire l'épicondyle, l'épitrochlée et l'olécrâne. Or, voici ce qu'on doit retenir à ce sujet : Lorsque l'avant-bras est en extension sur le bras, la partie la plus saillante de l'olécrâne, celle que l'on désigne vulgairement sous le nom de pointe du coude, est située

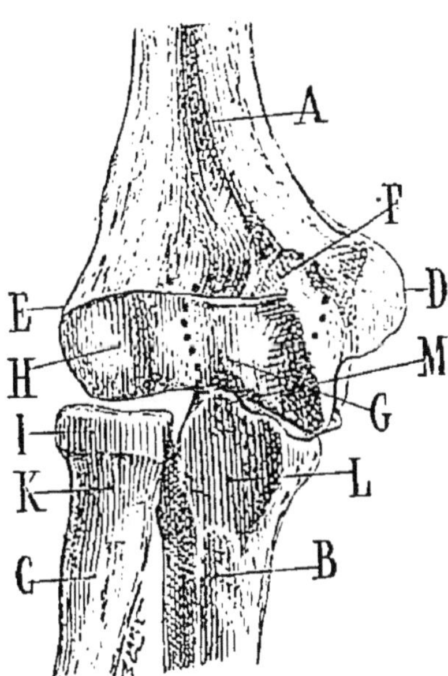

Fig. 60. — Rapports des parties osseuses du coude dans l'extension.

A. Humérus.
B. Cubitus.
C. Radius.
D. Epitrochlée.
E. Epicondyle.
F. Cavité coronoïdienne de l'humérus.
G. Trochlée humérale.
H. Condyle de l'humérus.
I. Tête du radius.
K. Col de cet os.
L. Apophyse coronoïde du cubitus.
M. Bec de l'apophyse coronoïde.

sur la même ligne transversale que les deux tubérosités interne et externe. Dans le mouvement de flexion, l'olécrâne s'abaisse ; dans la demi-flexion, il se trouve à trois centimètres au-dessous de la ligne et à 5 centimètres lorsque la flexion est complète.

Dans l'extension du bras, non seulement la pointe de l'olécrâne se trouve sur le trajet d'une ligne transversale qui réunirait les tubérosités humérales interne et externe, elle est de plus située dans un même plan vertical, c'est-à-dire qu'elle ne les dépasse pas en arrière.

Enfin l'olécrâne ne correspond pas exactement à la partie moyenne de l'espace qui sépare l'épitrochlée de l'épicondyle ; la pointe de l'olécrâne est plus rapprochée de l'épitroclée d'environ douze ou quinze millimètres. Cela est surtout appréciable chez les enfants et les sujets peu musclés : aussi la gouttière interne, celle qui loge le nerf cubital, est-elle moins large que la gouttière externe (Tillaux).

Quant à la tête du radius, elle est située à deux centimètres environ au-dessous du point le plus saillant au sommet de l'épicondyle et sur une même ligne verticale. On sent très bien à ce niveau, avec la pulpe du doigt, le rebord lisse, arrondi de la cupule du radius. Immédiatement au-dessus de cette cupule existe une dépression où s'enfonce l'extrémité du doigt : or, cette dépression correspond exactement à l'interligne articulaire. Pour s'assurer qu'on ne se trompe pas, il est facile d'imprimer à l'avant-bras des mouvements de pronation et de supination : on sent la tête du radius tourner sur son axe, et on est alors certain qu'on est exactement au point cherché.

Certains auteurs décrivent aussi dans le coude des mouvements d'inclinaison latérale; mais ils sont, en tout cas, très limités. Voici ce qu'en dit Sappey : Pour démontrer l'existence de ces mouvements, qui ne peut être mise en doute, il faut diviser l'humérus sur sa partie moyenne et immobiliser ensuite cet os en plaçant son extrémité libre entre les deux mâchoires d'un étau. Si alors on met l'avant-bras dans la demi-flexion, on pourra, sans aucun effort, lui imprimer de légers mouvements d'oscillation en dedans et en dehors. Chez certains individus, où ces mouvements latéraux sont plus prononcés, l'extrémité carpienne de l'avant-bras décrit des oscillations qui s'étendent jusqu'à deux centimètres; mais, en général, elles sont de 8 à 10 millimètres seulement. Chez la plupart des individus, les mouvements latéraux n'existent que dans la demi-flexion et très souvent aussi dans la flexion extrême; mais ils disparaissent dans l'extension. Cependant on peut en retrouver encore quelques traces, même dans l'extension forcée, lorsqu'ils sont très prononcés.

Dans les appareils formés d'une partie brachiale et d'une partie antibrachiale qui doivent s'articuler au niveau du coude, quels sont les points précis de l'articulation huméro-cubitale en dedans et en dehors où doivent correspondre les centres de mouvement interne et externe des deux portions de l'appareil? Telle est la question vraiment orthopédique que nous avons à résoudre en terminant cette étude de l'articulation du coude.

Or, il est toujours facile, nous l'avons démontré dans la description de l'humérus, de déterminer le sommet de l'épicondyle et celui de l'épitrochlée et de faire passer par chacun de ces deux points une ligne horizontale et antéro-postérieure, le sujet étant supposé debout, les bras pendant le long du corps.

Cela fait, on déterminera, comme nous l'avons dit plus haut, l'interligne articulaire. Pour cela, il suffira de se souvenir que, chez l'adulte, la partie la plus saillante, ou le sommet de l'épicondyle, est éloignée du bord de la cupule radiale de deux centimètres et que la distance entre la partie la plus saillante de l'épitrochlée et le bord inférieur de la poulie humérale est d'environ trois centimètres.

Or, en joignant ces deux points latéraux par une ligne entourant circulairement l'articulation et en prenant sur les parties latérales vingt millimètres en dedans et dix millimètres en dehors au-dessus de cette ligne, on aura les deux points où doivent se trouver les extrémités de l'axe articulaire.

Ce que nous venons de développer est l'explication théorique. Au point de vue pratique, ces différentes déterminations sont souvent presque inutiles. En effet, il suffira de marquer avec un point la partie la plus saillante de l'épitrochlée et de l'épicondyle et de compter perpendiculairement un centimètre au-dessous de l'épicondyle, deux centimètres au-dessous de l'épitrochlée ; les deux extrémités de l'axe orthopédique sont ainsi déterminées d'une façon précise.

III. — Articulations des os de l'avant-bras entre eux.

Le radius et le cubitus s'unissent directement entre eux par leurs deux extrémités supérieure et inférieure. A leur partie moyenne, les corps des deux os sont séparés par un espace elliptique, qui est comblé par un ligament membraneux s'étendant de l'un à l'autre.

Les deux articulations que forment entre elles en haut et en bas les extrémités osseuses portent le nom d'articulations radio-cubitale supérieure et radio-cubitale inférieure.

a. — *Articulation radio-cubitale supérieure.*

Cette articulation se fait entre l'extrémité supérieure du radius et celle du cubitus. C'est une articulation pivotante.

Surfaces articulaires.

La surface articulaire du cubitus est connue sous le nom de petite cavité sigmoïde de cet os. Cette petite cavité sigmoïde, dit Sappey, représente le tiers d'un cylindre creux verticalement dirigé, son étendue antéro-postérieure est de 20 millimètres, et sa hauteur de 10 à 12. Sa concavité regarde en dehors. Son bord supérieur se continue à angle droit avec la grande cavité sigmoïde.

Le radius présente pour cette articulation le contour de sa tête, contour à peu près cylindrique, d'une hauteur peu considérable en dehors, double environ au niveau de la petite cavité sigmoïde du cubitus.

Toutes ces surfaces osseuses articulaires sont encroûtées de cartilages.

Ligaments.

Le moyen d'union principal est un ligament, dit ligament annulaire, parce qu'il forme autour de la tête du radius comme un anneau incomplet, qui s'attache en avant et en arrière aux bords correspondants de la petite cavité sigmoïde. La circonférence du bord supérieur est un peu plus grande que celle du bord inférieur, ce qui contribue puissamment à maintenir la tête du radius dans sa situation.

Synoviale.

La synoviale est une dépendance de celle de l'articulation huméro-cubitale ; elle est très lâche et déborde en bas de 5 à 6 millimètres le ligament annulaire en formant un cul-de-sac à ce niveau.

b. — *Articulation radio cubitale inférieure.*

Cette articulation est constituée par l'union de

l'extrémité inférieure du radius avec celle du cubitus. C'est, comme la précédente, une articulation pivotante.

Surfaces articulaires.

Ces surfaces présentent une disposition inverse de celle de l'articulation radio-cubitale supérieure. Dans cette dernière articulation, le cubitus reçoit la tête du radius dans une cavité creusée à cet effet, c'est le radius qui offre une cavité creusée sur le prolongement inférieur de son bord interne, et le cubitus une saillie qui vient s'y loger.

La cavité du radius porte le nom de cavité glénoïde ; elle a une hauteur d'environ 15 à 16 millimètres et représente le tiers environ d'un segment de cylindre coupé suivant son axe (Sappey).

La saillie du cubitus est appelée tête de cet os et offre à sa partie interne, pour s'unir au radius, une facette demi-circulaire qui n'est pas verticale, mais un peu oblique de haut en bas et de dehors en dedans et plus haute au niveau de sa partie moyenne qu'à ses extrémités.

Toutes ces surfaces osseuses sont revêtues d'une lame cartilagineuse.

Ligaments

Deux minces ligaments unissent le radius au cubitus : l'un antérieur, l'autre postérieur, allant directement de l'un des os à l'autre.

Mais le moyen d'union le plus important de cette articulation est un fibro-cartilage qui va d'une fossette située entre la tête du cubitus et son apophyse styloïde jusqu'à la partie inférieure de la cavité glénoïde du radius. Il est transversal et horizontal et a la forme d'un triangle à sommet interne, s'amincissant à mesure qu'on s'avance vers sa base. Nous reviendrons longuement sur ce fibro-cartilage ou ligament triangulaire en traitant de l'articulation radio-carpienne.

Synoviale.

Très analogue par sa disposition avec la synoviale de l'articulation radio-cubitale supérieure, elle déborde en haut la tête du cubitus comme celle-là déborde en bas la tête du radius. Elle est indépendante de celle du poignet.

c. — *Union des deux os de l'avant-bras par leur
partie moyenne.*

L'espace elliptique que circonscrivent le corps du
radius et celui du cubitus est occupé par une membrane fibreuse qui a reçu le nom de ligament interosseux. Ce ligament, mince, plus résistant à sa
partie moyenne qu'à ses extrémités, s'attache en
dehors au bord interne tranchant du radius et en
dedans au bord externe tranchant du cubitus. Il est
destiné beaucoup moins à unir les deux os entre eux
qu'à servir à l'insertion de nombreux muscles par sa
face antérieure et par sa face postérieure.

d. — *Mouvements des articulations radio-cubitales.*

Ces deux articulations radio-cubitales, supérieure
et inférieure, sont, comme nous l'avons vu, des articulations pivotantes. Donc la mobilité qu'elles peuvent exécuter consiste simplement dans un mouvement tournant.

Pour réaliser ce mouvement, les deux os ont un
rôle absolument différent. Le cubitus est fixe, immobile. Le radius, au contraire, est doué d'une

extrême mobilité. Pour s'en rendre compte, il suffit de saisir la main d'un squelette et de la tourner dans tous les sens ; on verra, tandis que le cubitus reste fixe, le radius se rapprocher et s'éloigner tour à tour de cet os, et tantôt le croiser à angle aigu, tantôt lui devenir parallèle.

Dans le premier cas, c'est-à-dire lorsque le radius croise le cubitus à angle aigu, la paume de la main est tournée directement en arrière ; dans le second cas, c'est-à-dire lorsque le radius est parallèle au cubitus, la paume de la main est tournée directement en avant. On a donné à la première position le nom de pronation et à la seconde celui de supination.

1° *Pronation*.

Dans la pronation, dit Sappey, le radius s'enroule autour du cubitus à la manière d'une demi-spirale. Les extrémités et sa partie moyenne ne se comportent pas, du reste, de la même manière. Chacune d'elles affecte un mode de mouvement qui lui est propre.

L'extrémité supérieure du radius tourne autour de son axe. Le contour de sa tête glisse d'avant en arrière sur la petite cavité sygmoïde du cubitus et décrit ainsi une demi-circonférence environ. La facette par laquelle ce contour s'appliquait au cubitus se dirige en arrière et soulève la partie correspondante du ligament annulaire qui se trouve alors fortement tendue.

L'extrémité inférieure du radius ne se meut pas autour de son axe, mais autour de l'axe du cubitus. En haut, c'est le pivot de l'articulation qui tourne autour de son anneau immobile; en bas, c'est l'anneau incomplet de l'articulation qui tourne autour du pivot. D'un côté, il y a rotation; de l'autre, il y a translation ou plutôt circumduction. Dans ce mouvement de circumduction, l'extrémité inférieure du radius vient se placer d'abord en avant de celle du cubitus, et, si le mouvement continue, elle passe à son côté interne, parcourant ainsi une demi-circonférence.

2° *Supination.*

Dans ce mouvement, le radius, croisé primitivement avec le cubitus pour produire la pronation, devient parallèle à cet os, et les phénomènes qui se passent sont diamétralement opposés à ceux que nous venons de signaler dans le mouvement précédent. — Le contour de la tête du radius glisse sur la petite cavité sigmoïde du cubitus d'arrière en avant. L'extrémité inférieure du radius, glissant d'avant en arrière sur la tête du cubitus, vient se placer à son côté externe, « en sorte que son apophyse styloïde se trouve exactement sur la même ligne que l'apophyse styloïde de cet os. »

IV. — Articulation radio-carpienne.

On désigne sous ce nom l'articulation qui se fait entre l'extrémité inférieure des os de l'avant-bras et les os de la rangée supérieure du carpe. Le cubitus n'entrant que médiatement dans sa constitution, ainsi que nous le verrons tout à l'heure, on n'a pas jugé utile de le faire entrer dans la dénomination de cette articulation. On l'a encore appelée articulation du poignet, mais bien à tort, car le poignet comprend encore les articulations des os du carpe entre eux et celles du carpe avec les métacarpiens.

L'articulation radio-carpienne est une articulation unicondylienne.

Surfaces articulaires.

Les deux os qui composent l'avant-bras ne descendent pas par leur partie inférieure au même niveau. Le cubitus est situé plus haut que le radius; et, pour que ce niveau soit rétabli, il existe, comme nous l'avons vu, un fibro-cartilage triangulaire, qui s'insère par son sommet à une dépression ou fossette située immédiatement en dehors de l'apophyse styloïde du cubitus et par sa base au bord interne de la facette articulaire du radius. Donc, le cubitus, par sa facette inférieure, ne fait pas partie intégrante de l'articulation radio-carpienne; cette facette est en contact seulement avec la face supérieure du fibro-cartilage.

Cela posé, nous pouvons dire que, par en haut, la surface articulaire est constituée par la face inférieure du fibro-cartilage et par la surface articulaire de l'extrémité inférieure du radius.

De la face inférieure du fibro-cartilage nous n'avons rien à dire, si ce n'est qu'elle est absolument lisse.

Quant à la surface articulaire radiale, elle constitue les deux tiers ou les trois quarts de la surface articulaire totale. Elle est, comme nous l'avons vu, divisée en deux facettes secondaires par une crête mousse antéro-postérieure : la facette externe, en forme de triangle à sommet dirigé en dehors, reçoit le scaphoïde ; la facette interne, quadrilatère, loge le semi-lunaire.

La cavité superficielle, peu profonde, constituée par le radius et le fibro-cartilage, a une direction transversale. Son grand axe, dit Sappey, étendu de l'apophyse styloïde du radius à celle du cubitus, mesure 40 à 45 millimètres, et son petit axe, dirigé du bord antérieur vers le bord postérieur de la facette radiale, 16 à 18. — Son bord postérieur descend un peu plus bas que l'antérieur ; il ne regarde pas directement en bas, mais en bas et un peu en avant.

A cette cavité formée par le ligament triangulaire et la facette articulaire inférieure radiale correspond, du côté du carpe, un véritable condyle, constitué par les trois premiers os de la rangée supérieure du carpe. On se souvient que le carpe est formé de deux rangées composées chacune de quatre os : une rangée supérieure ou antibrachiale et une rangée inférieure ou métacarpienne. Les quatre os qui forment la première sont, en allant de dehors en dedans, le scaphoïde, le semi-lunaire, le

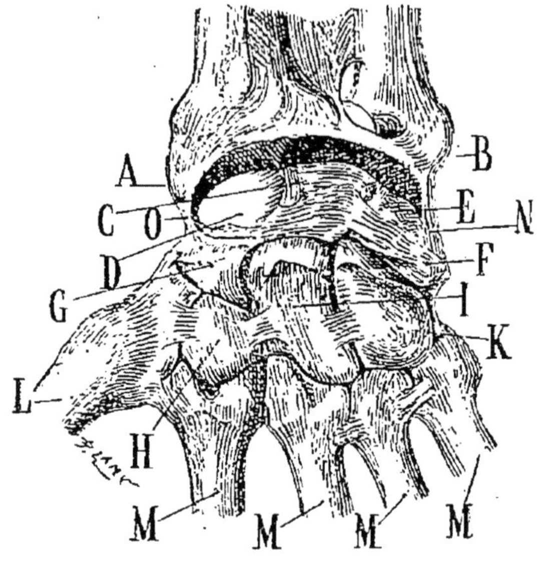

Fig. 61. — Articulation radio-carpienne
vue par sa partie antérieure.

A. Apophyse styloïde du radius.
B. Apophyse styloïde du cubitus.
C. Pyramidal.
D. Scaphoïde.
E. Pyramidal.
F. Pisiforme.
G. Trapèze.
H. Trapèzoïde.
I. Grand os.
K. Os crochu.
L. Premier métacarpien.
MMMM. Les quatre derniers métacarpiens.
N. Ligament latéral interne.
O. Ligament latéral externe.

pyramidal et le pisiforme. Le pisiforme est absolument indépendant de l'articulation que nous étudions et s'unit seul séparément au pyramidal. Quant aux trois autres os, le scaphoïde correspond, comme nous l'avons dit, à la facette triangulaire externe de la facette radiale, le semi-lunaire à la facette quadrilatère interne, et le pyramidal au ligament triangulaire. — Ces trois os du carpe sont revêtus de cartilage, comme la surface articulaire radiale. Ils sont, de plus, solidement unis par des ligaments qui vont de l'un à l'autre, et leur ensemble constitue une saillie dont la direction, les dimensions et la courbure reproduisent très exactement celles de la cavité destinée à les recevoir.

« La surface de ce condyle, comme celle de la cavité, descend obliquement de la face palmaire vers la face dorsale du carpe. »

Ligaments.

Quatre ligaments, l'un antérieur, le second postérieur, les deux autres latéraux, servent à unir entre eux le condyle carpien et la cavité articulaire fibro-radiale.

Les anatomistes distinguent dans le ligament antérieur deux faisceaux, l'un interne, l'autre externe, dont nous n'avons pas à nous occuper ici. La même disposition existe sur le ligament postérieur.

Quant aux ligaments latéraux, ils sont l'un externe et l'autre interne. Tous deux s'attachent en haut à l'une des deux apophyses styloïdes, l'externe au sommet de celle du radius, l'interne à la base de celle du cubitus, et en bas aux os correspondants du carpe, l'externe au scaphoïde et l'interne au pyramidal. Faisons seulement remarquer que le ligament latéral interne revêt la forme d'un cône creux, dans lequel s'introduit un prolongement de la synoviale de l'articulation radio-carpienne.

Tous ces ligaments, groupés autour de l'articulation et presque continus sans intervalle les uns avec les autres, lui forment une sorte de véritable capsule, comparable à celle de l'épaule ou de la hanche.

Synoviale.

La synoviale est beaucoup plus lâche en arrière qu'en avant et communique le plus souvent avec celle de l'articulation radio-cubitale inférieure, qui n'en représente par conséquent qu'un prolongement.

Mouvements.

Les mouvements principaux, essentiels, caractéristiques de l'articulation radio-carpienne sont la flexion et l'extension ; mais, en outre, elle a des mouvements d'inclinaison latérale, qui sont aussi très importants ; et, enfin, l'articulation prend toutes les positions intermédiaires aux précédentes et décrit, par conséquent, un mouvement de circumduction qui est très étendu.

Pour décrire tous ces mouvements. nous supposons toujours l'avant-bras dans la position de pronation, c'est-à-dire la paume de la main tournée en avant.

1o *Flexion*.

La flexion est constituée par le mouvement que fait la main pour que sa paume s'incline sur l'avant-bras et se rapproche de la face antérieure de ce segment du membre supérieur. Ce mouvement est très étendu, puisque la main peut facilement arriver à former avec l'avant-bras un angle droit. · Nous savons fort bien que la totalité du mouvement de flexion ne se passe pas dans l'articulation radio-carpienne et qu'une part très importante de ce mouvement est due à l'articulation médio-carpienne, comme nous le verrons tout à l'heure. Mais, si nous décrivons maintenant ce mouvement d'une façon complète, c'est parce que, en orthopédie, on peut et on doit y suppléer par un appareil dont l'axe doit être déterminé au moyen des points de repère fournis par l'articulation radio-carpienne.

2° *Extension.*

L'extension, quoique très étendue aussi, l'est un peu moins, chez la plupart des sujets, que la flexion. Elle consiste dans le mouvement de la main en arrière, de telle façon que le dos de cet organe se rapproche peu à peu de la face postérieure ou dorsale de l'avant-bras. Mais il faut bien remarquer qu'ici la main ne forme jamais un angle droit avec cette face postérieure de l'avant-bras, sauf chez quelques sujets prédisposés où la mobilité des articulations est plus grande que normalement. Cet angle est d'ordinaire de 100 degrés.

Ici, nous ferons une remarque diamétralement opposée à celle que nous avons faite à propos du mouvement de flexion. C'est dans l'articulation radio-carpienne que l'extension a son siège principal, et l'articulation médio-carpienne n'y concourt que très faiblement.

Les mouvements de flexion et d'extension, c'est-à-dire les mouvements antéro-postérieurs de l'articulation radio-carpienne, se passent autour d'un axe transversal « qui traverse les trois premiers os de la première rangée du carpe et qui répond, par ses extrémités, au sommet des deux apophyses styloïdes. »

3o *Mouvements latéraux*.

L'avant-bras est toujours supposé en pronation; nous ajouterons que l'on désigne sous le nom de bord radial de la main celui qui est situé en dehors et qui correspond au pouce, et sous le nom de bord cubital celui qui est situé en dedans et qui correspond au petit doigt.

Ces mouvements latéraux ou mouvements d'inclinaison sont au nombre de deux. L'un est dit mouvement d'inclinaison en dehors, quand le bord radial de la main s'éloigne du tronc, l'avant-bras étant supposé toujours immobile dans sa position de pronation. L'autre est dit mouvement d'inclinaison en dedans, quand, dans la même position de l'avant-bras, le bord cubital de la main se rapproche du tronc.

Ces mouvements d'inclinaison en dehors et en dedans, quoique assez étendus, le sont moins,

comme il est facile de s'en convaincre sur soi-même,
que les mouvements de flexion et d'extension.
L'angle que forment le bord radial et le bord cubital
de la main avec les faces externe et interne de l'a-
vant-bras ne dépasse en aucun cas 135°, et il n'arrive
même à cette limite que chez certains sujets où les
ligaments sont distendus et les articulations lâches.

4° *Circumduction.*

Naturellement le mouvement de circumduction
participe de l'étendue des divers mouvements que
nous venons d'étudier. Il est donc plus limité dans
le sens transversal que dans le mouvement antéro-
postérieur. La main décrit un cône dont la base très
large représente une ellipse, dont le sommet est à
l'articulation radio-carpienne et dont le grand axe se
dirige d'avant en arrière.

Il nous reste à déterminer l'axe articulaire orthopédique des appareils destinés à suppléer aux mouvements du poignet ; et, comme nous l'avons dit, si
nous étudions cet axe ici en faisant abstraction des
autres articulations du carpe, c'est parce que c'est
ainsi qu'on doit envisager la question au point de
vue des appareils, et leur axe doit être déterminé

au moyen des points de repère pris au niveau de l'articulation radio-carpienne.

Pour y trouver l'axe articulaire des appareils, il suffit de déterminer la pointe ou extrémité inférieure des apophyses styloïdes du radius et du cubitus, chose facile par le procédé que nous avons décrit en étudiant ces deux saillies osseuses. Puis on fera passer par chacun de ces points une ligne horizontale et circulaire entourant l'articulation. Celle de ces lignes passant par l'apophyse styloïde du cubitus sera, comme l'indique l'anatomie, plus élevée chez la plupart des sujets d'environ 10 millimètres que celle passant par l'apophyse styloïde du radius. On tracera une ligne horizontale et circulaire entourant le poignet et passant à égale distance de ces deux lignes, et c'est aux parties latérales de ce trait que correspondront les extrémités interne et externe de l'axe articulaire orthopédique.

Articulations carpiennes.

Les articulations carpiennes comprennent : les articulations des os de la première rangée entre eux, celles des os de la seconde rangée entre eux et enfin celles des deux rangées l'une avec l'autre.

Les articulations des os de chaque rangée entre eux sont des arthrodies très serrées qui ne permettent que d'insignifiants mouvements de glissement, et nous n'avons pas à en dire plus long ici.

Articulation des deux rangées du carpe entre elles.

Cette articulation est encore appelée articulation médio-carpienne.

Elle a été parfaitement décrite par Sappey. Elle résulte, dit-il, du concours de sept os.

En dehors, le trapèze et le trapézoïde, situés sur le même niveau, répondent au scaphoïde. La ligne de contact des trois surfaces se dirige transversalement.

En dedans, le grand os et l'os crochu, unis l'un à l'autre de la manière la plus solide, forment un condyle brisé, dont la convexité, peu régulière et transversale aussi, s'élève bien au-dessus de l'interligne articulaire des surfaces précédentes. Ce condyle est reçu dans une cavité semi-ellipsoïde constituée par les trois os de la première rangée, le scaphoïde, le semi-lunaire et le pyramidal.

L'articulation médio-carpienne comprend donc deux articulations secondaires : l'une externe, qui représente une arthrodie ; l'autre interne, plus importante, qui répète l'articulation radio-carpienne et qui appartient, comme celle-ci, au genre des articulations uni-condyliennes. « Cette dernière a été rangée par quelques auteurs dans la classe des énarthroses ; mais de celles-ci elle ne possède ni le mode de configuration, ni le fibro-cartilage destiné à agrandir la cavité de réception, ni les mouvements ; elle en diffère, en un mot, par tous ses caractères, qui tous, au contraire, la rapprochent des articulations condyliennes. »

Tous les os composant cette articulation sont réunis entre eux par des ligaments antérieurs ou palmaires et postérieurs ou dorsaux, qui vont directement de l'un à l'autre.

Quant à la synoviale, elle est extrêmement lâche, surtout en arrière, et se prolonge en haut et en bas dans les intervalles des facettes justaposées, donc elle présente deux prolongements supérieurs et trois inférieurs.

Les mouvements de cette articulation sont : la flexion, l'extension et les mouvements latéraux.

Comme nous l'avons dit plus haut, la flexion est trop étendue, beaucoup plus que celle qui se passe dans l'articulation radio-carpienne. Inversement, l'extension est très limitée ici, d'où il est facile de conclure que « les mouvements antéro-postérieurs de la rangée métacarpienne du carpe sont essentiellement complémentaires de ceux du poignet. L'articulation radio-carpienne se fléchissant peu et s'étendant beaucoup, l'articulation médio-carpienne se fléchit beaucoup et s'étend peu : elle n'entre en action que pour ajouter à la première ce qui lui manque. »

Les mouvements latéraux ont été niés par la plupart des auteurs, qui les regardent comme impossibles, les deux rangées se pénétrant réciproquement. Mais Sappey fait remarquer qu'il en serait, en effet, ainsi, si les articulations de la rangée supérieure étaient immobiles. Mais elles ne le sont pas ; elles possèdent, au contraire, une assez grande mobilité pour permettre à leurs surfaces articulaires de s'incliner les unes sur les autres. Ces mouvements latéraux, faciles à constater, s'ajoutent à ceux de l'articulation radio-carpienne qui les précèdent et les déterminent. »

V. — Articulations du Métacarpe.

Les os du métacarpe s'articulent d'une part avec

les os du carpe et d'autre part entre eux. Les premières articulations ont reçu naturellement le nom d'articulations carpo-métacarpiennes et les secondes celui d'articulations métacarpiennes.

Les articulations carpo-métacarpiennes n'ont rien qui nous intéresse ici. Ce sont de simples arthrodies où les métacarpiens sont unis aux os voisins du carpe par des ligaments antérieurs ou palmaires et dorsaux ou postérieurs. Mais une exception doit être faite pour la première de ces articulations en allant de dehors en dedans, c'est-à-dire pour l'articulation carpo-métacarpienne du pouce, dont nous devons donner un aperçu rapide.

Cette articulation est une articulation par emboîtement réciproque entre la facette articulaire inférieure du trapèze et la facette articulaire supérieure du premier métacarpien. La première est concave transversalement et convexe d'avant en arrière; la seconde est configurée à la manière d'une selle, c'est-à-dire concave d'avant en arrière et convexe transversalement. Deux ligaments, l'un antérieur ou palmaire très faible, l'autre postérieur ou dorsal plus fort, unissent les deux surfaces osseuses articulaires en se portant verticalement de l'une à l'autre. La synoviale appartient spécialement à cette articulation et est indépendante de celle des articulations voisines.

Les mouvements de cette articulation sont remarquables par leur étendue et leur variété. Ce sont des mouvements de flexion, d'extension, d'adduction, d'abduction et de circumduction. Ces mouvements n'ont rien de particulier, mais il est facile de remarquer que le premier métacarpien, qui supporte, comme on le sait, le pouce, présente un mouvement tout spécial, qui n'est réalisé dans aucune autre partie de l'organisme et qui est connue sous le nom de mouvement d'opposition. Il consiste en ce que le pouce, par son extrémité, se met en contact avec les quatre derniers doigts. Ce mouvement est une combinaison du mouvement de flexion du premier métacarpien avec son mouvement d'adduction. C'est lui qui permet à la main ses fonctions de préhension en formant une sorte de pince, dont une branche serait formée par le premier métacarpien et le pouce et l'autre par le reste de la main et les quatre derniers doigts.

Quant aux quatre dernières articulations carpométacarpiennes, nous savons qu'elles sont des arthrodies ; et, comme telles, elles n'ont que des mouvements insignifiants de glissement.

a. — *Articulations métacarpiennes.*

Les quatre derniers métacarpiens, éloignés les uns des autres au niveau de leur partie moyenne ou corps de façon à former le gril métacarpien, sont unis entre eux par leur extrémité supérieure et par leur extrémité inférieure.

Pour l'articulation de leur extrémités carpiennes, ils présentent des facettes latérales encroûtées d'une lame cartilagineuse qui se continue avec celle de leur face supérieure et revêtues par des prolongements de la synoviale commune. Des ligaments dorsaux et palmaires, transversalement étendus d'un métacarpien aux métacarpiens voisins, et des ligaments interosseux courts, serrés et résistants maintiennent en rapport les surfaces articulaires.

Par leur extrémité inférieure les métacarpiens ne s'unissent pas véritablement par une articulation ; ils sont simplement reliés les uns aux autres par une bandelette qui s'applique sur leur partie antérieure et les relie transversalement en se portant de l'un à l'autre. « Cette bandelette fibreuse, appelée ligament transverse, se confond en bas avec les fibro-cartilages des articulations métacarpo-phalangiennes.

Les articulations supérieures sont des arthrodies ; donc elles ne possèdent que de très petits mouvements de glissement. Quant aux extrémités inférieures, elles ne forment point d'articulations entre elles, comme nous venons de le voir, et ne peuvent par conséquent être étudiées au point de vue de leur mobilité articulaire. »

b. — *Articulations métacarpo-phalangiennes.*

Les articulations métacarpo-phalangiennes sont des énarthroses. En effet, les surfaces articulaires sont constituées à l'extrémité inférieure des métacarpiens par une véritable tête et à l'extrémité supérieures des premières phalanges par une cavité de réception.

La tête des métacarpiens n'est pas arrondie régulièrement comme celle de l'humérus ou du fémur ; elle est aplatie transversalement et représente un segment de sphéroïde. « Elle peut être, dit Sappey, comparée à un hémisphère dont les parties latérales auraient été verticalement détachées. Sa convexité, dirigée en bas, est donc beaucoup plus étendue d'avant en arrière que dans le sens transversal. Elle s'élève plus haut du côté qui répond à la flexion que du côté qui répond à l'extension. »

Quant à la cavité des premières phalanges, elle est appelée cavité glénoïde et équivaut aux deux cinquièmes de la surface articulaire des métacarpiens. Elle est ovale et son grand axe est transversal, c'est-à-dire perpendiculaire à celui de la tête métacarpienne. Comme cette cavité est plus petite que la surface osseuse qu'elle doit recevoir, il existe pour l'agrandir une disposition semblable à celle de l'articulation de la hanche et de l'articulation de l'épaule, c'est-à-dire un fibro-cartilage. Seulement, ici, ce fibro-cartilage n'entoure pas toute la cavité, mais n'existe que sur la moitié antérieure de son pourtour.

Deux ligaments latéraux, l'un interne et l'autre externe, maintiennent en rapport les surfaces articulaires.

Mentionnons encore la synoviale, très lâche du côté de l'extension.

Enfin, disons que l'articulation métacarpo-phalangienne du pouce, quoique ayant la même configuration générale que celle des quatre derniers doigts, en diffère un peu en ce que la tête du métacarpien est presque plane et la cavité glénoïde de la première phalange très superficielle.

Les mouvements sont : la flexion, l'extension, les mouvements latéraux, la circumduction, enfin des mouvements latéraux.

La flexion et l'extension, c'est-à-dire les mouvements antéro-postérieurs, sont les plus étendus. Dans la flexion surtout, l'arc parcouru est très considérable et mesure 90°, puisque la première phalange devient perpendiculaire au métacarpien. L'extension est plus limitée et le doigt, revenu à la position primitive, s'incline peu en arrière, sauf chez certains sujets.

Les mouvements latéraux sont l'abduction et l'adduction, par lesquels les doigts s'éloignent et se rapprochent de l'axe longitudinal de la main, qui passe par le troisième métacarpien et le médius.

Le cône décrit par les doigts dans le mouvement de circumduction est assez régulier, c'est-à-dire que sa base est à peu près circulaire.

Enfin, le mouvement de rotation que les doigts exécutent sous l'influence de la volonté est « à peine sensible, bien que réel. Mais si, après avoir fixé l'un des métacarpiens, on imprime à la phalange un mouvement autour de son axe, la rotation devient manifeste et même assez étendue. Le procédé le plus sûr pour constater cette rotation consiste à diviser le métacarpien sur sa partie moyenne et à le placer ensuite entre les deux mâchoires d'un étau ; en saisissant la première phalange préalablement dépouillée de son enveloppe tégumentaire, on peut non-seulement lui commuquer un mouvement de rotation, mais aussi des mouvements de glissement dans le sens transversal. » (Sappey).

VI. — Articulations phalangiennes

Les articulations phalangiennes sont des articulations trochléennes, c'est-à-dire en forme de poulie.

Les surfaces articulaires sont formées sur l'extrémité inférieure des premières et des secondes phalanges par une poulie aplatie de la face dorsale à la face palmaire, c'est-à-dire allongée dans le sens transversal, et dirigée dans le sens antéro-postérieur. « Cette poulie remonte plus haut, dit Sappey, du côté de la flexion que du côté de l'extension sur les premières phalanges ; sur les secondes, elle s'élève à la même hauteur en avant et en arrière. »

Sur l'extrémité supérieure des deux dernières

phalanges existent, comme dans toutes les articulations trochléennes, deux petites cavités glénoïdes séparées par une crête antéro-postérieure mousse.

Une disposition analogue à celle des articulations métacarpo-phalangiennes se remarque au niveau des cavités glénoïdes, qui sont complétées et agrandies par un fibro-cartilage, qui occupe de même la moitié antérieure de leur pourtour.

Toutes ces surfaces osseuses, comme celles des articulations précédentes, sont revêtues d'une lame de cartilage.

Deux ligaments latéraux, l'un externe et l'autre interne, unissent les phalanges.

La synoviale est beaucoup moins lâche que celle des articulations métacarpo-phalangiennes.

Comme ces dernières, les articulations phalangiennes sont consolidées en avant par les tendons des muscles fléchisseurs et surtout par leur gaîne fibreuse solide, et en arrière par les tendons des muscles extenseurs, qui s'insèrent au-dessus et en arrière des secondes phalanges par une languette médiane et aux troisièmes phalanges par deux languettes juxtaposées qui jouent le rôle de ligaments postérieurs, comme la gaîne des muscles fléchisseurs joue celui de ligaments antérieurs.

Les mouvements des articulations phalangiennes sont : la flexion, l'extension et des mouvements latéraux.

Lorsque le mouvement de flexion est porté à sa limite extrême, les secondes phalanges deviennent perpendiculaires aux premières, et les troisièmes aux secondes, c'est-à-dire que l'arc décrit est de 90°. L'extension ne consiste guère, comme aux articulations métacarpo-phalangiennes, que dans le retour à la situation normale et primitive de rectitude.

Les mouvements latéraux ont été étudiés par Sappey ; d'après cet auteur, ils sont trop manifestes pour les dernières phalanges. « Après avoir immobilisé les secondes, on peut très-facilement faire osciller les troisièmes de dedans en dehors et de dehors en dedans. Ces mouvements sont beaucoup moins prononcés sur les secondes, quelquefois même à peu près nuls. »

CHAPITRE III

ARTICULATIONS DU MEMBRE INFÉRIEUR

Nous avons vu que le membre supérieur est formé de quatre segments ; l'épaule, le bras, l'avant-bras et la main. Il présente à ce point de vue une complète analogie de conformation avec le membre inférieur, lui aussi composé de quatre-segments qui correspondent aux précédents : la hanche correspondant à l'épaule, la cuisse au bras, la jambe à l'avant-bras et le pied à la main. Seulement, tandis que l'épaule est constituée par deux os, l'omoplate et la clavicule, la hanche n'en a qu'un seul, l'os iliaque.

De même qu'au membre supérieur, chacun des segments s'articule avec le segment voisin. Nous envisagerons donc successivement l'articulation de l'os de la hanche avec celui de la cuisse, celle de la cuisse avec la jambe, celles des os de la jambe entre eux, celle de la jambe avec le pied ; enfin, celles des différents os du pied entre eux.

I. — Articulation de la hanche

L'articulation de la hanche est une énarthrose, c'est-à-dire qu'elle fait partie de cette classe d'articulations qui ont les mouvements les plus variés et les plus étendus.

Surfaces articulaires

Elles sont constituées : du côté du bassin par la cavité cotyloïde de l'os iliaque et du côté du fémur par la tête de cet os.

La cavité cotyloïde de l'os iliaque, dont nous avons déjà parlé au chapitre de l'étude des os, est une dépression considérable creusée dans l'os iliaque et dont l'axe est dirigée en dehors, en bas et un peu en arrière.

Cette cavité a une capacité un peu moindre que celle d'une demi-sphère et est composée de deux

parties absolument distinctes et situées à un niveau
différent (fig. 62) :

1° Une partie en forme de croissant, dont l'échancrure est située en bas et un peu en avant. Cette partie est lisse, revêtue de cartilage et en contact direct
avec la tête du fémur ;

2° Une partie beaucoup plus profonde, entourée par
la précédente, légèrement rugueuse, non revêtue de
cartilage et remplie, à l'état frais, par un coussinet graisseux qui amortit les chocs que la tête du fémur pourrait transmettre à cette portion de l'os iliaque. Elle a
reçu le nom d'arrière-fond

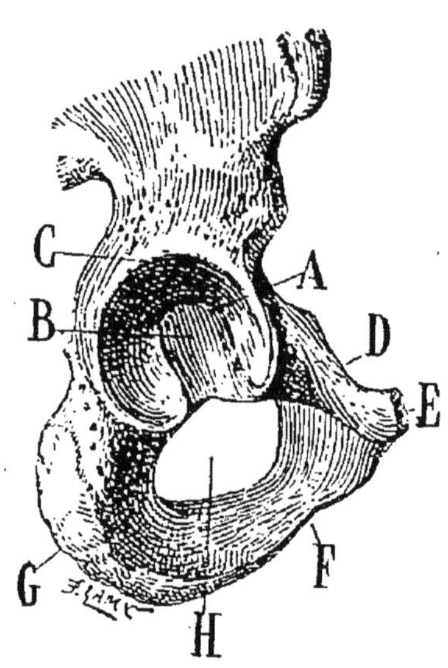

Fig. 62. — Partie inférieure de
de la face extérieure de l'os
iliaque.

A. Surface cartilagineuse de la
cavité cotyloïde.
B. Arrière-fond de cette cavité.
C. Sourcil cotyloïdien.
D. Branche horizontale du pubis.
E. Symphyse pubienne.
F. Branche descendante du pubis.
G. Tubérosité de l'ischion.
H. Trou obturateur.

de la cavité cotyloïde et n'est pas en contact direct
avec la tête du fémur, dont la sépare le coussinet
graisseux. Son niveau est à 3 ou 4 millimètres plus
bas que celui de la partie articulaire. La lame osseuse
qui la sépare de l'intérieur du bassin se réduit le
plus souvent à une telle minceur qu'elle devient

demi-transparente. L'arrière-fond de la cavité cotyloïde comprend environ le quart de cette cavité,
dont les trois autres quarts sont formés par la partie
articulaire.

La cavité cotyloïde est entourée, sauf au niveau de
son échancrure, par un rebord osseux, qui décrit
environ les quatre cinquièmes d'une circonférence.
Il protège donc cette cavité sur la plus grande partie
de son pourtour, surtout en haut, où il est beaucoup
plus saillant et plus épais que dans ses autres parties. En cet endroit, il s'applique à la partie
supérieure de la tête du fémur, au-dessus de laquelle
il s'avance pour lui offrir un plus large point
d'appui.

Ce rebord osseux a reçu le nom de sourcil cotyloïdien, parce qu'il est saillant au-dessus du fémur,
comme l'arcade sourcilière l'est au-dessus de l'orbite
et que ces deux saillies ont un rôle de protection
analogue, l'un par rapport à l'articulation de la
hanche, l'autre par rapport à l'œil.

Dans certaines maladies, notamment dans la tuberculose osseuse, c'est-à-dire dans la coxalgie, ce
sourcil cotyloïdien est peu à peu usé, et alors la tête
du fémur, n'étant plus retenue dans la cavité cotyloïde, puisque les ligaments eux aussi ont été dé-

truits, sort de cette cavité, franchit l'endroit où se trouvait le rebord osseux qui n'existe plus et va se loger dans cette partie de l'os iliaque qui est située plus haut, qui est légèrement déprimée et que nous avons étudiée en ostéologie sous le nom de fosse iliaque externe. Ce déplacement a été appelé luxation pathologique ou spontanée de la hanche : pathologique parce qu'il est la conséquence de la maladie articulaire, spontanée parce qu'aucun effort comparable à celui qui est indispensable pour donner lieu à une luxation dans les conditions normales de santé n'est nécessaire à sa production.

La tête du fémur est tournée en sens inverse de la cavité cotyloïde, dans laquelle elle est reçue, c'est-à-dire que son axe se dirige en haut, en dedans et un peu en avant.

Elle est régulièrement arrondie et plus qu'hémisphérique, point sur lequel nous reviendrons plus tard, mais aussi sur lequel nous tenons à attirer dès maintenant l'attention. « Sa base, dit Sappey, n'est pas circonscrite par une ligne circulaire, mais par deux lignes courbes, l'une supérieure, l'autre inférieure plus grande, qui s'unissent à angle obtus au niveau du bord supérieur du col, et par leur extrémité opposée au niveau de sa face postérieure. » A l'union de son tiers inférieur avec ses deux tiers supérieurs existe une dépression à laquelle s'insère un ligament sur lequel nous reviendrons dans un instant.

La tête du fémur est revêtue d'une lame cartilagineuse, qui est plus épaisse sur sa partie supérieure que sur la partie inférieure et plus mince sur sa périphérie.

A la tête du fémur se rattache étroitement le col, portion osseuse rétrécie qui la supporte et qui entre, ainsi que nous le verrons, dans la constitution de l'articulation coxo-fémorale par une partie au moins de son étendue.

Ce col, dont nous avons donné plus haut une description suffisamment détaillée, est limité en dehors par les deux trochanters, le grand et le petit, reliés eux-mêmes par une ligne osseuse dont la saillie et les rugosités sont plus prononcées en arrière qu'en avant. « Le grand trochanter, dit Sappey, appartient à l'articulation coxo-fémorale par son tubercule antéro-supérieur et par sa situation. Placé sur le prolongement du col fémoral, il en suit et en indique les mouvements. Plus superficiel que le col, débordant celui-ci en haut et en arrière, il assume sur lui toutes les violences qui le menacent et devient ainsi, pour les parties articulaires plus profondément situées, un puissant moyen de protection. »

Nous avons dit que la cavité cotyloïde est un peu moins qu'hémisphérique et la tête du fémur un peu plus qu'hémisphérique. Comme celle-ci doit être reçue et logée dans celle-là, il est de toute nécessité, pour que cette réception ne soit pas un vain mot et reste stable et solide, que la cavité cotyloïde, par un moyen quelconque, devienne, elle aussi, un peu plus qu'hémisphérique. Pour réaliser cette disposition, la nature a employé un procédé analogue à celui qu'elle a mis en usage pour agrandir la cavité glénoïde trop petite pour contenir la volumineuse tête de l'humérus. Elle a disposé sur tout son pourtour un fibro-cartilage, appelé bourrelet cotyloïdien, qui l'entoure complètement et transforme par conséquent en trou l'échancrure inférieure. La face extérieure de ce bourrelet est en rapport avec les ligaments de l'articulation ; sa face intérieure, qui se trouve en contact avec la tête du fémur, est concave et unie et se continue sans démarcation avec le cartilage de la partie articulaire de la cavité. Le sommet du bourrelet décrit une circonférence très régulière, d'un rayon plus petit que celui de la base, « disposition qui a pour avantage de le maintenir toujours exactement appliqué sur la tête fémorale. »

« Ainsi, agrandie, dit Sappey, par son fibro-cartilage qui la complète, la cavité cotyloïde est plus qu'hémisphérique. Son diamètre, chez l'homme, est de 48 à 60 millimètres et chez la femme de 40 à 50. Sa plus grande profondeur varie chez le premier de 26 à 33 millimètres.

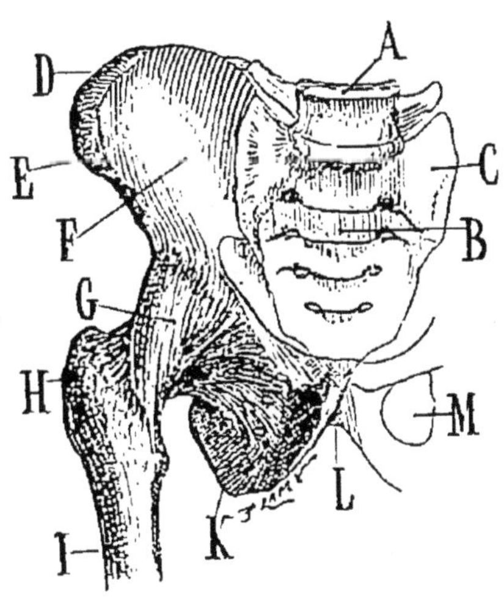

Fig. 63. — Articulation de la hanche vue par sa partie antérieure.

A. Dernière vertèbre lombaire.
B. Sacrum.
C. Aile du sacrum.
D. Crête iliaque.
E. Epine iliaque antérieure et supérieure.
F. Fosse iliaque interne.
G. Ligament capsulaire.
H. Grand trochanter.
I. Corps du fémur.
K. Tubérosité de l'ischion.
L. Symphyse du pubis.
M. Trou obturateur.

Ligaments.

Le moyen d'union principal de l'os iliaque avec le fémur est un manchon fibreux, analogue à celui de l'articulation de l'épaule, qui s'étend d'un os à l'autre (fig. 63). Nous n'insisterons pas sur son épaisseur variable suivant les points que l'on considère ni sur les divers plans de fibres qu'on a décrits dans sa constitution; mais il est nécessaire d'insister sur ses points d'attache, surtout au niveau du fémur.

Sur l'os iliaque, il s'insère au pourtour de la cavité glénoïde. Quant aux insertions fémorales, elles se font en avant à la ligne rugueuse qui s'étend du grand au petit trochanter, en arrière sur le col du fémur à l'union de son tiers externe avec ses deux tiers internes, en haut sur le milieu du bord supérieur du col; en bas, les insertions antérieures et les insertions postérieures se rejoignent par une ligne oblique.

Si nous avons insisté sur ces insertions au fémur du manchon fibreux de la hanche, appelé en anatomie ligament capsulaire, c'est pour en tirer certaines déductions pathologiques qu'il est utile de connaître.

On sait que le col du fémur se fracture très fréquemment, surtout chez les vieillards, où son tissu se raréfie considérablement et se creuse d'alvéoles multiples. Or, d'après les insertions de la capsule articulaire, on comprend facilement les trois faits suivants :

1° Si le col se brise très près du grand trochanter, la fracture est en dehors de l'articulation et appelée, à cause de cette situation, extra-articulaire;

2º Si le col se fracture près de la tête fémorale, la fracture est toute entière dans l'articulation et dite intra-articulaire ;

3º Si la fracture a lieu vers le milieu du col, elle est dans l'articulation par sa partie inférieure, en

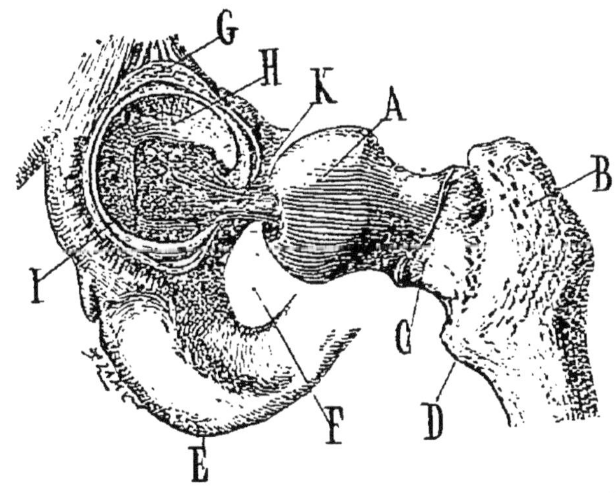

Fig. 64. — Ligament rond et articulation de la hanche dépouillée de son ligament capsulaire.

A. Tête du fémur.
B. Grand trochanter.
C. Col du fémur.
D. Petit trochanter.
E. Tubérosité de l'ischion.
F. Trou obturateur.
G. Coupe du sourcil cotyloïdien.
H. Partie cartilagineuse de la cavité cotyloïde.
I. Arrière-fond de cette cavité.
K. Ligament rond.

dehors par sa partie supérieure ; elle est donc à la fois extra et intra-articulaire (fig. 64).

On décrit dans l'articulation de la hanche, outre le ligament capsulaire, un autre ligament. qui s'étend de la dépression que nous avons signalée à la jonction du tiers inférieur avec les deux tiers supérieurs de la tête du fémur jusqu'à l'arrière-fond de la cavité cotyloïde. Sous la forme d'un cordon arrondi à son départ de la tête du fémur, il reste avec cette configuration jusqu'à la cavité cotyloïde ; puis, à ce niveau, il s'étale, s'aplatit et s'insère à tout le pourtour de l'arrière-fond.

Cet organe a reçu à tort le nom de ligament rond, car il ne constitue pas à proprement parler un ligament de l'articulation, mais bien plutôt un organe de protection pour les vaisseaux et les nerfs qui sont contenus dans son intérieur.

Synoviales.

Les anatomistes décrivent deux synoviales dans l'articulation de la hanche.

L'une est profondément située dans l'arrière-fond de la cavité cotyloïde, entoure le ligament rond et le coussinet graisseux ; l'autre est la véritable boîte à graisse de l'articulation, dont elle tapisse toute la face interne, à l'exception des extrémités articulaires osseuses, à la manière d'un manchon appliqué sur la face intérieure du manchon fibreux qui forme le ligament capsulaire.

Mouvements.

L'articulation de la hanche ou coxo-fémorale, par cela même qu'elle appartient à la classe des énarthroses, possède tous les mouvements, comme l'articulation de l'épaule, c'est-à-dire les mouvements de flexion, d'extension, d'abduction, d'adduction, de circumduction et de rotation.

1° *Flexion.*

Le mouvement de flexion est celui dans lequel l'extrémité inférieure du fémur se dirige en avant. Le grand trochanter, comme dans tous les mouvements du fémur, et nous ne reviendrons pas sur ce point, décrit un arc de cercle beaucoup plus petit que celui décrit par l'extrémité inférieure du fémur, et en sens contraire. Dans le mouvement que nous étudions actuellement, le grand trochanter s'incline donc d'autant plus en arrière que l'extrémité inférieure du fémur se porte plus en avant. Le premier décrit un petit arc de cercle dont la concavité regarde en avant ; la seconde, un grand arc de cercle dont la concavité regarde en arrière et dont le fémur représente le rayon. Le mouvement de flexion est très étendu, puisque la cuisse peut presque arriver en contact avec la paroi abdominale.

2° *Extension.*

Le mouvement d'extension est au contraire très limité ; il est comparable sous ce rapport au mouvement d'extension de l'articulation de l'épaule. Il consiste surtout dans le retour à sa position normale du fémur primitivement fléchi. Cet os dépasse bien cette situation pour se diriger un peu en arrière ; mais, nous le répétons, dans une très légère étendue.

Dans les mouvements d'extension et de flexion, la tête du fémur tourne autour d'un axe horizontal et transversal passant par son centre. « L'extrémité interne de cet axe traverse l'insertion fémorale du ligament rond ; prolongé en dehors, il passerait au-dessus du col et viendrait raser le sommet du grand trochanter (Sappey). »

3° *Abduction.*

Ce mouvement est constitué par l'éloignément de l'extrémité inférieure du fémur par rapport au plan médian antéro-postérieur du corps. Il est très étendu, puisqu'il est facile de se rendre compte que le fémur arrive à former avec la partie latérale du tronc un angle droit et même un angle aigu à ouverture supérieure.

4° *Adduction.*

Le mouvement d'adduction est beaucoup plus restreint que le précédent. Il est, d'ailleurs, limité par un obstacle matériel qui n'est autre que le membre inférieur du côté opposé. Il consiste surtout, comme le mouvement d'extension, dans le retour du fémur en abduction à sa position primitive. Cependant, il peut aller beaucoup plus loin, mais alors il se combine avec le mouvement de rotation en dehors, comme cela a lieu dans le croisement des membres inférieurs, la cuisse d'un côté venant s'appuyer sur la cuisse du côté opposé chez un sujet assis.

Dans les mouvements d'abduction et d'adduction, la tête du fémur tourne autour d'un axe antéro-postérieur passant par sa partie centrale, comme l'axe des mouvements de flexion et d'extension. « L'arc parcouru par l'extrémité inférieure de l'os, dit Sappey, en oscillant de l'adduction extrême à l'abduction forcée, serait de 90 degrés, d'après les recherches des frères Weber ; il différerait peu, par conséquent, de celui que décrit le fémur dans la flexion. Mais ces auteurs me paraissent l'avoir un peu exagéré. La ligne étendue du centre de la tête fémorale à l'espace intercondylien représente le rayon de l'arc. »

7° *Circumduction*

Le mouvement de circumduction est constitué par la succession immédiate de tous les mouvements précédents. Le fémur décrit donc un cône, dont le sommet est à l'articulation coxo-fémorale et la base est formée par la ligne que parcourt l'extrémité inférieure de l'os. La partie terminale du membre, c'est-à-dire le pied, suit ce mouvement, de même que la main au membre supérieur. Mais, ici, il y a une différence très notable dans l'étendue du mouvement de circumduction, au membre supérieur et au membre inférieur : la courbe circulaire décrite par l'extrémité inférieure du fémur ou la partie terminale du membre dans ce mouvement est beaucoup moins grande que celle parcourue par la partie terminale du membre thoracique dans le mouvement correspondant de l'épaule. Cette étendue plus grande parcourue par le membre supérieur est parfaitement en rapport avec les fonctions de la partie terminale de ce membre, c'est-à-dire de la main, qui doit réaliser la plus grande mobilité possible pour la préhension des objets, tandis que le pied a surtout pour attributs la stabilité et la solidité.

8° Rotation.

Au contraire, la rotation est plus étendue au membre inférieur qu'au membre supérieur. « Ce que le fémur perd du côté de la circumduction, dit Sappey, il le rachète par la grande étendue de son mouvement de rotation. Ici encore l'os de la cuisse et l'os du bras diffèrent très-notablement. Pour celui-ci, la circumduction est très ample, la rotation très limitée ; pour le fémur, c'est la première qui se réduit et la seconde qui s'accroît. Cette différence est due à l'inégale étendue des deux cols : l'extrême brièveté de l'un laissant à l'os toute liberté pour se mouvoir circulairement, mais ne lui permettant que des mouvements de rotation peu sensibles ; la longueur considérable de l'autre rendant le mouvement de circumduction plus difficile, mais facilitant au contraire, le mouvement de rotation. »

Le mouvement de rotation se fait autour d'un axe représenté par une ligne verticale qui passerait par le centre de la tête fémorale. — Chez l'homme, cette ligne croise la diaphyse du fémur au-dessous de sa partie moyenne, répond ensuite au condyle externe, puis au péroné, et traverse le pied. Chez la femme, où le fémur est plus oblique, l'axe de rotation vient tomber sur la base de sustentation du corps, en dehors, mais très près du bord externe du pied (Sappey).

La rotation peut se faire en dehors ou en dedans. Le mouvement de rotation en dehors est caractérisé par ce fait que la pointe du pied se tourne en dehors ; dans le mouvement de rotation en dedans, elle se tourne au contraire en dedans. Ces deux mouvements ont une étendue à peu près égale.

Nous venons de voir que les axes autour desquels se font les mouvements du fémur sur l'os iliaque passent tous par le centre de la tête fémorale. Tel est le résultat des recherches physiologiques. Mais, pour suppléer par les appareils orthopédiques les mouvements de la hanche, il était nécessaire de trouver un moyen pratique de déterminer la situation exacte que doit occuper le centre articulaire de ces appareils.

Ces appareils, d'une façon générale, sont tous construits de la même façon: une partie embrasse le bassin et l'autre une portion plus étendue du membre inférieur. Donc, d'une part, nous avons une ceinture pelvienne; de l'autre, un cuissard. Il s'agit de chercher quel est le point exact où doit se trouver l'articulation de ces deux pièces.

Or, le grand trochanter est toujours facile à déterminer, même pour une personne peu expérimentée, ainsi que son bord supérieur, comme nous l'avons expliqué en étudiant le fémur. Il suffit dès lors de racer sur la peau une ligne indiquant ce bord supérieur. Cela fait, on déterminera facilement le milieu de cette ligne. C'est au point correspondant exactement à ce milieu que devra être placé le centre articulaire de l'appareil chez l'adulte et chez l'enfant.

C'est ici le lieu de parler de l'influence de la pression atmosphérique sur les surfaces articulaires, car elle a été surtout étudiée sur l'articulation de la hanche.

Pour cela, nous sommes obligé de rappeler un principe de physique élémentaire. « Cette science nous apprend que tous les corps plongés dans l'atmosphère supportent le poids d'une colonne d'air dont la base est représentée par leur surface et la hauteur par celle de l'atmosphère, équivalente en mercure à 0ᵐ76. » Or, la surface du corps humain dépassant, d'après Sappey, un mètre carré, la pression qu'il supporte équivaut à peu près au poids d'un mètre cube de mercure. Cette pression s'exerce avec la même intensité dans tous les sens, et c'est elle qui maintient les surfaces articulaires dans un état permanent de rapprochement.

Les frères Weber ont fait leurs expériences à ce sujet sur la hanche et ils ont, en effet, démontré que le contact des surfaces articulaires n'est dû ni aux muscles, ni aux ligaments, ni au bourrelet coty-loïdien, mais à la pression atmosphérique et à cette pression seule.

Voici comment Sappey rapporte ces expériences fort intéressantes au point de vue de la statique du corps humain :

Première expérience.

Ce contact n'est pas dû à l'action des muscles. Un cadavre étant couché horizontalement sur une table suffisamment élevée, de manière que le bassin dé-passe le bout de la table et que les jambes pendent librement, on coupe tous les muscles qui entourent l'articulation de la hanche. Si la contiguité des surfaces articulaires était le résultat de leur influence, la tête du fémur devrait s'abaisser; or, cette tête ne s'abaisse pas, elle reste très exactement appliquée à la cavité cotyloïde.

Deuxième expérience.

Le contact des surfaces articulaires n'est pas dû à la résistance des ligaments. Après avoir incisé les muscles, on incise circulairement aussi la capsule. La surface articulaire inférieure, sollicitée par le poids du membre, devrait abandonner alors la surface supérieure, mais elle ne l'abandonne pas; les deux surfaces se montrent aussi parfaitement contiguës qu'avant l'incision.

Troisième expérience.

Le contact n'est pas dû à la résistance du bourrelet cotyloïdien. Pour le démontrer, les frères Weber pratiquent un orifice sur l'arrière-fond de la cavité. Dès que l'air pénètre par cet orifice, la tête fémorale tombe dans la capsule. Donc, ce n'est pas le bord libre du bourrelet qui la maintient dans sa situation.

Quatrième expérience.

Le contact est dû exclusivement à la pression atmosphérique. — Un trou étant pratiqué sur l'arrière-fond de la cavité cotyloïde et donnant accès à l'air, le membre inférieur tombe à l'instant même. Si l'on réintroduit la tête du fémur de manière à expulser l'air qui avait pénétré, et si l'on applique la pulpe du doigt sur l'orifice, les deux surfaces resteront contiguës. On pourra ainsi ouvrir et fermer tour à tour cet orifice : chaque fois qu'on l'ouvrira, le membre tombera ; chaque fois qu'on fera le vide dans la cavité, il restera suspendu. Cette dernière expérience atteste très nettement que la pression atmosphérique préside seule aux rapports de contiguité des deux surfaces articulaires.

C'est donc la pression atmosphérique qui s'oppose à ce que la tête du fémur abandonne la cavité cotyloïde. Cette pression, égale à environ 12 kilogrammes d'après les frères Weber, s'oppose au mouvement de descente que le membre inférieur tend à exécuter par son propre poids ; il est donc allégé d'autant dans tous ses mouvements.

« Le membre abdominal étant déchargé d'un

poids aussi considérable, conclut Sappey, on voit combien le mode de conformation de l'articulation de la hanche est avantageux pour tous les mouvements dans lesquels il reste suspendu au tronc et surtout pour la marche, où ces mouvements se répètent à chaque pas. Ainsi allégé, le membre est beaucoup plus mobile. Pour se mouvoir, il suffit qu'il s'écarte de la direction verticale ; la gravitation intervient alors pour l'y ramener : or, pendant qu'elle agit, les muscles se reposent. Intermittence de l'action musculaire, économie considérable dans la force dépensée, tels sont donc les deux grands avantages qui déroulent du mode de conformation de l'articulation coxo-fémorale. »

II. — Articulation du genou

L'articulation du genou, encore appelée fémorotibiale du nom des deux os principaux qui la composent, appartient à la classe des articulations trochléennes, c'est-à-dire en forme de poulie.

Surfaces articulaires

Trois os entrent dans la composition de l'articulation du genou : le fémur, le tibia et la rotule.

Le fémur participe à la constitution de l'articulation du genou par son extrémité inférieure, le tibia par son extrémité supérieure, et la rotule par sa face postérieure ou articulaire.

Ces surfaces articulaires ont été minutieusement étudiées dans la description des os, et nous y renvoyons le lecteur.

Nous rappellerons seulement que l'extrémité inférieure du fémur est formée de deux masses latérales enroulées en volute et appelées condyles du fémur, qui sont séparées par une échancrure dite inter-condylienne ; l'interne descend plus bas que l'externe, et sur la face de chacun de ces condyles la plus rapprochée de la peau se trouve une saillie osseuse appelée tubérosité (fig. 65).

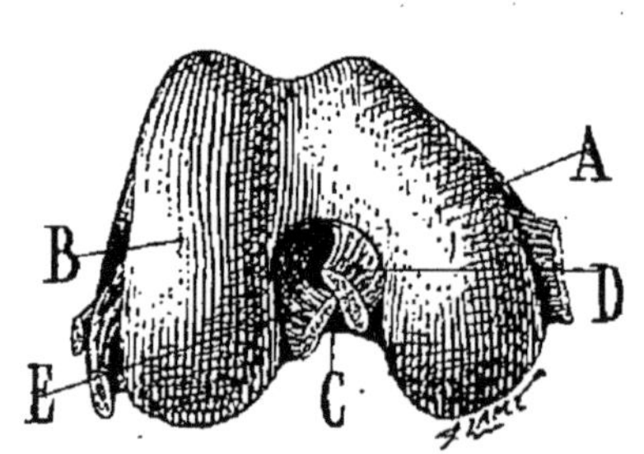

Fig. 65. — Condyles du fémur vus par leur face inférieure.

A. Condyle externe.
B. Condyle interne.
C. Espace inter-condylien
D. Ligament croisé-antérieur.
E. Ligament croisé-postérieur.

La rotule possède trois facettes.

Quant à l'extrémité supérieure ou plateau du tibia, elle présente deux cavités très superficielles, qui se mettent en rapport avec les condyles du fémur et sont séparées par une saillie, l'épine du tibia, en avant et en arrière de laquelle se trouve une surface rugueuse (fig. 66).

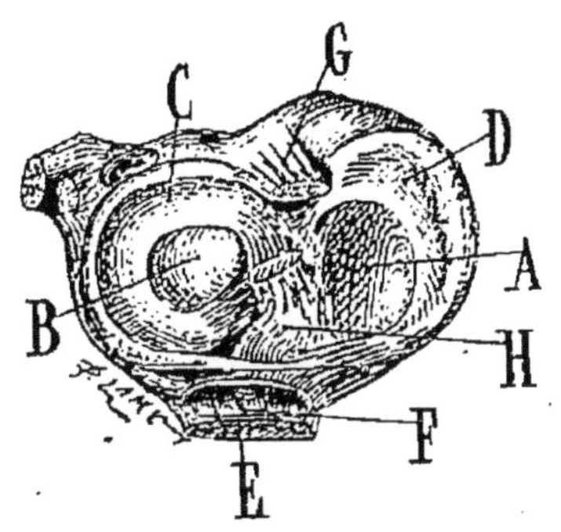

Fig. 66. — Condyles du tibia vus par leur extrémité supérieure.

A. Condyle externe.
B. Condyle interne.
C. Fibro-cartilage inter-articulaire interne.
D. Fibro-cartilage inter-articulaire externe.
E. Tendon rotulien.
F. Bourse séreuse ou prolongement inférieur de la synoviale du genou.
G. Ligament croisé postérieur.
H. Ligament croisé antérieur.

Toutes les surfaces articulaires du genou sont, bien entendu, revêtues de cartilage, et il est même à remarquer que l'articulation du genou est celle où les cartilages d'encroûtement atteignent la plus grande épaisseur. Cependant, cette épaisseur est variable dans les divers endroits. Ainsi, le cartilage qui revêt la poulie fémorale est un peu moins épais (Sappey) au niveau de sa gorge qu'au voisinage de ses bords. Celui des condyles, plus mince au contraire sur les bords, offre une épaisseur de 3 millimètres (Sappey) sur leur partie moyenne et inférieure, « siège principal des efforts que supporte l'articulation dans la station verticale »

Nous avons dit que les cavités glénoïdes du tibia sont très superficielles, et l'on sait qu'au contraire les condyles du fémur, qui reposent sur elles, ont une saillie très considérable. Il était donc de toute nécessité d'augmenter artificiellement la profondeur des cavités glénoïdes. Aussi voyons nous apparaître ici, comme à l'épaule et comme à la hanche et dans le même but, des fibro-cartilages spéciaux s'insérant sur le pourtour des cavités qu'ils sont destinés à agrandir. On les appelle ici fibro-cartilages inter-articulaires, semi-lunaires ou falciformes, c'est-à-dire en forme de faulx, à cause de leur configuration. Ils sont distingués en externe et interne suivant la cavité glénoïde avec laquelle ils sont en rapport. Le fibro-cartilage interne est demi-circulaire. Le fibro-cartilage externe décrit une circonférence presque complète et d'un rayon beaucoup plus court. Ajoutons que ces fibro-cartilages sont beaucoup moins volumineux que le bourrelet glénoïdien et le bourrelet cotyloïdien et que, malgré leur présence, les cavités glénoïdes du tibia sont loin d'égaler par leur concavité la convexité des condyles fémoraux.

Ligaments.

Les moyens d'union des surfaces articulaires qui constituent l'articulation du genou peuvent être divisés en ligaments périphériques, situés sur le pourtour de l'articulation, et ligaments intra-articulaires, situés dans son intérieur.

Les ligaments périphériques ont été distingués, d'après leur situation, en antérieur, postérieur et latéraux. Nous n'insisterons pas, bien entendu, sur leurs insertions précises et leurs divers faisceaux, et nous nous bornerons à une description très succincte.

Le ligament antérieur va de la partie inférieure de la rotule à la tubérosité antérieure du tibia. Il est situé sur le prolongement du tendon du triceps fémoral. Il est très volumineux, très épais et très résistant. Sa longueur est de 6 à 7 centimètres, et de chacun de ses côtés émane une bandelette qui va se joindre aux muscles les plus voisins et forme comme une aile, suivant la comparaison classiquement employée.

Le ligament postérieur, formé de plusieurs faisceaux, se dirige dans son ensemble de la partie postérieure et supérieure des condyles fémoraux à la partie postérieure du plateau tibial.

Ces ligaments sont distingués en interne et externe. Chacun d'eux s'attache par son extrémité supérieure à la tubérosité du condyle fémoral qui lui correspond. En bas, l'externe se fixe à la tête du péroné, l'interne à la partie la plus élevée de la face interne du tibia.

Les ligaments intra-articulaires portent, à cause de leur disposition réciproque, le nom de ligaments croisés. Leur description détaillée est très compliquée. Nous dirons seulement qu'ils s'insèrent d'une part l'un en avant et l'autre en arrière de l'épine du tibia, sur les surfaces rugueuses situées à ce niveau, et d'autre part sur les parois de l'échancrure intercondylienne. Ils ne peuvent d'ailleurs donner lieu à aucune considération qui nous intéresse directement ici.

Synoviales.

Comme la hanche, l'articulation du genou possède deux synoviales.

L'une est située entre les fibro-cartilages et les cavités glénoïdes du tibia. Elle est peu développée.

L'autre, au contraire, est la plus étendue de toutes les synoviales. Elle revêt toutes les autres parties de l'articulation du genou et, de plus, se prolonge au-dessus de la rotule en formant un vaste cul-de-sac de 4 ou 5 centimètres de hauteur situé au-dessous du muscle triceps de la cuisse ou plus exactement au-dessous de son tendon. Cette synoviale est souvent le siège d'épanchements de liquides.

Lorsque ce liquide est clair, séreux, semblable à du jus de citron, on appelle cette maladie hydarthrose ; lorsque l'épanchement est constitué par du sang, il reçoit le nom d'hémarthrose, si enfin on a à faire à du pus, c'est la pyarthrose. Enfin, cette synoviale, dans la tumeur blanche du genou, est remplie par des fongosités très nombreuses, qui peuvent donner lieu à de la suppuration. Dans tous ces cas, l'articulation du genou est plus volumineuse qu'à l'état normal, et c'est surtout le cul-de-sac supérieur, que nous venons d'indiquer, qui présente un gonflement et un relief très appréciables.

Mouvements.

Les mouvements de l'articulation du genou sont de trois sortes :

1° Des mouvements de flexion et d'extension ou mouvements antéro-postérieurs ;

2° Des mouvements d'inclinaison en dedans et en dehors, ou mouvements latéraux ;

3° Un mouvement de rotation.

Nous passerons très rapidement sur les deux derniers mouvements, d'une part parce qu'ils n'existent que lorsque la jambe est fléchie sur la cuisse et sont comme une sorte de complément très peu important du mouvement de flexion, d'autre part parce que leur utilité est presque insignifiante et qu'il n'y a par conséquent pas lieu de chercher à les réaliser dans les appareils.

« Le fémur étant fixé dans un étau, dit Sappey, et la jambe demi-fléchie sur la cuisse, il est facile d'imprimer à l'extrémité inférieure du tibia des mouvements oscillatoires d'une amplitude de 2 à 3 centimètres. Dans la flexion extrême, les mouvements latéraux diminuent d'étendue. Pendant le mouvement d'extension, ils s'affaiblissent de plus en plus et disparaissent lorsque l'extension est complète.

De même, Sappey indique que dans l'état de flexion le tibia décrit un mouvement de rotation autour d'un axe longitudinal passant par le centre de la tubérosité interne. La tubérosité externe tourne autour de celle-ci, qui tourne sur elle-même. Le maximum d'étendue de ces mouvements, d'après les recherches des frères Weber, est de 39 degrés pour une flexion de 145 degrés. Lorsque la jambe est fléchie à angle droit sur la cuisse, l'arc de cercle se réduit à 34 degrés, puis diminue rapidement, à mesure qu'elle s'étend, et tout mouvement de rotation disparaît dans l'extension complète. »

Nous le répétons, ces mouvements presque insignifiants nous importent peu, et nous n'avons pas à chercher à les réaliser artificiellement.

Au contraire, les mouvements de flexion et d'extension, qui sont les vrais mouvements normaux de l'articulation du genou, sont des plus importants.

On les désigne dans leur ensemble sous le nom de mouvements antéro-postérieurs. Ils sont très étendus, puisque, suivant Sappey. « la jambe, en passant de la plus grande flexion à l'extension extrème, parcourt un arc de cercle de 140 à 150 degrés. » En même temps, la rotule parcourt une courbe de 6 à 8 centimètres.

Le mouvement d'extension n'est guère que le retour de la jambe fléchie à sa position normale verticale ; mais le mouvement de flexion est très intéressant et très complexe à étudier (fig. 67).

Fig. 67. — Figure schématique représentant les mouvements de flexion et d'extension du genou sur une coupe médiane verticale et antéro-postérieure (d'après Tillaux).

AB. Arc de cercle appartenant à la grande circonférence.
CD. Arc de cercle appartenant à la petite circonférence.
E. Espace inter-articulaire.
F. Fémur.
G. Tibia.
O. Centre de la grande circonférence.
O'. Centre de la petite circonférence.

Pour se rendre un compte exact de ce mouvement, il est nécessaire de faire une section d'un des condyles suivant un plan vertical antéro-postérieur. Cette section représente, à peu de chose près, deux arcs de cercle, A B, C D, appartenant à des circonférences de rayon différent et reliés entre eux par une portion d'ellipse très aplatie B C.

Le mouvement de flexion du genou peut donc se décomposer ainsi : au début, rotation pure ; vers le milieu de la flexion à 45 degrés, rotation et glissement ; nouvelle rotation pure dans la flexion extrême à 90 degrés.

Il est évident que les divers temps se produisent en sens inverse pendant l'extension.

Cela posé, où devons-nous fixer le centre articulaire orthopédique pour que la mobilité artificielle du genou procurée par un appareil se rapproche le plus possible de la mobilité normale ?

Voici ce que nos recherches nous ont démontré à ce sujet :

Il faut déterminer d'une part l'interligne articulaire et d'autre part le bord supérieur du condyle interne du fémur. Ce dernier point, nous avons indiqué la manière de le reconnaître lorsque nous avons étudié l'extrémité inférieure du fémur. Quant à l'interligne articulaire, il suffira, pour en fixer nettement la situation, de suivre l'extrémité supérieure du tibia de haut en bas en dedans et en dehors avec l'ongle du pouce exerçant une certaine pression. Il arrivera un moment où l'ongle pénétrera dans un sillon très étroit, qui n'est autre que l'interligne articulaire. On vérifiera qu'on ne s'est pas trompé en faisant exécuter quelques légers mouvements antéro-postérieurs à l'articulation.

Ces deux points bien déterminés sur le côté interne de l'articulation, on fera passer par chacun d'eux un trait horizontal antéro-postérieur; puis, entre les deux traits et à égale distance de chacun d'eux, on tirera une autre ligne horizontale antéro-postérieure. Cette ligne passera par le point O.

On fera la même manœuvre sur la partie externe de l'articulation, et on aura ainsi deux lignes horizontales antéro-postérieures, l'une externe, l'autre interne.

Mais, en raison même de l'inclinaison du fémur sur le tibia, ces deux lignes ne seront pas au même niveau; l'externe sera située sur un plan un peu plus bas que l'interne.

On mesurera cette différence, on en prendra la moitié, on reportera cette moitié au-dessous de la ligne la plus élevée, c'est-à-dire de l'interne, et par le point ainsi déterminé on tracera autour de l'articulation une ligne horizontale et circulaire.

C'est sur les parties latérales de cette ligne que devront se trouver les articulations interne et externe de l'appareil.

Certes, il eût mieux valu que l'axe transversal de cette partie de l'appareil fût un peu oblique comme l'est normalement l'axe des mouvements antéro-postérieurs du genou; mais, au point de vue pratique, il y a là une nécessité de construction à laquelle nous devons obéir et qui est la non-obliquité de l'axe.

Mais en quel point précis de la ligne que nous venons de tracer doit correspondre le centre des mouvements antéro-postérieurs de l'articulation mécanique?

Si, prenant la dimension antéro-postérieure du genou, nous plaçons ce centre articulaire au milieu, nous permettons la première partie du mouvement, c'est-à-dire la rotation du tibia autour de la circonférence dont le centre est en O'; mais les deux autres parties du mouvement seront impossibles.

Pour que toute la série des mouvements composant la flexion du genou soit permise, il est nécessaire de se reporter à quinze millimètres en arrière du milieu précédemment indiqué.

C'est ce que le mécanicien fait instinctivement, empiriquement, en excentrant les têtes de compas articulaires.

La mesure précédente s'applique à l'adulte. Chez l'enfant, huit à dix millimètres suffiront suivant l'âge.

Donc, c'est en ce point, en dehors et en dedans, que doit être placé le centre articulaire de l'appareil.

Résumant les principes que nous venons d'émettre, nous donnerons comme règles :

1° Déterminer l'interligne articulaire en dedans et en dehors et y marquer un trait horizontal antéro-postérieur;

2° Déterminer le bord supérieur des deux condyles fémoraux et faire également passer par ce bord une ligne horizontale antéro-postérieure;

3° Tracer à égale distance de ces deux lignes une autre ligne parallèle;

4° Prendre la différence de niveau de ces deux lignes par rapport au sol considéré comme plan horizontal;

5° Prendre la moitié de cette différence et par le

point ainsi déterminé tracer une ligne horizontale entourant l'articulation. Si, par exemple, on a trouvé quarante-trois centimètres comme distance du sol à la ligne externe et quarante-cinq pour le côté interne; on mesurera à partir du sol quarante-quatre centimètres; et, ce point ainsi trouvé, on mènera la ligne. Sur elle sera le point de l'articulation mécanique;

6° Mesurer la dimension antéro-postérieure du genou et en prendre le milieu;

7° C'est à quinze millimètres en arrière de ce milieu, en dedans et en dehors, que devra se trouver le centre des articulations interne et externe de l'appareil.

III. Articulations péronéo-tibiales.

Comme le radius et le cubitus, le péroné et le tibia s'articulent par leurs extrémités et s'unissent au niveau de leur partie moyenne par une bande fibreuse.

On distingue donc deux articulations péronéotibiales : l'une supérieure, l'autre inférieure. Nous ne dirons que très peu de mots de ces deux articulations, parce que, en leur qualité d'arthrodies, elles ne possèdent que de légers mouvements de glisse-ment, que l'on n'a à suppléer dans aucun appa-reil :

1° L'articulation péronéo-tibiale supérieure se fait entre une facette située sur la partie supérieure et interne de la tête du péroné et une facette existant sur la tubérosité interne du tibia. Deux ligaments, l'un antérieur et l'autre postérieur, les unissent. La synoviale, très petite, communique quelquefois avec celle du genou ;

2° L'articulation péronéo-tibiale inférieure a comme surfaces articulaires : du côté du péroné, une facette convexe de 8 à 10 millimètres de hau-teur, qui se continue inférieurement avec la facette péronéale qui s'unit à l'astragale ; du côté du tibia, une facette concave de la même hauteur. Ces deux facettes sont réunies par un ligament antérieur et un ligament postérieur. De plus, au-dessus d'elles, se trouve un espace triangulaire rempli par un liga-ment interosseux très résistant. La synoviale dépend de celle de l'articulation tibio-tarsienne, dont elle est un prolongement ;

3° Le tibia et le péroné circonscrivent entre eux, au niveau de leur corps, un espace elliptique, qui est occupé, comme celui qui est situé entre les deux os de l'avant-bras, par une membrane fibreuse, à laquelle on a donné le nom de ligament interosseux de la jambe. Ce ligament interosseux s'insère par son bord interne au bord externe du tibia et par l'externe à une crête longitudinale que présente la face interne du péroné. Il sert par sa face antérieure et par sa face postérieure à l'insertion de nombreux muscles.

IV. Articulation tibio-tarsienne.

L'articulation tibio-tarsienne est celle qui se fait entre les os de la jambe et le pied. C'est une articulation trochléenne.

Surfaces articulaires.

Elles sont formées du côté de la jambe par l'extrémité inférieure du tibia et l'extrémité inférieure du péroné, et du côté du pied par la partie supérieure de l'astragale.

L'extrémité inférieure des deux os de la jambe, solidement unis entre eux par l'articulation péronéotibiale inférieure, forme une sorte de mortaise

allongée transversalement, dont le tibia constitue la
paroi supérieure, la malléole tibiale la paroi interne,
et la malléole péronéale la paroi externe.

Nous avons déjà décrit ces diverses parties à
l'étude des os ; nous préciserons seulement ici certains détails nécessaires à la compréhension de la
constitution et du mécanisme de cette articulation.

La face supérieure de la mortaise, formée exclusivement par l'extrémité inférieure du tibia, est
concave d'avant en arrière. A peu près en son milieu, elle présente une saillie antéro-postérieure
mousse, sorte de crête osseuse qui vient se loger
dans la rainure de la poulie astragalienne. Les deux
parties situées en dehors et en dedans de cette arête
reçoivent les deux saillies de cette même poulie.

La facette articulaire de la malléole interne est
peu étendue, plane et dirigée verticalement ; elle a la
forme d'un triangle dont la base serait située en
avant et les bords légèrement curvilignes. Elle est
en contact avec la facette de mêmes dimensions et
de même forme qui existe à la partie interne de
l'astragale.

La facette articulaire de la malléole externe est
triangulaire aussi, mais le sommet du triangle est
situé en bas. Comme la précédente, elle est verti-

cale, mais elle est convexe au lieu d'être concave et se met en rapport avec la facette située sur la partie externe de l'astragale.

La paroi externe de la mortaise mesure, d'après Sappey, de 20 à 25 millimètres de hauteur, tandis que la partie interne n'en mesure que 10 à 12. « Cette paroi externe ne se prolonge pas jusqu'au sommet de la malléole, sommet qui se trouve situé un centimètre plus bas. Au-dessous et en arrière de la paroi externe, on remarque une fossette qui sert à des insertions ligamenteuses. »

Ces parties articulaires sont toutes revêtues d'un cartilage, ainsi que celles que nous allons maintenant étudier.

La partie supérieure de l'astragale présente, pour s'adapter à la mortaise péronéo-tibiale, trois facettes articulaires correspondant aux précédentes : une supérieure, une interne et une externe.

La facette supérieure est convexe d'avant en arrière et concave transversalement ; donc elle représente une poulie dont la direction est antéro-postérieure. Cette poulie, ainsi que le remarque Sappey, est plus large en avant qu'en arrière ; d'où il suit que, lorsqu'elle glisse d'avant en arrière, elle s'engage entre les deux malléoles à la manière d'un coin qui tend à les écarter, et que, lorsqu'elle glisse d'arrière en avant, elle ne remplit plus aussi complètement l'espace intermalléolaire. La poulie astragalienne représente le tiers. environ d'une surface cylindrique de 20 à 22 millimètres de rayon. Ses dimensions antéro-postérieures l'emportent sur les transversales, tandis que pour la mortaise, ce sont ces dernières, au contraire, qui prédominent. De ses deux bords, l'externe est plus saillant que l'interne. »

Les deux facettes latérales revêtent une forme absolument correspondante à celle des parties latérales de la mortaise. L'externe est concave et beaucoup plus étendue que l'interne qui est plane.

Ligaments.

Les ligaments qui unissent l'extrémité inférieure des os de la jambe à l'astragale forment deux groupes disposés l'un à la partie interne, l'autre à la partie externe de l'articulation. La description anatomique de ces deux groupes ligamenteux est extrêmement compliquée et leur étude détaillée ne pourrait nous être d'aucune utilité.

Les divers faisceaux qui composent le groupe ligamenteux interne s'attachent par leur extrémité supérieure aux deux tubercules qui terminent, en bas la malléole interne et à l'échancrure qui les sépare et par leur extrémité inférieure à l'astragale et à la petite apophyse du calcanéum.

Le ligament latéral externe est divisé en trois faisceaux qui s'attachent tous trois par l'une de leurs extrémités à la partie inférieure de la malléole externe. Par leur autre extrémité, ils vont se fixer : l'antérieur à l'astragale en avant de sa facette articulaire externe; le moyen, dirigé en bas et un peu en arrière, sur la face externe du calcanéum; enfin, le postérieur, à la face postérieure de l'astragale.

Sur cette articulation, il n'existe, comme on le voit, ni ligament antérieur, ni ligament postérieur. Ils sont remplacés avantageusement par les tendons multiples qui passent en avant et en arrière de la jointure.

Synoviale.

La synoviale est extrèmement lâche en avant et en arrière où elle déborde les surfaces articulaires en faisant saillie entre elles. Elle se prolonge en haut entre le tibia et le péroné dans l'articulation

que ces deux os forment entre eux à leur partie inférieure.

Mouvements.

Comme toutes les trochlées, l'articulation tibio-
tarsienne a pour mouvements essentiels la flexion
et l'extension. Mais à ces deux mouvements
se joignent ici l'adduction, l'abduction, la circumduction et la rotation. On voit donc que l'articulation tibio-tarsienne, quoique étant une articulation
trochléenne et ne présentant dans sa constitution
rien qui rappelle de près ou de loin les énarthroses,
se rapproche cependant de cette dernière classe
d'articulations au point de vue des mouvements.

1° *Flexion et extension.*

Ces mouvements ont une étendue assez considérable, puisque le pied peut décrire dans ce sens un
arc de cercle de 70 à 75 degrés. Dans la flexion, la
face supérieure et les deux facettes latérales de l'astragale glissent d'avant en arrière sur les trois
parois de la mortaise péronéo-tibiale, et le dos
du pied se rapproche de la face antérieure de la
jambe.

On donne le nom d'extension au mouvement inverse, c'est-à-dire à celui où le dos du pied s'éloigne de la face antérieure de la jambe et où par conséquent le talon se rapproche de la face postérieure de ce même segment du membre inférieur. Dans l'extension, les trois facettes astragaliennes glissent d'arrière en avant sur les trois parois de la mortaise péronéo-tibiale.

« Les mouvements de flexion et d'extension, dit Sappey, s'opèrent autour d'un axe transversal passant par l'astragale et par le sommet de la malléole externe. » Donc, en dedans, cet axe aboutit au-dessous de la malléole interne, à un centimètre au moins de son sommet.

2° *Adduction et abduction.*

On donne le nom d'adduction du pied à un mouvement dans lequel, l'axe du pied opérant une sorte de bascule sur l'axe prolongé de la jambe, son extrémité antérieure se porte en dedans. Il est facile de comprendre que, par cela même, l'extrémité postérieure ou le talon se porte, par un mouvement inverse et combiné avec le précédent, en dehors ; mais, la partie du pied qui déborde l'axe de la jambe en avant étant beaucoup plus longue que celle qui le déborde en arrière, le talon se déplace beaucoup moins aussi que la plante du pied.

Dans ce mouvement, qu'il est facile de réaliser sur une articulation tibio-tarsienne de cadavre dépouillée de ses parties molles sauf les ligaments, on voit immédiatement en faisant cette expérience que la facette latérale externe de l'astragale se meut à peine, tandis que sa facette latérale interne glisse sur la malléole interne d'avant en arrière.

L'abduction est constituée par le mouvement inverse du précédent. L'extrémité antérieure du pied se porte en dehors, le talon en dedans. La même remarque est ici à faire que pour le mouvement d'adduction, c'est-à-dire que l'arc de cercle décrit par le talon est beaucoup moins étendu que celui décrit par la pointe du pied. Ici encore, la facette latérale externe de l'astragale se meut à peine ; c'est toujours la facette latérale interne qui glisse sur la surface articulaire de la malléole interne, mais d'arrière en avant.

« Ces mouvements d'adduction et d'abduction, dit Sappey, s'accomplissent autour d'un axe vertical, longeant la facette latérale externe de l'astragale. L'arc de cercle décrit par la pointe du pied autour de cet axe est de 35 à 40 degrés. »

Ce n'est d'ailleurs pas dans l'articulation tibio-tarsienne que se passe la totalité des mouvements d'abduction et d'adduction du pied. Loin de là ; elle n'y prend qu'une part accessoire et ne fait que compléter ce qui se passe dans l'articulation calcanéo-astragalienne, à qui appartient la part principale à cet égard.

« Cependant, les deux surfaces de l'articulation tibio-tarsienne (Sappey) ne sont pas tellement serrées qu'elles ne puissent pivoter l'une sur l'autre autour d'une ligne verticale. Lorsque la jambe prend son point d'appui sur le pied, la malléole interne, beaucoup plus mobile que l'externe, tourne autour de celle-ci d'avant en arrière et d'arrière en avant. L'existence de ce mouvement est facile à constater. En le comparant à celui qui se passe dans l'articulation du genou, on voit qu'il en diffère beaucoup : supérieurement, c'est la partie externe de la jambe qui tourne autour de l'interne ; inférieurement, c'est l'interne qui tourne autour de l'externe. Lorsque le pied s'appuie sur la jambe, la facette latérale interne de l'astragale tourne autour de la facette latérale externe, et ce mouvement s'ajoute à celui beaucoup plus étendu qui se passe dans l'articulation sous-jacente. »

3° *Circumduction.*

Le mouvement de circumduction est très étendu ; mais ce que nous venons de dire montre qu'il ne se passe exclusivement dans l'articulation tibio-tarsienne qu'au moment où le pied est en flexion et en extension et que dans les autres positions l'articulation tibio-tarsienne ne fait que compléter le mouvement principal siégeant dans l'articulation calcanéo-astragalienne. L'extrémité antérieure du pied et son extrémité postérieure se mobilisant en sens inverse l'une de l'autre, il est facile d'en conclure avec Sappey que le pied, dans le mouvement de circumduction, décrit un double cône : 1° un cône antérieur, dont la base répond aux orteils ; 2° un cône postérieur, beaucoup plus petit, dont la base répond au talon.

4° *Rotation.*

Le mouvement de rotation consiste dans un mouvement du pied autour de son axe antéro-postérieur, tel que ses bords ne gardent plus l'un par rapport à l'autre leur situation normale.

On distingue deux mouvements de rotation : l'un en dehors, l'autre en dedans.

La rotation est dite en dehors quand la plante du pied regarde en dehors ; alors le dos du pied est tourné en dedans, le bord externe du pied s'élève et l'interne s'abaisse.

La rotation est dite en dedans quand les phénomènes inverses se produisent : le bord externe du pied s'abaisse, l'interne s'élève, le dos du pied regarde en dehors et la plante est tournée en dedans. Le mouvement de rotation en dedans a plus d'étendue que le mouvement de rotation en dehors.

Comme les mouvements d'adduction et d'abduction, le mouvement de rotation ne se passe pas entièrement dans l'articulation tibio-tarsienne. L'articulation astragalo-calcanéenne y prend la part principale, et l'articulation médio-tarsienne y contribue aussi. Trois articulations concourent donc à donner à ce mouvement son étendue maxima.

« Il est presque nul, dit Sappey, dans la flexion, mais très manifeste dans l'extension. Plus le pied s'étend, plus aussi la poulie astragalienne déborde en avant la mortaise péronéo-tibiale. Or, la poulie et la mortaise se rétrécissant d'avant en arrière, on voit que l'extension a pour effet de mettre la partie la plus étroite de la première en rapport avec la partie la plus large de la seconde ; de là, pour l'astragale, une plus grande mobilité. Devenu très mobile, il tourne plus facilement autour de son axe vertical et plus facilement aussi autour de son axe antéro-postérieur. »

Reste maintenant à déterminer l'axe orthopédique des appareils destinés à suppléer les mouvements caractéristiques en quelque sorte de l'articulation tibio-tarsienne, c'est-à-dire la flexion et l'extension. Nous étudierons plus tard, à propos du pied, la détermination des axes orthopédiques pour les autres mouvements, où l'articulation tibio-tarsienne ne joue qu'un rôle accessoire et, pour ainsi dire, complémentaire.

Nous avons vu en ostéologie la manière de sentir sous les téguments et de déterminer l'extrémité inférieure au sommet de la malléole externe.

D'autre part, l'interligne articulaire peut toujours être reconnu facilement en plaçant un doigt en avant de chacune des malléoles ; on constatera facilement que les doigts s'enfoncent à ce niveau dans une dépression entre les malléoles et les tendons antérieurs du cou-de-pied. Si l'on veut s'assurer que les doigts sont bien sur l'interligne articulaire, on fera exécuter au pied quelques mouvements de flexion et d'extension.

On marquera d'un trait cet interligne antérieur, on prolongera cette ligne sur le côté externe et l'on indiquera un point à égale distance de cette ligne et du sommet de la malléole externe.

Ce point correspondra à peu près au milieu de cette malléole.

L'axe articulaire devra passer par ce point et être horizontal.

V. — Articulations du tarse.

Tous les os du tarse s'articulent entre eux ; mais, parmi ces multiples articulations, deux seulement sont à étudier pour nous à cause du rôle important qu'elles jouent dans les mouvements de l'extrémité inférieure du corps. Ce sont : d'une part, l'articulation qui se fait entre l'astragale et le calcanéum ou astragalo-calcanéenne ; d'autre part, celle qui unit la rangée antérieure à la rangée postérieure des os du tarse et qui, à cause de sa situation au milieu de ce massif osseux, a reçu le nom d'articulation médio-tarsienne.

Toutes les autres articulations du tarse sont des arthrodies, et les os, très étroitement unis entre eux, n'exécutent les uns par rapport aux autres que de légers mouvements de glissement sans aucune application pratique ni aucun intérêt pour nous. Nous les passerons donc sous silence.

a. — *Articulation astragalo-calcanéenne.*

Lorsque nous avons décrit l'astragale et le calcanéum, nous avons indiqué sur la face inférieure de l'astragale et sur la face supérieure du calcanéum une rainure oblique d'arrière en avant et de dedans en dehors. Ce canal sépare sur chacun de ces os deux surfaces articulaires, situées l'une en avant et en dedans, l'autre en arrière et en dehors. Il existe donc deux articulations astragalo-calcanéennes, l'une antérieure et interne, l'autre postérieure et externe.

Surfaces articulaires.

Les deux facettes astragaliennes appartiennent naturellement à la face inférieure de l'os La facette postéro-externe est concave et assez étendue; l'antéro-interne est convexe et moins grande que la précédente.

Les deux facettes taillées sur la face supérieure du calcanéum sont l'antérieure concave et la postérieure convexe. Leurs dimensions concordent exactement avec celles des facettes astragaliennes auxquelles elles correspondent.

Ligaments.

Quelques faisceaux ligamenteux unissent directement entre elles les surfaces articulaires correspondantes ; mais le moyen d'union principal de cette articulation est un ligament interosseux qui s'étend de la rainure du calcanéum à celle de l'astragale. Ce ligament est extrêmement puissant.

Synoviale.

Une synoviale distincte revêt chacune des deux articulations dont se compose l'articulation astragalo-scaphoïdienne. La synoviale postérieure est très lâche, surtout en arrière, où elle fait saillie entre les surfaces articulaires.

Mouvements.

« L'adduction, l'abduction et la rotation du pied ont pour siège principal les articulations astragalo-calcanéenne et astragalo-scaphoïdienne. Or, dans tous ces mouvements, l'astragale fait corps avec la mortaise péronéo-tibiale. Ce n'est donc pas lui qui se meut sur le pied, c'est le pied qui se meut sur lui » (Sappey).

Les articulations que nous venons d'étudier, étant toutes deux des arthrodies, n'ont que des mouvements de glissement; mais ces mouvements sont beaucoup plus étendus que dans la plupart des arthrodies, et ils ont été distingués en mouvements d'adduction et d'abduction et mouvements de rotation.

1° *Adduction et abduction.*

Nous avons exposé précédemment ce qu'on entend par l'adduction et l'abduction du pied. Qu'il nous suffise de dire ici que ces mouvements dans l'articulation astragalo-calcanéenne se font autour d'un axe vertical qui passerait à peu près immédiatement en arrière de la surface articulaire supérieure de l'astragale.

2° *Rotation*.

« Elle s'opère autour d'un axe à peu près parallèle au ligament interosseux, c'est-à-dire obliquement dirigé en avant et en dehors et, du reste, difficile à déterminer avec précision, ce mouvement n'étant pas indépendant de ceux qui précèdent, mais se combinant au contraire avec ceux-ci. La rotation en dedans coïncide avec l'adduction, et la rotation en dehors avec l'abduction » (Sappey).

Quant aux axes orthopédiques ou aux centres articulaires orthopédiques de ces mouvements, nous y reviendrons un peu plus loin en étudiant la mobilité générale du pied dans son ensemble.

b. — *Articulation médio-tarsienne*.

Ici encore, nous avons à faire à une articulation principale formée de deux articulations secondaires. En effet, d'une part l'astragale s'unit au scaphoïde, d'autre part le calcanéum s'articule avec le cuboïde.

La première de ces articulations est une énar-throse ; la seconde est une diarthrose par emboîte-ment réciproque.

Nous aurons à envisager successivement ces deux articulations ; mais, auparavant, il est nécessaire de dire quelques mots de l'interligne articulaire qui sépare le tarse antérieur du tarse postérieur.

D'une façon générale, il est transversal et dirigé de dedans en dehors ; mais, si on l'examine de plus près, et cette conséquence découle d'elle-même de la forme des surfaces articulaires en rapport, on voit qu'il diffère notablement dans sa partie externe et dans sa partie interne. La partie interne est formée par l'énarthrose astragalo-scaphoïdienne ; et, naturellement, l'interligne à ce niveau présente une courbe à concavité postérieure. La partie externe, formée par la presque totalité de l'articulation calcanéo-cuboïdienne, est à peu près rectiligne. Ces deux parties s'unissent entre elles par une ligne très courte et légèrement concave en avant. L'extrémité interne de l'interligne articulaire est située immé-diatement en arrière de la tubérosité du scaphoïde, à 20 ou 22 millimètres au-devant de la malléole interne. L'extrémité externe se trouve exactement sur le bord externe du pied, à 25 millimètres au-devant de la malléole externe, à 15 millimètres en arrière de la saillie ou tubercule du cinquième métatarsien (Sappey).

I. — ARTICULATION ASTRAGALO-SCAPHOIDIENNE.

Surfaces articulaires.

Du côté de l'astragale, la surface articulaire est formée par la tête de cet os, oblongue, à grand axe dirigé obliquement en bas et en dedans.

Du côté du scaphoïde existe une cavité ayant la forme d'un segment d'ovoïde coupé suivant son grand axe, qui se dirige en bas et en dedans. Mais cette cavité, comme nous l'avons déjà vu dans tant d'autres articulations, ne serait pas suffisante pour recevoir et maintenir la tête de l'astragale ; aussi est-elle augmentée à sa partie inférieure par un fibro-cartilage qui va de son bord inférieur à la petite apophyse du calcanéum et qui a reçu le nom de ligament calcanéo-scaphoïdien inférieur.

Ligaments.

Outre le fibro-cartilage dont nous venons de

parler, il n'existe pour cette articulation qu'un seul ligament, qui va de la partie supérieure de la tête de l'astragale à la partie supérieure du scaphoïde.

II. — ARTICULATION CALCANÉO-CUBOIDIENNE.

Surfaces articulaires.

Le calcanéum présente pour cette articulation une facette concave transversalement, légèrement convexe de bas en haut. Inversement, celle du cuboïde est concave dans le sens vertical et convexe dans le sens transversal, d'où l'emboîtement réciproque.

Ligaments.

Les ligaments de cette articulation sont au nombre de trois : un ligament supérieur, un ligament inférieur, allant tous deux directement d'un des os à l'autre, et un autre ligament plus important. Ce dernier s'attache à la partie supérieure de la grande apophyse du calcanéum et se divise en deux parties, dont l'une interne va s'insérer sur le cuboïde et l'autre externe sur le scaphoïde. On lui a donné, à cause de sa forme, le nom de ligament en Y, et il a été avec raison considéré comme la clef de voûte de l'articulation médio-tarsienne.

Synoviales.

Une synoviale distincte existe pour chacune des deux articulations que nous venons de décrire.

Mouvements.

Les mouvements de l'articulation tibio-tarsienne sont : la flexion et l'extension, l'adduction et l'abduction, la rotation en dedans et la rotation en dehors.

Les mouvements de flexion et d'extension sont extrêmement limités, dit Sappey ; dans la flexion, les deux surfaces articulaires antérieures s'abaissent, en glissant de haut en bas sur les postérieures, d'une étendue égale à peine à 2 millimètres ; dans l'extension, elles s'élèvent dans les mêmes proportions par un mouvement inverse.

« Les mouvements latéraux ou d'adduction et d'abduction, très bornés aussi, offrent toutefois un peu plus d'étendue que les précédents. Les mouvements de rotation s'associent aux mouvements latéraux. Ils s'opèrent autour d'un axe antéro-postérieur qui semble représenté par le ligament en Y, dont les deux faisceaux se tordent et se détordent légèrement pendant les mouvements combinés d'adduction, d'abduction et de rotation de la partie antérieure du tarse.

VI. — Autres articulations du pied.

Nous ne parlerons pas des articulations du tarse avec le métatarse et de celles des métatarsiens entre eux.

Quant aux articulations des métatarsiens avec les phalanges, ou articulations métatarso-phalangiennes, et à celles des phalanges les unes avec les autres, elles sont absolument analogues, au moins pour ce qui nous regarde, aux articulations correspondantes de la main, et nous renvoyons le lecteur à ce chapitre.

Nous ferons seulement remarquer, à propos des articulations métatarso-phalangiennes, que le mouvement de flexion des orteils est moins étendu que celui des doigts, mais que le mouvement d'extension l'est beaucoup plus, en sorte que les orteils peuvent parcourir ainsi un arc de 30 degrés. Les mouvements latéraux sont peu prononcés. Le mouvement de rotation et celui de circumduction n'existent qu'à l'état de vestige.

Quant aux mouvements des articulations phalangiennes, il est important de faire remarquer que les phalanges des orteils, contrairement à ce qui a lieu pour celles des doigts, se fléchissent peu et s'étendent beaucoup. Elles peuvent aussi glisser les unes sur les autres dans le sens transversal (Sappey).

VII. — Des mouvements du pied dans son ensemble. — Ses déviations. — Axes orthopédiques.

Le pied est une des parties du squelette les plus difficiles à étudier tant au point de vue des mouvements qu'il présente qu'au point de vue des axes autour desquels se produisent ces mouvements.

Quoi qu'il en soit, on peut dire d'une façon générale que le pied présente trois ordres de mouvements :

1° Un mouvement de flexion et d'extension, se

passant surtout dans l'articulation tibio-tarsienne ; ce point a été envisagé lorsque nous avons étudié cette articulation ; nous n'y reviendrons pas ;

2° Un mouvement de rotation en dedans et en dehors, se passant autour de l'axe antéro-postérieur du pied ;

3° Un mouvement d'abduction et d'adduction s'accomplissant autour d'un axe vertical longeant la facette latérale externe de l'astragale.

Pour permettre de comprendre facilement ce que nous devons exposer, il est nécessaire que nous rappelions quelques détails sur les déviations du pied.

Au point de vue pratique, le mécanicien orthopédiste, outre la flexion et l'extension du pied traitées précédemment, peut avoir à remédier à deux déviations principales du pied : une déviation consistant dans l'enroulement du pied, que nous avons défini plus haut, et une autre déviation consistant dans la rotation du pied en dehors.

Ces deux déviations, d'ailleurs, s'associent fréquemment, et l'on est alors obligé de combiner dans les appareils les deux mouvements mécaniques destinés à s'y opposer. Nous ne supposons ici que les cas de varus avec enroulement, qui sont de beaucoup les plus fréquents. Dans les cas de valgus, la déviation est en sens inverse, mais l'appareil est construit dans les mêmes conditions : il n'y a qu'à diriger le mouvement en sens inverse.

Pour combattre la première déviation ou enroulement, il est nécessaire de porter le pied en dehors, c'est-à-dire de faire agir l'appareil de façon à ouvrir l'arc à concavité interne que présente le pied déformé.

Pour combattre la seconde, il faut faire exécuter au pied un mouvement de rotation opposé, tel que l'appareil relève le bord externe du pied et amène le bord interne à porter à son tour sur le sol par ses points de sustentation normaux.

Or, quelques complications que présentent les articulations multiples du pied et leurs déviations, il est à remarquer qu'au point de vue pratique on peut considérer le mouvement défectueux comme se produisant presque entièrement dans l'articulation médio-tarsienne, c'est-à-dire dans l'articulation qui se fait entre la rangée antérieure et la rangée postérieure du tarse.

Lorsqu'on agit sur cette articulation et qu'on remédie à ses déviations, il est à remarquer que les autres déviations, toujours très légères, se corrigent, elles aussi, totalement.

Il est bien évident, et nous insistons sur ce point, que nous ne parlons ici que des cas où l'intervention chirurgicale n'est pas indiquée et où des déformations osseuses, non justiciables de l'orthopédie, mais nécessitant des opérations spéciales, ne se sont pas encore produites. Nous reviendrons en détail sur ce sujet et préciserons les indications des traitements orthopédique ou chirurgical dans notre second volume.

Il nous reste donc à examiner en quel point doivent être les articulations de l'appareil pour agir efficacement sur l'articulation médio-tarsienne ; nous aurons ainsi déterminé les axes orthopédiques de cette articulation.

Considérons d'abord le mouvement dit d'enroulement.

Pour le combattre, le professeur Le Fort a proposé de placer sous le pied une pédale (sandale ou partie podale) dont la partie antérieure tourne autour de la postérieure de façon que l'avant-pied soit peu à peu ramené dans l'axe de l'arrière-pied.

Or, en quel point doit être situé le centre de cette articulation, formé par un pivot vertical ?

L'expérience démontre qu'il doit se trouver au milieu d'une ligne horizontale et transversale pas-

sant en dehors du tubercule du scaphoïde et traver-
sant la plante du pied. La situation du tubercule du
scaphoïde est facilement déterminée sans qu'il soit
besoin de le sentir directement. En effet, la tubérosité ou extrémité postérieure du cinquième métatarsien répond au milieu du bord externe du pied ; à
douze millimètres environ en arrière de ce milieu est
le tubercule du scaphoïde.

A partir de ce point, on tirera sur la plante du pied
une ligne horizontale et transversale et l'on en prendra le milieu. C'est ce milieu qui doit être le point
d'application du pivot de l'articulation orthopédique
destinée à produire ce que nous appellerons, si l'on
veut, le mouvement de déroulement.

Quant au mouvement de rotation en dedans, il
sera combattu en ramenant fortement la plante du
pied en dehors. Ce résultat sera produit par un mouvement de la partie antérieure de la pédale autour
de sa partie postérieure suivant une circonférence
verticale et transversale.

Le diamètre horizontal de cette circonférence doit
être nettement précisé. Or, pour nous, il n'est autre
que la ligne indiquée précédemment.

Nous avons voulu seulement indiquer ici aussi
mathématiquement que possible les axes des mouve-

ments à réaliser dans les appareils, et nous avons cru indispensable à la compréhension de ces données de faire une incursion hâtive dans le domaine de l'application des appareils, que nous traiterons en détail dans notre second volume.

CHAPITRE IV.

ARTICULATIONS DE LA TÊTE.

Dans ce groupe, la seule articulation qui doive être connue utilement par le mécanicien orthopédiste est l'articulation de l'os maxillaire inférieur avec le crâne. Elle porte le nom d'articulation temporo-maxillaire, parce qu'en effet c'est avec l'os temporal que vient s'articuler l'os de la mâchoire.

Articulation temporo-maxillaire.

L'articulation temporo-maxillaire est une articulation condylienne; mais, comme elle se fait à la fois à droite et à gauche, elle peut être dite bicondylienne, le maxillaire inférieur s'articulant à la fois avec l'os temporal de chaque côté de la base du crâne.

Surfaces articulaires.

Le maxillaire inférieur présente pour cette articulation un condyle, que nous avons signalé dans la description de cet os. Ce condyle est une saillie ellipsoïde, supportée par un col aplati d'avant en arrière. « Son petit axe, dont l'étendue ne dépasse pas 6 à 7 millimètres, se dirige d'arrière en avant et de dehors en dedans; suffisamment prolongé, celui du côté droit viendrait croiser celui du côté gauche un peu au-devant de la symphyse du menton. Son grand axe, d'une étendue triple, n'est pas tout à fait transversal, mais légèrement incliné de dehors en dedans et d'avant en arrière; prolongé, il croiserait celui du côté opposé un peu au-devant de la partie centrale du trou occipital » (Sappey).

Du côté de l'os temporal du crâne, la surface articulaire est formée par la cavité glénoïde de cet os, semi-ellipsoïde, très profonde et divisée, comme nous l'avons dit dans l'étude des os, par la scissure de Glaser en deux portions : l'une antéro-externe seule articulaire, l'autre postéro-interne remplie par de la graisse.

En avant de la cavité glénoïde existe une saillie osseuse à laquelle on donne le nom d'apophyse articulaire ou racine transverse de la cavité glénoïde, ou encore de condyle du temporal. Elle est convexe dans le sens antéro-postérieur et un peu concave dans le sens transversal.

Il existe donc, dans l'articulation temporo-maxillaire, une surface articulaire concave, la cavité glénoïde, qui reçoit une surface convexe, le condyle du maxillaire inférieur ; mais ce condyle, dans les mouvements d'abaissement de la mâchoire inférieure, entre en rapport avec le condyle du temporal dont nous venons de parler. Dans cette position, une partie osseuse convexe se trouverait donc en rapport avec une autre partie osseuse convexe ; et, dans ces conditions, on ne voit pas trop comment ces deux surfaces osseuses s'adapteraient l'une à l'autre, s'il n'existait, pour rétablir la possibilité et la solidité du contact, un organe spécial. Cet organe spécial est un fibro-cartilage.

Fibro-cartilage inter-articulaire.

Ce fibro-cartilage est biconcave, mince dans sa partie centrale, épais sur sa circonférence, de forme elliptique et obliquement dirigé de haut en bas et d'arrière en avant, de telle sorte que l'une de ses faces est postérieure et l'autre antérieure.

La face antérieure répond à la partie antérieure du condyle, sur lequel elle remonte un peu.

La face postérieure est en rapport avec la moitié postérieure de la racine transverse très saillante.

Toutes les parties osseuses de l'articulation temporo-maxillaire sont revêtues par une lame cartilagineuse.

Ligaments.

Les ligaments qui servent à maintenir le condyle du maxillaire inférieur au contact de la cavité glénoïde du temporal sont l'un externe, l'autre interne, et le troisième postérieur. Il ne nous appartient pas d'insister ici sur leur description. Ils sont d'ailleurs peu solides et peu importants au point de vue de la solidité et de la stabilité de l'articulation.

Synoviales.

Elles sont au nombre de deux : l'une supérieure, entre la racine transverse et la cavité glénoïde et le fibro-cartilage d'une part et le fibro-cartilage inter-articulaire d'autre part; l'autre inférieure, étendue entre ce fibro-cartilage et le condyle.

Mouvements.

Si le cadre de ces leçons nous avait permis d'étudier l'articulation de la mâchoire supérieure avec le crâne, nous aurions vu que l'union de ces deux parties osseuses est extrêmement solide et que le maxillaire supérieur, immobile, représente une sorte d'enclume sur laquelle le maxillaire inférieur, très mobile, vient battre à la manière d'un marteau, suivant l'expression de Sappey. Cette comparaison nous explique fort nettement que la mâchoire inférieure s'abaisse et s'élève tour à tour. De plus, elle peut se porter d'arrière en avant, de façon que les dents inférieures dépassent en avant les dents supérieures, et d'avant en arrière pour revenir à la position normale. Enfin, elle peut décrire un mouvement de circumduction.

1° *Mouvement d'abaissement.*

Dans ce mouvement, la mâchoire inférieure

s'éloigne de la supérieure, de telle façon que le menton s'abaisse et, en même temps, se porte un peu en arrière, comme il est facile de s'en rendre compte sur soi-même. Le condyle arrive d'abord au-dessous de l'apophyse transverse du temporal, puis passe au-devant de cette apophyse. Pendant ce mouvement, le fibro-cartilage inter-articulaire se déplace dans des conditions très bien indiquées par Sappey : « Pendant que le condyle se porte en avant et se déplace d'un centimètre environ, le fibro-cartilage se déplace aussi, mais en sens inverse ; oblique en bas et en avant, lorsque le condyle est dans la cavité glénoïde, il devient horizontal lorsque celui-ci se place au-dessous de l'apophyse articulaire du temporal, puis s'incline en bas et en arrière lorsque le condyle arrive au-devant de cette apophyse. Ainsi, pendant que le condyle du maxillaire inférieur glisse sur le fibro-cartilage d'arrière en avant, le fibro-cartilage glisse sur le condyle d'avant en arrière. »

2° *Mouvement d'élévation.*

Dans ce mouvement, les déplacements sont absolument inverses de ceux qui se passent dans le mouvement précédent.

Après ce que nous venons de dire de ces deux mouvements, il est facile de se rendre compte du rôle et de la nécessité du fibro-cartilage biconcave pour rétablir les rapports entre deux surfaces osseuses convexes.

3° *Mouvement d'arrière en avant et d'avant en arrière.*

La mâchoire inférieure peut se porter en avant dans une étendue de. 5 à 6 millimètres. Ce mouvement de projection en avant se fait dans un plan absolument horizontal. Les condyles s'abaissent pour se porter au-dessous des apophyses articulaires, mais s'arrêtent dans leur mouvement au niveau de ces apophyses. Dans le mouvement de recul, les condyles, comme dans le second temps de l'élévation, poussent les fibro-cartilages, puis tous deux rentrent simultanément dans leur cavité glénoïde.

4° *Mouvements latéraux.*

Ferrein a fait remarquer que l'oscillation horizontale et transversale du maxillaire est complètement impossible, par cette raison très simple, que les saillies osseuses situées en dedans des condyles ne leur permettent aucun déplacement de cette sorte. Cela est évident. Il démontre ensuite que, dans le cas de mouvement de droite à gauche, la mâchoire inférieure dans son ensemble tourne horizontalement autour d'un axe vertical passant par la partie moyenne du condyle gauche. « Chacune des parties qui la composent (Sappey) décrit un arc de cercle d'autant plus grand qu'elle est plus éloignée de ce dernier. L'arc décrit par le condyle droit est donc le plus étendu ; aussi le voit-on s'abaisser, puis sortir de sa cavité, pour se placer au-dessous de l'apophyse articulaire correspondante, et quelquefois même se porter au-delà. Tout se passe alors de son côté comme dans l'abaissement. La partie moyenne de l'arcade dentaire inférieure se dévie à gauche et déborde l'arcade dentaire supérieure de 4 à 5 millimètres.

Les mêmes déplacements se produisent, mais en sens inverse, dans le mouvement latéral de gauche à droite.

5° *Mouvement de circumduction.*

Ce mouvement est constitué par le passage de l'abaissement au mouvement latéral gauche ou droit, puis à l'élévation, puis au mouvement latéral du côté opposé. « Au moment où il s'abaisse, les deux condyles se portent en avant; lorsqu'il se dévie à droite, le condyle gauche reste placé au-dessous de son apophyse articulaire, et le droit rentre dans la cavité glénoïde. » On voit ainsi successivement les deux condyles sortir de leur cavité « et chacun d'eux y rentrer tour à tour, de telle sorte que le menton décrit un très petit mouvement circulaire. »

De grandes et longues discussions ont eu lieu entre les anatomistes au point de vue de l'axe des mouvements d'abaissement et d'élévation. Nous n'entrerons pas dans ces discussions et nous dirons seulement que l'axe de ces mouvements passe à peu près exactement par le trou qui se trouve situé à la face interne de la branche montante de la mâchoire inférieure et qui a reçu en anatomie le nom de trou dentaire inférieur. Cet axe varie un peu de hauteur, c'est-à-dire de niveau dans le sens vertical, suivant que la mâchoire s'abaisse plus ou moins. Ce serait donc, au point de vue strictement mécanique, un axe mobile; mais, au point de vue orthopédique, il nous suffit, pour avoir une précision suffisante, de dire qu'il est horizontal et transversal et passe par l'entrée des deux conduits dentaires antérieurs.

Quant à l'axe des mouvements latéraux, il a été très exactement indiqué par Ferrein, ainsi que nous l'avons vu.

Il est intéressant, et nous dirons même indispensable, d'avoir à propos de l'articulation temporo-maxillaire quelques notions d'anatomie comparée. En effet, cette articulation, qui préside à tous les mouvements de mastication des aliments, a une configuration exactement en rapport avec le système dentaire des différentes classes d'animaux, c'est-à-dire avec leur alimentation. On comprend donc que cette articulation soit constituée sur un type tout à fait différent chez les carnassiers, les rongeurs et les ruminants.

Les carnassiers ont leur système dentaire disposé pour déchirer les aliments, et ils se servent surtout de leurs dents canines, qui arrivent chez eux à un très grand degré de développement. Donc leur mâchoire inférieure ne possède ni mouvements antéro-postérieurs ni mouvements latéraux, mais seulement des mouvements d'abaissement et d'élévation.

Les rongeurs font surtout usage de leurs dents incisives ; et, par conséquent, chez eux, ce sont les mouvements d'avant en arrière et d'arrière en avant qui sont prédominants.

Enfin, chez les ruminants, le broiement est l'acte prédominant. Donc, ce sont les mouvements latéraux qui prennent la première place.

Chez ces différentes espèces animales, la conformation des surfaces articulaires est en rapport exact avec le mouvement le plus important à réaliser.

« L'homme, qui est omnivore, participe à la fois, dit Sappey, des carnassiers, des rongeurs et des ruminants : des carnassiers, par la prédominance des mouvements verticaux, par la forme des condyles et par leur direction transversale ; des rongeurs, par les mouvements antéro-postérieurs de sa mâchoire : des ruminants, par les mouvements latéraux de celle-ci. Chez lui il y a donc aussi harmonie entre le régime et le mode de conformation de l'articulation temporo-maxillaire. »

CHAPITRE V.

ARTICULATIONS DU TRONC.

Les articulations du tronc comprennent : les articulations du bassin, les articulations du thorax et les articulations de la colonne vertébrale. Celles du bassin et du thorax ne nous intéressent en aucune façon et sont du domaine de l'anatomie pure. Les seules qui doivent nous occuper ici sont celles de la colonne vertébrale.

I. — Articulations de la colonne vertébrale.

Les vertèbres s'articulent toutes entre elles ; de plus, elles s'unissent aux côtes et au bassin, et, enfin elles forment le lien naturel entre la tête et le tronc. Nous étudierons seulement ici les articulations communes à toutes les vertèbres et celles qui réunissent les vertèbres du cou à la boîte crânienne..

a. — *Articulations communes à toutes les vertèbres.*

Les vertèbres s'unissent entre elles : 1º par leurs corps ; 2° par leurs apophyses articulaires ; 3º par leurs lames ; 4º par leurs apophyses épineuses.

1º *Articulations des corps des vertèbres.*

Les articulations des corps des vertèbres représentent le type le plus parfait des amphiarthroses.

Surfaces articulaires.

Ce sont les faces supérieure et inférieure du corps de chaque vertèbre. Ces faces sont constituées par deux parties distinctes : une partie centrale et une partie périphérique. La partie centrale est un peu déprimée au-dessous de la partie périphérique ; de plus, elle est rugueuse à l'état sec et encroûtée à l'état frais d'une lame cartilagineuse. Ce cartilage rétablit le niveau avec la partie périphérique, qui est représentée par un large anneau osseux de substance compacte, lisse et non revêtu de cartilage.

Ligaments.

Les ligaments qui unissent entre eux les corps vertébraux se continuent les uns avec les autres sur toute la longueur de la colonne rachidienne et forment en avant du corps des vertèbres le ligament vertébral commun antérieur et en arrière le ligament vertébral commun postérieur. Le premier s'étend de l'axis à la partie supérieure du sacrum, le second du trou occipital au sacrum en s'élargissant dans l'intervalle qui sépare chaque vertèbre de sa voisine.

Ces ligaments antérieurs et postérieurs forment donc comme une sorte de gaîne qui enveloppe la colonne vertébrale de sa partie supérieure à sa partie inférieure.

Mais il faut bien se souvenir que les vertèbres sont séparées les unes des autres par des disques fibreux appelés disques intervertébraux, dont les dimensions transversale et antéro-postérieure répètent très exactement celles des corps vertébraux.

Leur hauteur a été très bien étudiée par Sappey,

auquel nous empruntons la plupart des détails suivants :

La hauteur des disques intervertébraux est à peu
près égale sur toute l'étendue de la colonne formée
par les vertèbres cervicales. Elle diminue graduellement de la septième vertèbre cervicale à la quatrième ou cinquième vertèbre dorsale et augmente
ensuite à mesure qu'on descend. Cette augmentation est d'abord très lente, puis de plus en plus rapide jusqu'à la colonne lombaire, où cette hauteur
est très considérable.

Elle est égale en avant et en arrière au niveau des
vertèbres dites de transition, c'est-à-dire à l'union
de la colonne cervicale avec la colonne dorsale et
de celle-ci avec la colonne lombaire. « Mais elle
diffère pour les parties antérieure et postérieure sur
toutes les autres. Au cou, elle atteint en avant de
5 à 6 millimètres et se réduit en arrière à 2 ou 3.
Au dos, elle est en avant et en haut de 3 millimètres, plus bas de 4 à 5, inférieurement de 5 à 6.
En arrière, elle ne dépasse pas 4 millimètres. Aux
lombes, elle mesure en moyenne 7 millimètres en
avant et 6 en arrière.

De cette inégalité de hauteur des ligaments intervertébraux et de celle des corps vertébraux résul-

tent les courbures alternatives de la colonne vertébrale, sur lesquelles nous reviendrons plus loin.

Ajoutons encore que, d'après les recherches de
Sappey, la hauteur des ligaments interosseux est à
celle des corps vertébraux dans la région cervicale : :
2 : 5, dans la région dorsale : : 1 : 5, dans la région lombaire : : 1 : 3. « En moyenne, la hauteur
absolue des ligaments intervertébraux est de 5 ou
6 millimètres ; et, comme leur nombre s'élève à 23,
en multipliant l'un des chiffres l'un par l'autre, on
voit que les ligaments superposés produisent une
colonne de 13 centimètres. Chez un homme de stature ordinaire, la longueur de la colonne constituée
par les vraies vertèbres étant de 61 centimètres, ils
en forment donc en définitive de la quatrième à la
cinquième partie. »

2° *Articulations des apophyses articulaires.*

Les apophyses articulaires des vertèbres s'unissent entre elles par des arthrodies. Les surfaces
articulaires sont unies entre elles par des ligaments
très faibles, qui revêtent la forme de capsules dans
la région cervicale.

Ces surfaces articulaires sont planes, sauf dans

la région lombaire, où elles représentent des segments de cylindre qui ne présentent que de très légers mouvements parallèles à leur axe, « le cylindre reçu montant et descendant sur celui qui le reçoit. » Ce sont donc des mouvements très limités de glissement, analogues à ceux qui se passent dans toutes les arthrodies.

Les apophyses articulaires sont revêtues d'une mince lame cartilagineuse.

Les synoviales sont rudimentaires.

3° *Union des lames vertébrales.*

Les lames des vertèbres s'unissent les unes aux autres par des ligaments caractérisés surtout par leur élasticité et leur couleur jaune, d'où le nom de ligaments jaunes sous lequel ils sont connus.

Ces ligaments se composent de deux moitiés réunies à angle comme les lames vertébrales. Leur bord inférieur s'insère au bord supérieur de la lame qui est au-dessous, et leur bord supérieur à la face antérieure de la lame qui est au-dessus. Elles s'imbriquent donc les unes sur les autres à la façon des tuiles d'un toit (fig. 68).

4° *Union des apophyses épineuses.*

Ces apophyses sont unies :

1° Par des ligaments qui vont du bord inférieur

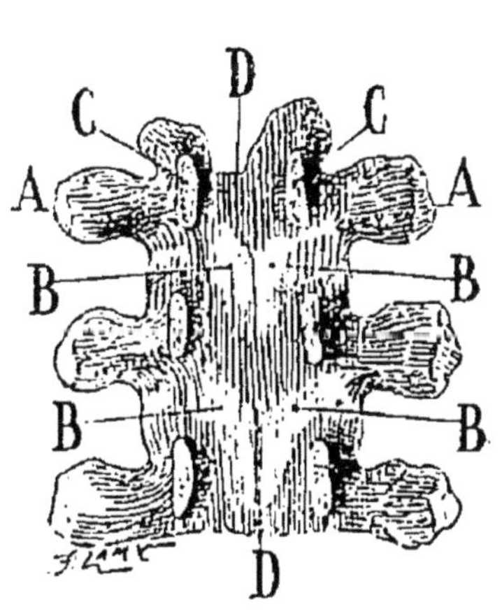

Fig. 68. — Face postérieure du
corps des vertèbres.

AA.	Apophyses transverses.
BBBB.	Ligaments jaunes.
CC.	Sections des pédicules des vertèbres.
DD.	Canal vertébral ou rachidien.

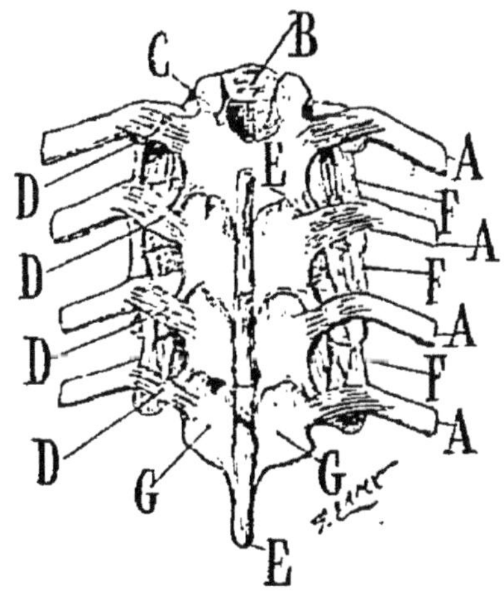

Fig. 69. — Face postérieure de la
colonne vertébrale.

AAAA.	Côtes.
B.	Corps de la vertèbre.
C.	Apophyse articulaire.
DDDD.	Ligament costo-vertébral.
EE.	Ligne des ligaments surépineux.
FFF.	Ligaments costo-transversaires.
GG.	Lames vertébrales.

de l'apophyse épineuse d'une vertèbre au bord supérieur de l'apophyse épineuse de la vertèbre située immédiatement au-dessous. Ce sont les ligaments dits interépineux (fig. 69);

2° Par un long cordon qui s'étend de l'apophyse épineuse de l'axis jusqu'au sacrum et qui porte le nom de ligament surépineux.

b. — *Mouvements de la colonne vertébrale.*

La colonne vertébrale est un cylindre irrégulier creux qui protège la moëlle épinière. De plus, dans la station verticale, elle supporte la tête et joue dans l'équilibre du corps et dans la stabilité de celui-ci un rôle considérable, qui a été fort bien mis en lumière dans le volume de cette collection qui a trait à la physiologie; nous n'y reviendrons donc pas, et nous devons nous borner à l'étude des mouvements de la colonne vertébrale.

Elle présente à considérer :

1° Des mouvements de totalité;

2° Des mouvements propres à chaque région, cervicale, dorsale et lombaire;

3° Des mouvements propres à chaque vertèbre.

1° *Mouvements de totalité.*

La colonne vertébrale, envisagée dans son ensemble, présente des mouvements de flexion et d'extension, d'inclinaison à droite et à gauche; de plus, un mouvement de circumduction et un mouvement de rotation.

Le mouvement de flexion de la colonne vertébrale

est caractérisé par son inclinaison en avant. Il est
remarquable par sa grande étendue. Lorsqu'elle se
fléchit, la colonne vertébrale se comporte à la manière d'un levier du troisième genre, dans lequel le
point d'appui répond au sacrum, la résistance à
l'extrémité supérieure du rachis et la puissance aux
muscles antérieurs du tronc.

Contrairement au mouvement de flexion, le mouvement d'extension est très limité. Après s'être
fléchie, la colonne vertébrale revient à sa position
normale et dépasse à peine en arrière la verticale;
d'ailleurs, la disposition des articulations permet-
trait-elle dans ce sens un mouvement plus étendu,
qu'il ne pourrait s'effectuer à cause de l'obstacle
matériel causé par les apophyses épineuses qui
s'appliquent les unes aux autres. Dans l'extension
comme dans la flexion, le rachis « représente un
levier du troisième genre, dans lequel le point
d'appui occupe son extrémité inférieure, la résistance son extrémité supérieure, et où la puissance
est constituée par les muscles situés à la partie postérieure de la colonne vertébrale; très rapprochée
de l'axe du levier, cette puissance agit avec moins
de force que dans la flexion, où elle en est très
éloignée. »

Le mouvement d'inclinaison à droite et à gauche est encore plus limité que le précédent.

Le mouvement de circumduction résulte de la succession des mouvements précédents.

Le mouvement de rotation est très obscur, dit Sappey. Il se produit dans les deux sens et « consiste dans un mouvement de torsion des ligaments interosseux. » Il n'existe que dans la partie cervicale et la partie lombaire de la colonne vertébrale, et point au niveau de la colonne dorsale. D'ailleurs, faisons remarquer d'une façon générale que les mouvements d'inclinaison latérale, de circumduction et de rotation du tronc se passent principalement non au niveau du tronc lui-même, mais presque entièrement dans les articulations coxofémorales.

2° *Mouvements propres à chaque région.*

Il existe de grandes différences au point de vue de la mobilité entre les différentes parties de la colonne vertébrale. Le rachis présente, dit Sappey, deux points beaucoup plus mobiles que les autres : le supérieur répond à l'union de la région cervicale avec la région dorsale, et l'inférieur à l'union de celle-ci avec la région lombaire.

Mais, cela posé, il est incontestable aussi que toute la région cervicale et toute la région lombaire exécutent des mouvements beaucoup plus étendus que la région dorsale. Cette dernière, en effet, est gênée dans sa mobilité par les côtes, dont les têtes s'enfoncent entre les corps vertébraux à la manière de coins, et par la disposition des apophyses épineuses, qui se recouvrent comme les tuiles d'un toit.

Dans chacun de ces mouvements, chaque segment de la colonne vertébrale représente, comme la colonne vertébrale elle-même dans son ensemble, un levier du troisième genre.

3o *Mouvements propres à chaque vertèbre.*

Les mouvements généraux (Sappey) de la colonne rachidienne n'étant que la résultante des mouvements de chacune des pièces qui la composent, on pourrait penser que les seconds ne diffèrent des premiers que par leur moindre étendue. Mais, en comparant les uns aux autres, on remarque que la différence est beaucoup plus tranchée. Dans les mouvements de totalité, la colonne épinière représente un levier vertical du troisième genre ; dans les mouvements partiels, chaque vertèbre représente un levier horizontal et antéro-postérieur du premier genre. Ces leviers partiels sont loin d'offrir une mobilité égale. Dans la région du dos, ils se trouvent réduits à une immobilité presque complète. A peine exécutent-ils un léger mouvement de bascule d'avant en arrière. L'inclinaison latérale, la circumduction et la rotation sont autant de mouvements qui restent étrangers aux vertèbres dorsales. Celles du cou et des lombes jouissent d'une mobilité plus évidente ; leurs mouvements deviennent surtout très manifestes sur les trois dernières vertèbres cervicales. Ils sont moins prononcés pour les vertèbres des lombes.

« Toutes ces vertèbres sont solidaires les unes des autres ; elles ne peuvent se mouvoir isolément. Le mouvement exécuté par chacune est si minime, qu'il serait sans utilité. Elles se meuvent donc toutes à la fois, et dans le même sens. Les muscles qui les meuvent sont ceux qui président aux mouvements de totalité ; de même que la colonne sur laquelle ils agissent se décompose en un grand nombre de colonnes plus petites, de même aussi ils se divisent en une foule de faisceaux secondaires qui s'attachent à chacune de celles-ci. »

c. — *Articulations propres à certaines vertèbres.*

Les articulations du sacrum et du coccyx ne doivent point nous occuper ici. Nous n'aurons donc à nous occuper que des articulations des deux premières vertèbres cervicales, l'atlas et l'axis.

L'atlas et l'axis ne s'articulent pas seulement entre elles : elles s'unissent aussi toutes deux à l'occipital, c'est-à-dire avec la tête. Nous devons donc étudier successivement :

L'articulation de l'atlas avec l'occipital ou articulation occipito-atloïdienne ;

L'articulation de l'axis avec l'occipital ou articulation occipito-axoïdienne :

L'articulation de l'atlas avec l'axis ou articulation atloïdo-axoïdienne.

1° *Articulation occipito-atloïdienne.*

L'atlas s'articule avec le crâne par chacune de ses parties latérales. A la partie inférieure et postérieure du crâne se trouve un os volumineux, dont la forme a été assez exactement comparée à une coquille de pèlerin. C'est l'os occipital, qui est percé à sa partie

inférieure d'un vaste trou, le trou occipital, destiné
au passage du volumineux cylindre nerveux qui
réunit l'encéphale à la moëlle. Sur les parties latérales de ce trou se trouvent deux saillies obliques
d'arrière en avant et de dehors en dedans et regardant en bas et en dehors. Ces deux saillies, divergentes en arrière, rapprochées en avant, ont reçu le
nom de condyles de l'occipital et ne sont autres que
les surfaces osseuses destinées à l'articulation occipito-atloïdienne. « La ligne transversale, d'après
Sappey, qui raserait leur partie antérieure, passerait
au-devant du trou occipital ; une autre ligne rasant
leur partie postérieure passerait au niveau ou immédiatement en arrière du centre de cet orifice. »

Quant aux surfaces articulaires de l'atlas, elles
sont situées à la partie supérieure des masses latérales de cet os, et leur concavité, tournée en haut et
en dedans, correspond exactement à la convexité
des condyles de l'occipital. Ce sont les apophyses
articulaires de l'atlas ; une lame cartilagineuse très
mince recouvre toutes ces parties osseuses.

Ces quatre surfaces osseuses articulaires, réunies
deux par deux, forment de chaque côté une arthrodie. L'articulation occipito-atloïdienne dans son
ensemble est donc une double arthrodie. Chez cer-

taines espèces animales, ces deux articulations latérales se rapprochent l'une de l'autre par leur partie antérieure. Chez les oiseaux elles se réunissent même complètement, de façon à former une articulation condylienne, qui permet à la tête de l'animal d'exécuter un mouvement de rotation presque complet, comme il est facile de s'en rendre compte.

Un ligament va de la face externe de chaque condyle de l'occipital à la face externe des apophyses articulaires de l'atlas. Mais l'union est complétée par un ensemble ligamenteux qui forme comme une vraie capsule entre l'atlas et l'occipital. En effet, un ligament se dirige de la partie antérieure du trou occipital à l'arc antérieur de l'atlas, et un autre de la partie postérieure de la circonférence de ce trou à l'arc postérieur de la même vertèbre. Ces deux ligaments comprennent de nombreux faisceaux, sur la description desquels ce n'est pas le lieu d'insister.

Il existe une synoviale pour l'articulation du côté droit et une pour celle du côté gauche.

Les mouvements de cette articulation sont : la flexion, l'extension, l'inclinaison latérale à droite et à gauche et la circumduction.

Dans la flexion, la tête s'incline en avant sur l'atlas ; ce mouvement est très étendu, ainsi que l'extension, où la tête s'incline en arrière.

Les mouvements d'inclinaison sont très limités. Quand la tête se penche à droite ou à gauche, ce mouvement est surtout réalisé par l'ensemble de tous les mouvements qui se passent entre les vertèbres cervicales.

Quant à la circumduction, elle est à peine sensible.

2° *Articulation occipito-axoïdienne.*

L'occipital et l'axis sont séparés l'un de l'autre par l'atlas ; ils ne sont en aucun point en contact direct, et, par conséquent il n'y a point, pour cette articulation, de surfaces osseuses articulaires revêtues de cartilage (fig. 70).

Ces deux os sont unis entre eux par trois ligaments :

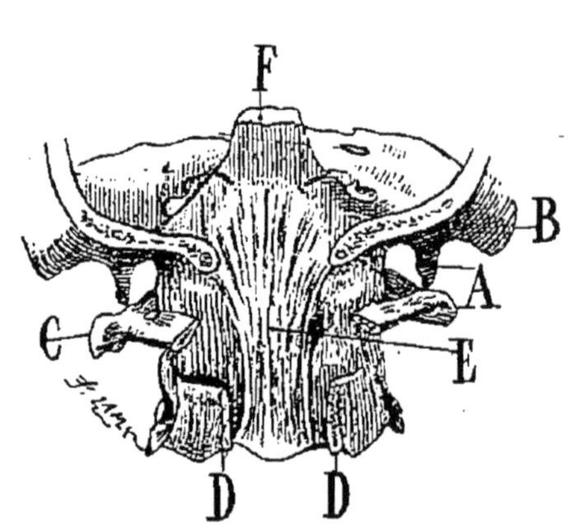

Fig. 70. — Articulation occipito-axoïdienne vue par sa partie postérieure après section transversale de la colonne vertébrale.

A. Apophyse styloïde.
B. Apophyse mastoïde.
C. Apophyse transverse de l'atlas.
DD. Section de l'arc postérieur de l'axis.
E. Couche superficielle du ligament occipito-axoïdien.
F. Apophyse basilaire.

1° L'un qui va de la moitié antérieure de la circonférence du trou occipital à la partie postérieure du corps de l'axis et qui est composé de plusieurs faisceaux dont la description est très compliquée;

2° Deux ligaments horizontaux, très courts et très solides, étendus transversalement du sommet de l'apophyse odontoïde à la partie interne des condyles de l'occipital.

Cette articulation, étant médiate, ne peut par cela même présenter de mouvements; elle ne fait que contribuer à la solidité de la tête sur la colonne vertébrale.

3° *Articulation atloïdo-axoïdienne.*

L'axis s'articule avec l'atlas : *a.* par son apophyse odontoïde; *b.* par ses apophyses articulaires supérieures; *c.* par son corps et son apophyse épineuse.

a. *Articulation de l'apophyse odontoïde avec l'atlas*

Cette articulation est le type le plus parfait des articulations pivotantes.

La surface articulaire du côté de l'atlas est une facette articulaire concave encroûtée d'une mince couche cartilagineuse du côté de l'apophyse odontoïde; elle est constituée par une facette légèrement convexe, recouverte d'une couche de cartilage aussi mince que la précédente.

Deux ligaments très minces, l'un externe et l'autre interne, vont directement d'avant en arrière de l'une à l'autre surface articulaire.

Mais, en plus de ces deux ligaments insignifiants, il existe un gros ligament, très épais et très résistant, qui est étendu de la face interne de la masse latérale droite de l'atlas au point symétrique de sa face latérale gauche et qui passe transversalement en arrière du col de l'apophyse odontoïde, sur lequel il s'applique étroitement sans y prendre d'insertions. Il décrit dans son trajet une couche à concavité antérieure très prononcée. Il porte le nom de ligament semi-annulaire ou semi-circulaire à cause de cette courbure ou plus simplement de ligament transverse à cause de sa direction générale. Ce ligament forme avec l'arc antérieur de l'atlas et les apophyses articulaires de cette vertèbre un anneau elliptique à sa partie supérieure, circulaire à sa partie inférieure, comme certains entonnoirs. C'est dans cet anneau qu'est reçue l'apophyse odontoïde de l'axis.

Cette articulation possède deux synoviales : l'une antérieure entre l'atlas et l'apophyse odontoïde, l'autre postérieure entre cette apophyse et le ligament transverse.

b. — *Articulation des apophyses articulaires.*

Les surfaces articulaires sont constituées du côté de l'atlas par les apophyses articulaires inférieures de cet os et du côté de l'axis par les apophyses articulaires supérieures de cette vertèbre.

Les apophyses articulaires inférieures de l'atlas sont circulaires, planes et un peu inclinées en dedans.

Les apophyses articulaires supérieures de l'axis sont circulaires aussi, mais plus étendues que les précédentes, légèrement convexes et inclinées en dehors.

Donc, ces surfaces articulaires, les unes étant planes et les autres légèrement convexes, ne peuvent se correspondre exactement ; et, chose remarquable, cette correspondance n'est pas rétablie par un fibro-cartilage. C'est donc une disposition unique dans l'économie, et cette articulation forme à elle seule une classe absolument distincte dans les diarthroses.

Cette disposition a comme conséquence naturelle que la tête monte et descend alternativement pendant son mouvement de rotation et que, par suite, la stature se modifie à chaque instant.

Une capsule unit de chaque côté les surfaces articulaires encroûtées de cartilage. Une synoviale distincte existe aussi pour chacune de ces deux articulations.

3° *Union des arcs antérieur et postérieur de l'atlas avec l'axis.*

Cette union est assurée par deux ligaments :

A. — Un ligament qui va de l'arc antérieur de l'atlas à la face antérieure du corps de l'axis et qui se continue avec le grand ligament vertébral commun antérieur. C'est le ligament atloïdo-axoïdien antérieur ;

B. — Un autre ligament qui s'insère en haut à l'arc postérieur de l'atlas et en bas au bord supérieur des lames de l'axis jusqu'à la base de l'apophyse épineuse de cette vertèbre. C'est le ligament atloïdo-axoïdien postérieur, composé de nombreux faisceaux décrits séparément dans les traités d'anatomie.

4° *Mouvements de l'atlas sur l'axis.*

La flexion, l'extension, l'inclinaison latérale

n'existent pas entre l'atlas et l'axis ; tout mouvement de bascule est interdit à la première de ces vertèbres sur la seconde, et tout se résume ici en disant que l'atlas tourne sur l'axis.

Ce mouvement de rotation est très étendu, et, comme l'atlas fait corps avec la tête, il peut être mesuré par l'angle de déviation de la tête, à droite ou à gauche. Sappey a démontré que cet angle est non pas de 45 à 50 degrés, comme on l'a cru longtemps, mais de 30 degrés seulement en moyenne. « Celui que forme la tête en se portant du côté opposé présentant la même ouverture, on voit que son mouvement total de rotation ne dépasse pas 60 degrés ».

Si ce mouvement de rotation de la tête était le seul qui nous permît de porter nos regards de côté et d'autre, l'arc parcouru par le rayon visuel serait peu considérable ; et, cependant, nous savons que nous pouvons regarder directement sur les côtés. L'explication en est bien simple. « C'est que, dit Sappey, au mouvement de rotation de la tête, vient se joindre d'abord la rotation du tronc sur les fémurs et, en dernier lieu, la rotation du rachis. C'est pour n'avoir pas assez tenu compte de ces deux mouvements surajoutés, et surtout du premier, que la plupart des auteurs ont attribué à celui de la tête une étendue trop grande. »

CHAPITRE VI

DES DÉVIATIONS DE LA COLONNE

VERTÉBRALE

« On entend par déviation du rachis, dit Kirmisson, tous les changements de direction de la colonne
vertébrale, à l'exclusion de ceux qui sont symptomatiques d'une autre affection ; ce sont, en un mot,
des déviations primitives ou essentielles, tandis que
les déformations qui se montrent à la suite d'une
autre affection, comme le mal de Pott, sont des
déviations secondaires ».

La colonne vertébrale peut se dévier dans deux
sens différents : ou bien dans le sens antéro-postérieur
ou bien dans le sens latéral.

Dans le premier cas, la déviation n'est autre chose

qu'une augmentation des courbures normales de la colonne vertébrale ; elle peut, par conséquent, se faire suivant deux formes différentes, selon que la convexité est tournée en arrière : c'est la cyphose, ou en avant : c'est la lordose. Si la déviation a lieu dans le sens latéral, elle prend le nom de scoliose.

I. — Cyphose.

On désigne sous le nom de cyphose cette déviation de la colonne vertébrale qui consiste en une courbure à convexité postérieure.

La cyphose peut exister chez les enfants, chez les adolescents et chez les vieillards. Chez les enfants, elle est liée au rachitisme. Chez les adolescents, le plus souvent des jeunes filles, elle se montre lorsque la croissance des os a été rapide et que les muscles, n'ayant pas eu une augmentation parallèle à celle des os, ne sont pas assez puissants pour maintenir en équilibre la colonne vertébrale, que la tête tend à entraîner en avant. Les attitudes prolongées, où la tête est portée en avant, y contribuent notablement. Chez les vieillards, ce sont encore les attitudes prolongées qui ont le rôle vraiment actif : ainsi, on peut citer comme exemple la cyphose des paysans. La partie antérieure des corps vertébraux finit par s'user sous l'action d'une pression constante.

La cyphose comprend une partie ou la totalité de la colonne vertébrale. Si elle est partielle, c'est le plus souvent la région dorsale qui en est le siège.

« Les corps vertébraux, dit Kirmisson, prennent une forme de coin dont le sommet regarde en avant et la base en arrière. » Ils sont ankylosés entre eux lorsque l'affection dure depuis un certain temps.

Le diamètre antéro-postérieur du thorax est augmenté, par suite de l'effacement de la courbure des côtes. Les omoplates se détachent du thorax par leur angle inférieur et prennent l'aspect d'ailes.

Ces déformations indiquent par elles-mêmes quels sont les signes de la maladie et l'aspect du malade. Si la cyphose est partielle, il se produit fréquemment des courbures de compensation dans le sens antéro-postérieur analogues à celles que nous verrons s'effectuer dans la scoliose dans le sens transversal.

II. — Lordose.

La lordose est constituée par une courbure de la colonne vertébrale à convexité antérieure.

La lordose primitive est rare et est le résultat d'une

attitude habituelle, comme chez les marchands qui portent un éventaire. Ce que l'on observe d'ordinaire, c'est une lordose symptomatique consécutive à des altérations des muscles, paralysie ou contracture, ou à des maladies articulaires de la hanche ou du bassin.

Elle peut être totale ou plus souvent limitée à la région lombaire ou lombo-sacrée, où elle n'est qu'une exagération de la courbure normale.

Comme dans la cyphose, les vertèbres affectent ici la forme d'un coin, mais dirigé en sens inverse, c'est-à-dire que le sommet du coin est dirigé en arrière. La poitrine est aplatie d'avant en arrière par suite de l'augmentation de la courbure des côtes.

On conclut de suite que, chez le sujet atteint de lordose, la tête est portée en arrière et le ventre proéminent en avant ; le sujet malade a la même démarche qu'une femme dans les derniers mois de sa grossesse.

Le diagnostic de la lordose est facile. Il faut, de plus, déterminer si elle est primitive ou symptomatique, et on résoudra cette question par l'interrogatoire du malade et l'examen des muscles et des articulations qui peuvent être la cause première de la déviation.

La lordose peut enfin n'être qu'une courbure de compensation dans une colonne vertébrale cyphotique ou scoliotique ; on le reconnaîtra alors aisément par le simple examen du rachis.

III. — Scoliose.

La scoliose est de beaucoup la plus fréquente et la plus importante des déviations de la colonne vertébrale. C'est celle que le chirurgien a le plus souvent l'occasion d'observer et pour laquelle il a recours aux appareils.

Elle est caractérisée par la formation sur la colonne vertébrale d'une ou de plusieurs courbures anormales dans le sens transversal.

Le type ordinaire de la scoliose est une courbure siégeant à la région dorsale et dont la convexité est tournée à droite. On peut, d'ailleurs, mais beaucoup plus rarement, observer une courbure siégeant à un niveau quelconque du rachis et à convexité tournée soit à droite soit à gauche.

La scoliose peut être multiple, par exemple à la fois cervico-dorsale et dorso-lombaire. Mais la disposition habituelle est la suivante : rarement la

courbure dorsale est unique ; le plus souvent, au-
dessus et au-dessous d'elle, il se forme, pour rétablir
l'équilibre détruit, une courbure dite courbure de
compensation : donc, il existe trois courbures superposées, les courbures supérieure et inférieure, dont
la convexité est dirigée en sens inverse de la courbure moyenne, étant moins prononcées que celle-ci.
Cette même disposition se reproduit partout, quel
que soit le siège de la scoliose.

Mais un autre phénomène vient se surajouter au
premier, qui est la courbure latérale. En effet, lorsqu'on examine une colonne vertébrale scoliotique,
on voit que non seulement il existe des courbures,
mais que ce rachis est, pour ainsi dire, tordu sur
lui-même autour de son axe vertical. Chaque corps
vertébral participe à cette torsion générale et n'est
plus placé symétriquement par rapport au corps de
la vertèbre située au-dessus à celui de la vertèbre située au-dessous.

Donc inclinaison latérale et torsion : telles sont
les deux déformations-types de la scoliose.

De ces deux faits découlent les déformations dont
chaque vertèbre est le siège.

D'une façon générale, le corps de la vertèbre a pris
la forme d'un coin dont la base répond à la con-

vexité de la courbure rachidienne et le sommet à la concavité. Mais, outre cet affaissement « cunéiforme », il existe un second affaissement, appelé rhomboïdal par Delpech, ainsi décrit par Kirmisson : « Il consiste en ce que la face supérieure et la face inférieure du corps vertébral, au lieu de se correspondre, sont inclinées obliquement l'une sur l'autre, de sorte que la coupe transversale du corps vertébral prend un aspect losangique. Dans ce cas, la face des corps vertébraux présente des sillons osseux obliquement dirigés comme si ces os avaient été tordus sur leur axe vertical. Cet affaissement rhomboïdal s'observe surtout sur les vertèbres de transition, à l'union des deux courbures de sens opposé. »

Les autres parties de la vertèbre sont aussi modifiées dans leur forme ou leur direction. Le trou vertébral, au lieu d'être arrondi, est ovale à grosse extrémité du côté de la concavité de la courbure. L'apophyse épineuse, au lieu d'être dirigée d'avant en arrière, est oblique à sommet tourné du côté de la concavité du rachis, et les apophyses articulaires du côté de la concavité sont atrophiées.

Le thorax subit le retentissement des déformations scoliotiques de la colonne vertébrale. La courbure des côtes est augmentée du côté de la convexité, effacée du côté de la concavité ; d'où il résulte que le thorax dans son ensemble est fortement bombé du côté de la convexité du rachis et affaissé du côté de la concavité. De ce dernier côté aussi les côtes sont très rapprochées les unes des autres et les espaces intercostaux par conséquent très diminués en hauteur. Du côté où les côtes ont une courbure plus accusée, l'omoplate s'appuyant sur elles forme un relief beaucoup plus considérable que du côté opposé, surtout au niveau de son angle inférieur.

Quelquefois le bassin lui-même est dévié et devient oblique en sens inverse du thorax ; mais c'est là un fait rare, sauf dans les scolioses rachitiques ou très prononcées.

De ces déformations il résulte que les viscères peuvent être gênés dans leur position et leur fonctionnement. Ce dernier point est important, surtout au niveau de la cage thoracique, où les poumons sont comprimés dans tous les sens.

Certaines scolioses sont symptomatiques, comme celle qui succède à une pleurésie purulente ; mais la plupart sont primitives. Chez l'enfant, cette déformation est une conséquence du rachistisme. Chez l'adolescent, où elle se montre le plus fréquemment et sous son vrai type complet, le mécanisme de sa production a été l'objet de nombreuses discussions. Tout ce que nous pouvons dire ici, c'est qu'elle résulte d'ordinaire d'un vice de développement osseux des vertèbres soit spontané soit causé par des attitudes vicieuses habituelles.

L'examen du sujet supposé atteint de scoliose doit être pratiqué le malade étant debout. C'est, dans la plupart des cas, d'une jeune fille qu'il s'agit. On examine d'abord la colonne vertébrale et on y constate la courbure primitive et les courbures de compensation. Pour ce faire, on passe le pouce du haut en bas de la colonne en suivant le sommet des apophyses épineuses et en exerçant une assez forte pression. La peau devient rouge sous l'influence de cette pression et cette rougeur dessine une ligne qui indique parfaitement les courbures latérales plus ou moins accentuées du rachis. Rien de plus facile dès lors que de mesurer la flèche de chacune de ces courbures. Cela fait, on examine le degré de déviation des côtes et de l'omoplate.

Ces signes sont très manifestes dans la scoliose complètement développée, à la période d'état comme on dit en pathologie; mais, au début, le diagnostic est un peu plus délicat : on ne constate guère que la saillie de l'omoplate et une légère déviation des

côtes, alors que les courbures de la colonne vertébrale sont encore à peine sensibles.

Lorsqu'elle n'est pas traitée, la scoliose augmente
peu à peu et il n'est pas rare de voir des malades où
la colonne vertébrale a la forme d'un *S* italique à
courbures très accentuées.

De plus, des troubles de la santé générale existent
dès le début de la scoliose et s'accentuent avec les
progrès de la déviation. Nous n'y insisterons pas ici,
parce qu'ils ne sont d'aucun intérêt pour l'orthopédiste; nous dirons seulement que les troubles les
plus sérieux et les plus fréquents sont ceux qui se
manifestent du côté des poumons. De plus, la gêne
de la circulation pulmonaire retentit sur le cœur.
Enfin, les sujets atteints de scoliose présentent souvent en même temps une déviation des pieds en dehors, c'est-à-dire en valgus.

Le diagnostic de la scoliose est le plus souvent facile. Lorsque nous aurons étudié le mal de Pott,
nous verrons quels sont les moyens de le différen-
cier d'avec les déviations du rachis. Pour le moment, nous ferons seulement remarquer qu'il est
très important, au point de vue du traitement, de
reconnaître le degré de la scoliose. Ou bien elle est
au début, et alors il n'y a pour toute lésion qu'une

simple courbure latérale; ou bien à la déviation latérale s'est déjà ajouté un degré plus ou moins considérable de torsion Il est facile de s'en rendre
compte par l'examen du sommet des apophyses épineuses, inclinées dans le second cas seulement, ayant
au contraire conservé dans le premier leur direction
antéro-postérieure.

Enfin, il ne faut jamais négliger de prier un assis-
tant de soulever le malade en le saisissant au-dessous
des aisselles. En examinant le dos pendant cette manœuvre, on voit si les courbures se redressent plus
ou moins parfaitement, ce qui est, comme nous le
verrons plus tard, capital au point de vue du pronostic, car cela permet de dire ce que l'on peut
espérer du traitement.

CHAPITRE VII

DU MAL DE POTT

Sans insister ici sur les nombreuses discussions qui ont eu lieu à propos de la nature du mal de Pott, nous dirons que, d'une façon générale, on entend par mal de Pott la tuberculose des vertèbres.

Toutes les parties constituantes des vertèbres peuvent être atteintes de tuberculose; mais c'est lorsque cette maladie atteint les corps vertébraux que se produisent les déviations qui seules nous intéressent ici.

Le mal de Pott est ou bien limité à une ou deux vertèbres, ou bien il en attaque un plus grand nombre. Dans tous les cas, il creuse sur ces vertèbres des cavités par la destruction du tissu osseux. Lorsque ces cavités sont devenues assez considérables, ce qui reste d'os ne suffit plus à maintenir rigide l'axe formé par les corps vertébraux, et les corps qui sont le siège de cette destruction basculent et s'affaissent les uns sur les autres par leur partie antérieure, sollicités qu'ils sont à s'incliner en avant par le poids des portions du corps situées au-devant d'eux. Dans certains cas, une fois cet affaissement produit, les corps vertébraux ainsi déviés se soudent les uns aux autres et il y a guérison par cette ankylose comme dans les tumeurs blanches des membres; dans d'autres cas, au contraire, la maladie continue à évoluer, et il se forme des abcès qui vont apparaître plus ou moins loin de leur lieu d'origine et que l'on appelle abcès par congestion. Bien entendu, les disques intervertébraux participent à tous ces phénomènes pathologiques.

L'affaissement des vertèbres produit une déviation de la colonne vertébrale appelée en pathologie gibbosité et vulgairement bosse. Cette bosse a comme caractère général d'être d'ordinaire angulaire à sommet dirigé en arrière et d'être située dans un plan antéro-postérieur, c'est-à-dire que les apophyses épineuses des vertèbres continuent à être exactement superposées. Cette saillie peut être plus ou moins prononcée en arrière, suivant que les corps verté- braux atteints sont détruits dans une plus ou moins grande partie de leur étendue et qu'un plus ou moins grand nombre de corps vertébraux y partici- pent. Quelquefois, il est vrai, on a observé des bosses déviées un peu latéralement, c'est-à-dire dans le sens transversal, ou formant plutôt une courbe qu'un angle saillant en arrière; mais ce sont des exceptions rares, sur lesquelles nous n'avons pas à nous étendre ici.

Bien entendu, la moëlle épinière et ses enveloppes, logées dans le canal vertébral, ne sont pas sans subir souvent le retentissement de ces déviations; les enveloppes de la moëlle surtout, appelées méninges, sont souvent le siège de phénomènes inflammatoires. La moëlle elle-même peut naturellement être com- primée, et cette compression, de même que l'in- flammation des méninges, peut donner lieu à des accidents de paralysie complète ou incomplète qui siègent surtout sur les membres inférieurs, la vessie et le rectum. Parfois aussi, des phénomènes doulou- reux se montrent sur le trajet des nerfs qui pren- nent naissance à la moëlle au niveau des vertèbres malades.

La gibbosité se produit d'ordinaire peu à peu par le tassement graduel des corps vertébraux. Mais, exceptionnellement, elle peut avoir une apparition brusque sans que jamais aucun symptôme n'ait révélé le mal de Pott.

La tuberculose des vertèbres peut se développer à tous les âges; mais c'est surtout une maladie de l'enfance et de la jeunesse.

Elle peut aussi siéger sur tous les points de la colonne vertébrale, et aucune vertèbre n'en est exempte. Le plus souvent, ce sont les vertèbres dorsales qui en sont atteintes. On l'observe aussi de temps en temps sur les vertèbres lombaires. Enfin, lorsqu'elle siège sur les deux premières vertèbres cervicales, elle revêt des caractères tout spéciaux, qui lui ont fait donner dans cette région un nom particulier : c'est le mal vertébral sous-occipital. En effet, le mal de Pott revêt ici un degré de gravité tout à fait exceptionnel, car le déplacement et le tassement résultant de la destruction des deux premières vertèbres peuvent occasionner, surtout lorsqu'ils se produisent brusquement, la compression de ce renflement nerveux appelé bulbe qui unit l'encéphale à la moëlle et dont l'absolue intégrité est nécessaire à la vie. Il se produit dans ce cas la mort subite. Le plus souvent, cette variété de mal de Pott se reconnaît à l'inclinaison de la tête en avant directement ou avec une légère rotation et à la douleur spontanée ou causée par la pression exercée au niveau de la fossette sous-occipitale et sur l'apophyse épineuse de l'axis.

On voit, d'après ce que nous venons de dire, combien il est utile d'instituer de suite un traitement contre le mal sous-occipital pour éviter autant que possible les accidents qu'il peut provoquer. D'ailleurs, le mal de Pott siégeant dans les autres parties de la colonne vertébrale doit aussi être traité : si la maladie est tout à fait au début, on pourra quelquefois ainsi éviter toute déformation; si elle est déjà plus avancée et qu'une déviation existe déjà, le traitement empêchera souvent cette déviation de s'accentuer.

Le diagnostic du mal de Pott est en général facile à sa période d'état. Tout à fait au début, on ne pourra que le soupçonner, car il n'y a encore pour tout signe qu'une attitude raide du corps ; mais, même à cette époque, il est bien rare que la pression exercée par le doigt au niveau des apophyses épineuses ne provoque pas une douleur sur l'une quelconque d'entre elles. Alors, le diagnostic est fait.

Quant au diagnostic différentiel entre le mal de Pott et les déviations de la colonne vertébrale, la douleur dont nous venons de parler permettra, si elle existe, d'affirmer le mal de Pott. Mais, si les vertèbres effondrées se sont déjà cicatrisées et qu'il n'y ait plus aucun phénomène douloureux, alors il faudra recourir à d'autres moyens de différenciation. A moins de rares exceptions, la gibbosité du mal de Pott est médiane, ce qui servira à le distinguer de la scoliose, et angulaire, ce qui ne permettra pas de le confondre avec une cyphose. Quant à la lordose, jamais une déviation analogue n'existe dans le mal de Pott.

LIVRE III

DES MUSCLES

CHAPITRE PREMIER

DES MUSCLES EN GÉNÉRAL

Les muscles sont des organes caractérisés par leur propriété contractile, c'est-à-dire que leurs deux extrémités peuvent se rapprocher en même temps qu'ils diminuent de longueur par l'effet même de ce raccourcissement.

Pour que la contraction se produise, il faut au muscle un excitant. Or, parmi eux, les uns se contractent sous l'influence de la volonté, les autres ne sont pas soumis à cet acte cérébral. Donc une division générale s'impose en muscles volontaires et muscles involontaires.

Les premiers sont rouges, d'une structure particulière sur laquelle nous n'avons pas à insister. Ce sont les muscles extérieurs, ceux qui président aux mouvements du corps ; on les trouve étendus sur toute sa surface, aussi bien à la tête et au tronc qu'aux membres. On les appelle aussi les muscles de la vie de relation, parce qu'ils sont l'organe essentiel du déplacement des diverses parties du corps par rapport aux objets qui nous entourent.

Les autres sont plus pâles et appartiennent aux parties internes du corps, aux viscères. Leur structure diffère de celle des précédents. Ces muscles ne nous intéressent nullement au point de vue des fonctions de relation. Ils sont appelés muscles intérieurs ou viscéraux ou encore muscles de la vie organique, parce qu'ils sont annexés aux viscères qui président à la nutrition, à la circulation, etc.

CHAPITRE II

DES MUSCLES DE LA VIE DE RELATION EN GÉNÉRAL

Les noms que l'on donne à ces muscles sont des plus variés ; mais le plus souvent ils sont tirés de leur situation, de leurs insertions, ou de leurs fonctions.

Les muscles de la vie de relation sont au nombre de 501.

Leur volume est très variable suivant l'âge, le sexe, les individus, les professions, l'état de santé ou de maladie.

On les divise, comme les os, d'après leur forme, en muscles longs, muscles larges et muscles courts.

Ils s'attachent en général aux os ; mais on en voit quelques-uns qui se fixent, au moins par une de leurs extrémités, à la peau ou à des cartilages ou à une aponévrose.

En général, l'insertion se fait par un organe arrondi et cylindrique ou un peu aplati, blanc nacré ou légèrement jaunâtre, qui porte le nom de tendon et se continue avec le muscle. Quelquefois ce tendon s'amincit et s'élargit ; il prend alors le nom d'aponévrose d'insertion. Enfin, dans quelques points, les fibres musculaires s'insèrent à l'os directement ou par l'intermédiaire de très courtes fibres aponévrotiques.

Chaque muscle a une insertion fixe et une insertion mobile ; mais, pour beaucoup d'entre eux, chacune de ces insertions peut être tour à tour fixe ou mobile suivant la nature du mouvement à effectuer. C'est ainsi que, lorsque la cuisse se fléchit sur le bassin, c'est l'insertion supérieure du muscle droit antérieur de la cuisse qui est l'insertion fixe de ce muscle et l'insertion inférieure qui est son insertion mobile. Le contraire a lieu lorsque c'est le bassin qui se fléchit sur la cuisse. — Alors il est d'usage de donner le nom d'insertion fixe à celle qui joue le plus ordinairement ce rôle.

Les muscles possèdent des artères, des veines et des nerfs.

Ils sont pour la plupart, surtout au niveau des membres, entourés et maintenus dans leur situation par des membranes fibreuses appliquées sur eux et sur lesquelles ils prennent parfois des insertions.

De même, les tendons sont, en bien des points de l'économie, appliqués et maintenus dans des sortes de gouttières, dans lesquelles ils glissent par des arcades fibreuses qui s'insèrent aux deux bords de ces gouttières et qu'on appelle des gaînes tendineuses.

Le glissement de ces tendons est souvent facilité par leur enveloppement dans une sorte de cylindre séreux absolument comparable aux membranes synoviales des articulations par leur rôle et leur disposition. A cause même de cette analogie, elles ont reçu le nom de gaînes synoviales.

Enfin, on observe encore des bourses séreuses ou synoviales séparant les muscles dans les régions où, comme à l'épaule, ces organes ont à subir des mouvements et des frottements réciproques étendus et fréquents. D'autres bourses analogues sont situées sous certains tendons, entre eux et les os, lorsqu'ils doivent se réfléchir à ce niveau.

CHAPITRE III

DES MUSCLES DE LA VIE DE RELATION EN PARTICULIER

Nous ne pouvons entreprendre ici la description de tous les muscles de la vie de relation. Cette description, au point de vue anatomique, est parfaite dans les livres d'anatomie descriptive, et nous ne pourrions rien y ajouter ; nous y renvoyons donc le lecteur curieux de connaître tous les détails de la disposition et des insertions des muscles.

Au point de vue de la physiologie de ces organes, c'est-à-dire de leur action comme leviers faisant mouvoir les os, elle est complètement exposée dans l'ouvrage de M. le docteur Mora.

Nous nous bornerons donc à l'étude de quelques

muscles qui intéressent tout spécialement le mécanicien orthopédiste. Ce sont certains muscles du cou, dont la disposition et le rôle sont intimement liés au torticolis. — Les muscles de la paroi abdominale seront décrits à un autre chapitre. — Quant aux muscles qui régissent les mouvements du coude et du genou, leur rôle sera suffisamment exposé lorsque nous parlerons des appareils de résection et ne pourra être compris utilement qu'à ce moment.

I. — Muscle sterno-cléido-mastoïdien.

Le muscle sterno-cléido-mastoïdien est un muscle allongé, aplati de dehors en dedans, situé sur la partie antéro-latérale du cou, qu'il parcourt dans toute sa longueur, dit Sappey, à la manière d'une diagonale.

Simple en haut, il est bifide, c'est-à-dire divisé en deux parties, à son extrémité inférieure.

Son insertion fixe est située à sa partie supérieure. Là, il s'attache à l'apophyse mastoïde et au tiers interne d'une crête osseuse située sur l'occipital et qu'on appelle la ligne courbe occipitale supérieure.

De là, le muscle se dirige en bas et se divise un peu au-dessous de la partie moyenne du cou en deux parties ou chefs. L'un de ces chefs est situé en

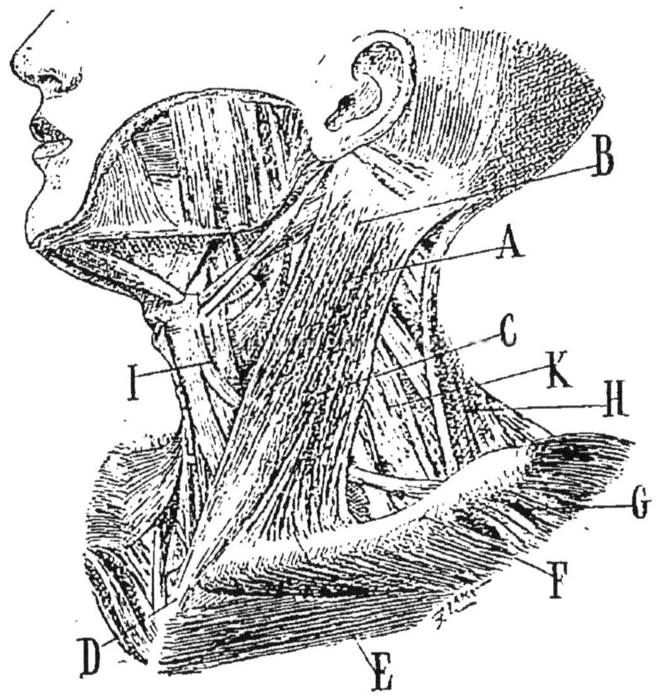

Fig. 71. — Muscles du cou.

A.   Muscle sterno-cléido-mastoïdien.
B.   Chef sternal.
C.   Chef claviculaire.
D.   Insertion au sternum.
E.   Insertion claviculaire.
F.   Clavicule.
G.   Muscle grand pectoral.
H.   Muscle trapèze.
I.   Muscles de la région antérieure du cou.
K.   Muscles scalènes.

avant et en dedans et va s'insérer sur les côtés de la fourchette du sternum par un tendon aplati ; il est arrondi et porte le nom de faisceau sternal à cause de son insertion. L'autre est externe, très aplati, s'insère par de très courtes fibres aponé-vrotiques au bord postérieur du tiers interne de la clavicule, d'où le nom de faisceau claviculaire sous lequel il est désigné (fig. 71).

L'action principale du muscle sterno-cléido-mastoïdien dans son ensemble est d'incliner la tête de son côté ; en raison de son obliquité, il porte en même temps le menton du côté opposé. Quant à son action de flexion et d'extension qui a été très discutée, on peut dire avec Tillaux qu'il fléchit ou étend la tête suivant que celle-ci est déjà préalablement fléchie ou étendue.

D'ailleurs, les deux faisceaux du muscle n'ont pas précisément la même action : le faisceau claviculaire incline directement la tête de son côté, tandis que le faisceau sternal imprime le mouvement de rotation du côté opposé. — Enfin, dit Tillaux, le faisceau sternal fait sous la peau une saillie très appréciable, surtout lorsqu'il est rétracté et qu'on cherche à redresser la tête. — Nous trouverons dans un instant de multiples applications de toutes ces données anatomiques et physiologiques, lorsque nous ferons l'étude du torticolis.

II. — Muscle peaucier du cou.

Le muscle peaucier du cou est situé à la partie antérieure et latérale du cou (fig. 72).

Très large, mince et quadrilatère, il s'insère

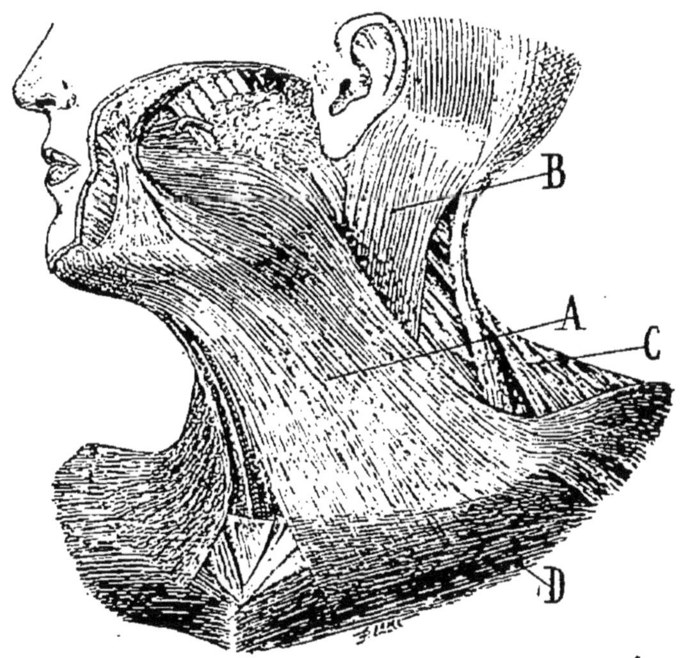

Fig. 72. — Muscle peaucier du cou.

A. Muscle peaucier du cou.
B. Muscle sterno-cléido-mastoïdien.
C. Muscle trapèze.
D. Muscle grand pectoral.

d'une part à la peau qui recouvre la partie supérieure de la poitrine et les parties latérales du cou et d'autre part à la peau de la partie inférieure de la face depuis le menton jusqu'en arrière de l'angle de la mâchoire. Sa direction générale est oblique de haut en bas et de dedans en dehors.

Le muscle peaucier abaisse toute la face vers l'épaule correspondante. Ses fibres qui s'insèrent à la lèvre inférieure lui impriment aussi un mouvement d'abaissement. De plus, il fait décrire au menton un léger mouvement de rotation qui le tourne du côté du muscle contracté.

III. — Muscle trapèze.

Le muscle trapèze recouvre la partie postérieure du cou et supérieure du dos; il est donc très étendu, très large et triangulaire.

Ce muscle s'insère en dedans au tiers interne de la ligne courbe supérieure de l'occipital, aux apophyses épineuses des vertèbres cervicales et à celles des dix premières et quelquefois des douze vertèbres dorsales et aux ligaments interépineux qui les unissent; en dehors, au tiers externe du bord postérieur de la clavicule, au bord postérieur de l'acromion et à toute l'étendue du bord postérieur de l'épine de l'omoplate.

Le trapèze est donc formé, on le conçoit aisément, de trois parties continues ensemble, mais distinctes par leur direction : une partie descendante, une partie horizontale et une partie ascendante.

Lorsque toutes les fibres du muscle se contractent ensemble, l'épaule se rapproche du plan médian en se portant un peu en arrière. Si les fibres supérieures ou descendantes agissent seules, elles portent l'épaule en haut, en arrière et en dedans. Si l'action est limitée aux fibres inférieures ou ascendantes, elles abaissent l'omoplate. Enfin, supposons l'épaule fixée : la partie supérieure ou descendante du muscle imprime à la tête un triple mouvement d'extension, d'inclinaison latérale et de rotation du côté opposé au muscle contracté.

IV. — Muscles scalènes.

Ces muscles sont au nombre de deux et distingués en scalène antérieur et scalène postérieur.

1° *Scalène antérieur*.

Le muscle scalène antérieur, situé à la partie profonde et latérale du cou, a une forme conoïde. Il s'attache en bas au tubercule situé sur la partie moyenne de la face supérieure de la première côte et en haut à l'échancrure qui sépare les deux tubérosités des apophyses transverses des troisième, quatrième, cinquième et sixième vertèbres cervicales.

Oblique de bas en haut et de dehors en dedans, c'est un muscle dont chaque insertion est tour à tour mobile et fixe. Si l'insertion supérieure est fixe, il élève la première côte ; si c'est l'insertion inférieure qui reste fixe, il fléchit les vertèbres cervicales en les inclinant de son côté.

2° Scalène postérieur.

Le muscle scalène postérieur est situé immédiatement en arrière du scalène antérieur. Au lieu d'être arrondi comme le précédent, il est aplati et triangulaire.

Il s'insère en bas à la face supérieure de la première côte et au bord supérieur de la seconde et en haut aux tubercules postérieurs des apophyses transverses des six dernières vertèbres cervicales. Sa direction est la même que celle du scalène antérieur, et son action est semblable aussi.

Quant aux autres muscles qui peuvent provoquer le torticolis, tels que le splénius, les grand et petit complexus, cette participation est rare et leur description très compliquée ne peut trouver place ici.

CHAPITRE V.

DU TORTICOLIS.

On donne le nom de torticolis à toute déviation ou position vicieuse de la tête.

Ici, une distinction essentielle s'impose : le torticolis peut être aigu ou passager ou, au contraire, chronique et permanent.

Le torticolis aigu, qui est bien connu de tout le monde, se produit à la suite du froid, c'est alors le torticolis rhumatismal, ou d'une inflammation de voisinage. Il disparaît spontanément au bout de peu de temps, et nous n'avons pas à en parler ici, car l'orthopédie n'a jamais besoin d'intervenir en pareil cas.

Le torticolis permanent est au contraire un état définitif dans lequel la position vicieuse de la tête ne peut être corrigée que par des moyens opératoires ou orthopédiques.

Cette seconde forme de torticolis reconnaît des causes diverses; et, depuis très longtemps, les chirurgiens y ont établi trois divisions : *le torticolis*

cutané, le torticolis osseux ou articulaire et le torticolis musculaire.

Le torticolis cutané est dû à des cicatrices étendues du cou, qui, comme toutes les cicatrices, se
sont rétractées. On l'observe particulièrement à la
suite des brûlures. Il n'est justiciable, en général,
que d'opérations chirurgicales.

Quant au torticolis osseux ou articulaire, il se
produit ordinairement dans le cours des ostéo-
arthrites tuberculeuses des vertèbres cervicales.

Il nous reste donc à étudier le torticolis musculaire
permanent, que l'on a le plus fréquemment à observer et à traiter.

Nous ne parlerons que des formes que l'on a le
plus souvent l'occasion d'observer, et nous passerons
sous silence le torticolis paralytique ou torticolis
congénital, pour lequel nous renvoyons aux traités
de pathologie chirurgicale.

Le torticolis musculaire permanent peut être provoqué soit par la contracture des muscles, soit par
leur rétraction, et nous devons définir ces deux états.

Les deux extrémités d'un muscle peuvent se rapprocher l'une de l'autre d'une façon permanente
sans qu'il y ait lésion du muscle. Ce rapprochement
existe toujours toutes les fois qu'un muscle se con-

tracte ; mais il revient, après le mouvement produit, à son état de longueur primitif. Sous l'influence de causes multiples, froid, tumeurs des muscles, inflammations des muscles ou inflammations de voisinage, cet état de raccourcissement persiste, et les deux insertions du muscle restent rapprochées. Comme dans un muscle il y a toujours une insertion fixe et une mobile, c'est naturellement la seconde qui se rapproche de la première, et la partie du corps sur laquelle se fait cette insertion mobile se trouve par cela même déviée. Le muscle est dit en état de contracture.

Mais les choses ne restent pas très longtemps dans le *statu quo*. En effet, le muscle n'est plus un organe actif, il n'a plus ses alternatives de repos et de contraction, puisque cette contraction est permanente. Or, comme tous les tissus organiques actifs qui restent dans l'inaction, le tissu musculaire du muscle contracturé dégénère ; ses éléments contractiles disparaissent et sont remplacés par du tissu fibreux inextensible. Cette transformation se produit peu à peu et devient complète à une époque plus ou moins éloignée du début de la maladie, mais qu'il est impossible de préciser. Le muscle est alors en état de rétraction.

La différence entre le torticolis permanent par contracture et le torticolis par rétraction est donc évidente : dans le premier, le muscle a conservé ses propriétés et est encore extensible ; dans le second, le muscle est devenu fibreux et a perdu sa propriété d'extensibilité. Il est bien certain que, lorsque toute extension est devenue impossible par suite de la transformation fibreuse du muscle, un appareil est impuissant à remédier à la déviation.

Il est donc très important de savoir distinguer, dans le cas qui nous occupe, le torticolis par contracture et le torticolis par rétraction.

Il n'est pas toujours possible, par le seul effort des mains appliquées par leur paume sur les parties latérales de la tête, de redresser cette portion du corps. Quelquefois, cependant, cet effort est suffisant pour atteindre ce but, surtout quand la maladie est peu ancienne. Mais, de ce qu'on a pu arriver ainsi à corriger la déviation, il ne faudrait pas conclure que le torticolis est dû forcément à la rétraction.

Il est alors un moyen infaillible qui permet de faire le diagnostic entre les deux variétés : c'est l'emploi du chloroforme. Dans le cas de torticolis par contracture, on peut toujours replacer la tête dans sa position normale chez un malade endormi.

Dans le cas de torticolis par rétraction, toute correction est impossible. Le chloroforme, en effet, qui agit sur le tissu musculaire en supprimant sa contracture, n'agit en aucune façon sur le tissu fibreux, inextensible par sa nature et sa constitution mêmes.

Le torticolis par contracture sera-t-il toujours guéri par l'application d'un appareil ? C'est une question à discuter et dont nous nous occuperons dans le volume qui traitera des appareils et de leurs indications.

Quoi qu'il en soit, le torticolis permanent doit toujours être traité, soit opératoirement, soit par l'orthopédie, suivant les cas ; car, si on le laisse livré à lui-même, non seulement la déviation augmente dans la plupart des cas, mais, presque toujours, sinon toujours, elle se complique, au bout d'un certain temps, de courbures dites de compensation sur la colonne vertébrale pour rétablir l'équilibre et d'une atrophie de la face et du crâne du côté malade.

Le torticolis musculaire permanent peut être dû à des muscles divers. Dans l'immense majorité des cas, c'est le muscle sterno-cléido-mastoïdien qui est en cause ; mais ce peut être aussi d'autres muscles, notamment le trapèze, les scalènes, le peaucier, etc.

Dans le torticolis ordinaire, dû au muscle sterno-cléido-mastoïdien, la déviation est le plus souvent à droite. Alors la tête est inclinée du côté droit, l'oreille rapprochée de l'épaule, en même temps que le menton est porté à gauche par un mouvement de rotation de la face. Le cou est très raccourci du côté de l'inclinaison. Les différentes parties de la face ont absolument changé de position relative : ainsi, l'œil droit est au-dessous de l'œil gauche et en avant de lui. Nous avons parlé plus haut de l'état de la face et de la colonne vertébrale. Enfin, le muscle sterno-cléido-mastoïdien fait saillie sous les téguments et semble porté en avant. La palpation montre le muscle dur et tendu, et cette tension et cette dureté semblent augmenter encore quand on cherche à redresser la tête. Un seul des deux faisceaux du muscle peut être contracturé ou rétracté : c'est alors le plus souvent le faisceau sternal.

L'aspect est un peu différent lorsqu'un autre muscle que le sterno-mastoïdien est la cause du torticolis.

Dans le torticolis du peaucier, la tête est inclinée latéralement, mais sans rotation, et la peau plissée dans le sens antéro-postérieur.

Dans le torticolis du trapèze, la tête est dans l'extension avec rotation du côté opposé au muscle qui est le siège de la lésion.

On a observé, mais bien plus rarement, un torticolis dû au muscle splénius et dans lequel la tête
est renversée en arrière, comme dans le cas précédent, mais avec rotation du côté du muscle atteint.

Enfin, plusieurs muscles peuvent participer à la
fois au torticolis, les deux sterno-cléido-mastoïdiens
peuvent être contracturés ou rétractés à la fois, de
même que les deux peauciers, les deux trapèzes ou
les deux splénius. Dans d'autres cas, les lésions sont
encore plus complexes, et l'on a observé un torticolis dû à l'ensemble des muscles postérieurs du
cou : le trapèze, le splénius, les complexus, le long
du cou, les scalènes. On comprend alors facilement
combien les déviations sont complexes.

Nous venons de voir comment le torticolis par
rétraction peut être distingué du torticolis par
contracture et comment on peut reconnaître, d'après
la déviation, le muscle qui est la cause du torticolis.
De plus, ce muscle est toujours tendu et saillant.

Il est encore un point sur lequel nous devons insister : ce sont les caractères qui permettent de savoir
que l'on a à faire à un torticolis musculaire et non
pas à un torticolis cutané ou à un torticolis osseux
ou articulaire. Ce diagnostic est important, puisque

toutes ces dernières variétés ne sont pas justiciables du même traitement.

Le torticolis cutané sera facile à reconnaître par la simple vue, puisqu'il résulte de cicatrices le plus souvent étendues ; mais on devra toujours chercher à s'assurer si la déviation causée par ces lésions n'a pas amené à sa suite un torticolis musculaire, qu'il faudrait traiter aussi, soit simultanément, soit plus tard.

Le torticolis osseux et articulaire est plus difficile à constater. Cependant, il faudra surtout se baser sur la douleur causée par la pression en un point de la colonne cervicale et par le moindre mouvement spontané ou provoqué. Il est rare que ce symptôme douleur manque dans ces cas, à moins que la lésion ostéo-articulaire qui a provoqué le torticolis ne soit guérie par ankylose. Alors le diagnostic peut devenir tout à fait impossible, à moins qu'un relief accentué d'un muscle ne permette d'affirmer que l'on est en présence d'un torticolis musculaire. Enfin, dans le torticolis osseux et articulaire, la déviation est d'ordinaire un peu différente de celle du torticolis musculaire vulgaire par lésion du sterno-cléido-mastoïdien : au lieu d'être inclinée avec rotation du menton du côté opposé, elle est plutôt inclinée simplement sur le côté ou en avant; mais, d'une part, la position peut être aussi celle du torticolis vulgaire, et, d'autre part, nous avons vu que, lorsque divers muscles entrent en jeu à la fois, les déviations peuvent être extrêmement complexes. En résumé, c'est donc surtout sur la douleur que doit se baser le diagnostic.

LIVRE IV.

DU CŒUR ET DES VAISSEAUX SANGUINS.

CHAPITRE PREMIER.

LE CŒUR ET LA CIRCULATION SANGUINE.

Le cœur et les vaisseaux sanguins constituent par leur ensemble l'appareil de la circulation sanguine.

Le cœur est l'organe central de cet appareil. De ses cavités partent des canaux qui amènent le sang dans tous les organes, et à ses cavités aboutissent d'autres canaux qui y ramènent le sang. Les premiers portent le nom d'artères et les seconds celui de veines.

Le sang partant du cœur est rouge, doué de toutes ses propriétés vivifiantes ; le sang qui y revient est noir et dépourvu de toute son efficacité. Donc les artères contiennent le sang rouge, les veines le sang noir. C'est en passant des artères aux veines que le sang change ainsi d'aspect et de propriétés ; mais il ne passe pas directement des unes aux autres. En effet, pour aller des unes dans les autres, il traverse un système de vaisseaux très petits, dits vaisseaux capillaires parce qu'ils sont aussi fins que des cheveux, au niveau desquels il se trouve en contact presque direct avec les organes qu'il nourrit et dans lesquels il épuise ses éléments nutritifs. Cela fait, il faut qu'il revienne au cœur.

Mais il est nécessaire aussi qu'il répare ses pertes ; et, pour cela, le sang noir est chassé par le cœur dans les poumons, où, au contact de l'oxygène de l'air, il se revivifie et redevient sang rouge. A cet état, il retourne au cœur, qui le lance de nouveau au contact des organes.

Donc il existe deux systèmes circulatoires, tous les deux partant du cœur pour y revenir : un système dans lequel le sang va se distribuer à tous les organes et revient au cœur, c'est le système dit de la circulation générale, et un système où le sang devenu inutile va dans les poumons se reconstituer et revient au cœur neuf et frais, c'est le système dit de la circulation pulmonaire. Ces deux systèmes seraient assez bien représentés par deux arcs de cercle aboutissant tous deux au cœur par leurs deux extrémités. L'arc figurant le système de la circulation pulmonaire serait beaucoup plus étendu que celui qui correspondrait à la circulation pulmonaire.

Il est évident que le sang vivace et le sang inutile ne doivent pas se mélanger dans le cœur. C'est pourquoi celui-ci est formé de quatre cavités : deux pour le côté gauche et deux pour le côté droit. Les cavités appartenant à des côtés opposés ne communiquent pas entre elles. Au contraire, celles qui sont situées du même côté s'ouvrent l'une dans l'autre. Dans le cœur droit comme dans le cœur gauche, l'une des cavités est supérieure et l'autre inférieure ; leur orifice de communication est occupé par une valvule qui ne laisse passer le sang qu'au moment des contractions ou battements du cœur. Les deux cavités supérieures sont nommées oreillettes, les deux inférieures portent le nom de ventricules.

Cela posé, exposons en quelques mots quelle est la marche du sang dans les cavités cardiaques.

Le sang rouge est chassé par le ventricule gauche

dans le système de la grande circulation, d'où il revient noir dans l'oreillette droite. Cette oreillette droite le chasse dans le ventricule droit, d'où il se rend au poumon. Enfin, il revient du poumon à l'état de sang rouge dans l'oreillette gauche, qui le chasse à son tour dans le ventricule du même côté, et les mêmes phénomènes recommencent incessamment avec la même succession.

CHAPITRE II.

DES ARTÈRES EN GÉNÉRAL.

Nous ne parlerons ici que des artères du système
de la circulation générale.

A sa sortie du ventricule gauche du cœur, ce système est formé par un seul tronc artériel très volumineux, appelé artère aorte, qui distribue le sang à
un ensemble de canaux ramifiés. Les dimensions de
ces canaux sont de plus en plus petites à mesure
qu'ils s'éloignent du cœur; mais leur ensemble devient aussi de plus en plus considérable, de sorte
qu'on peut dire avec Sappey que le système artériel
est arboriforme non seulement par son ensemble,
mais aussi par les dimensions respectives de ses
troncs et de ses branches, de ses branches et de ses

rameaux, de ses rameaux et de ses ramuscules. « Chaque fois, en effet, qu'un tronc se divise, les deux branches résultant de sa bifurcation présentent, lorsqu'elles sont réunies, un calibre supérieur à celui du tronc générateur. En ramenant par la pensée tous les canaux de ce système à un canal unique, on voit que ce canal idéal irait sans cesse s'élargissant jusqu'à sa terminaison et prendrait la forme d'un cône dont le sommet tronqué répondrait au cœur et dont la base s'adosserait à la surface du corps. »

CHAPITRE III.

DES ARTÈRES EN PARTICULIER.

Nous ne décrirons pas les artères et leurs divisions plus ou moins compliquées. Cela ne nous intéresse aucunement au point de vue orthopédique. Nous ferons simplement remarquer qu'il est nécessaire au mécanicien orthopédiste de connaître certaines d'entre elles pour éviter leur compression par des appareils.

Les deux artères de la racine des membres supérieur et inférieur sont exposées à cette compression. La première, celle qui apporte le sang au membre supérieur, traverse le creux de l'aisselle et porte, à cause de cette situation, le nom d'artère axillaire. Elle pourrait être très facilement comprimée par des béquilles mal construites ou mal rembourrées.

L'artère de la racine du membre inférieur ou artère fémorale pourrait aussi être comprimée par des bandages herniaires mal appliqués. Il est donc utile de connaître sa situation exacte. Or, elle passe à un centimètre environ en dedans du milieu de la ligne qui réunit l'épine iliaque antérieure et supérieure à l'épine du pubis et qui est parcourue par un ligament appelé, comme nous le verrons plus loin, arcade crurale.

CHAPITRE IV.

DES VEINES EN GÉNÉRAL.

De même que pour les artères, le système veineux de la circulation générale doit seul nous occuper ici.

Les veines, envisagées dans leur ensemble, ont une disposition inverse de celle des artères, c'est-à-dire que, très multipliées et très petites à l'origine du système, elles s'abouchent peu à peu les unes dans les autres pour former des troncs plus gros et moins nombreux et finissent par déverser le sang noir dans l'oreillette droite du cœur par un canal énorme et unique qui est appelé veine cave inférieure. Le cône idéal que forme ce système a donc sa base à la périphérie du corps et son sommet au cœur, contrairement au cône artériel.

CHAPITRE V.

DES VEINES EN PARTICULIER.

Les mêmes considérations s'appliquent aux veines axillaire et fémorale qu'aux artères du même nom. Nous ferons seulement remarquer que la veine fémorale est située immédiatement en dedans de l'artère correspondante et par conséquent plus exposée encore à la compression par les bandages herniaires. Presque partout dans l'économie les veines suivent le trajet des artères.

Mais il est tout un ordre de veines qui n'a pas son correspondant dans le système artériel et qui est fort intéressant : ce sont des veines situées immédiatement sous la peau et nommées, à cause même de cette position, veines superficielles. Elles existent sur toute la surface du corps et communiquent avec les veines profondes. Mais les régions où elles sont le plus développées et le plus importantes sont le membre supérieur et le membre inférieur. Nous devons leur consacrer une brève description.

I. — Veines superficielles du membre supérieur.

Les veines superficielles ou sous-cutanées du membre supérieur forment un vaste réseau sur toute l'étendue de ce membre. Prenant leurs origines au niveau des doigts, elles représentent sur le dos de la main un lacis assez serré qu'on voit parfaitement par transparence au-dessous de la peau. Elles se réunissent pour la plupart de façon à constituer deux troncs : l'un sur le bord interne de la main, l'autre sur son bord externe. Le premier a reçu le nom de veine salvatelle du petit doigt, et le second celui de veine céphalique du pouce.

A l'avant-bras, la veine céphalique du pouce est continuée par la veine radiale et la veine salvatelle du petit doigt par la veine cubitale. Cette veine radiale et cette veine cubitale se dédoublent souvent. Mais, de plus, il y a sur la face antérieure de l'avant-bras un troisième tronc veineux situé sur sa partie moyenne et qui est appelé veine médiane. Cette veine médiane représente le tronc commun des veines antérieures du poignet et de l'avant-bras.

Au pli du coude, la veine médiane se divise en deux branches ascendantes et divergentes l'une en dedans et l'autre en dehors, qui vont se joindre l'externe à la veine radiale et l'interne à la veine cubitale. La première a reçu le nom de veine médiane céphalique et la seconde celui de veine médiane basilique. C'est au niveau de cette veine médiane céphalique qu'on pratique le plus ordinairement la saignée. On voit, d'après cette description, qu'on peut comparer la disposition des veines superficielles à la face antérieure d'un M dont les deux branches obliques sont formées, l'interne par la veine médiane basilique, l'externe par la veine médiane céphalique, et les deux branches verticales par la veine radiale superficielle en dehors et la veine cubitale superficielle en dedans.

Le tronc formé par la réunion de la veine médiane céphalique avec la veine radiale superficielle se nomme veine céphalique; celui formé par la veine cubitale superficielle et la veine médiane basilique constitue la veine basilique. Ces deux veines volumineuses parcourent le bras de bas en haut pour aller se jeter à la partie supérieure dans les veines profondes."

II. — Veines superficielles du membre inférieur.

De même que les veines superficielles du membre supérieur, celles du membre inférieur forment sur toute l'étendue de ce membre un vaste lacis dont les mailles ont en général leur grand axe longitudinal.

La disposition de ces veines au niveau des orteils et du pied est absolument analogue à celles qu'elles affectent aux doigts et à la main ; comme au membre supérieur, elles aboutissent à deux troncs, l'un externe et l'autre interne. Le premier est l'origine de la veine saphène externe et le second celle de la veine saphène interne.

Les deux veines saphènes sont les seuls troncs auxquels aboutissent toutes les autres veines superficielles du membre inférieur.

La veine saphène interne, après avoir longé le bord interne du pied, passe au-devant de la malléole interne, s'incline un peu en arrière de façon à croiser la face interne du tibia de bas en haut, passe derrière la tubérosité interne de cet os et le condyle interne du fémur, puis s'incline de nouveau en avant en croisant la face interne de la cuisse et vient se jeter dans la veine crurale ou fémorale à trois centimètres au-dessous de l'arcade crurale. On voit donc que, comme le dit Sappey, « elle s'étend de la face dorsale du pied au pli de l'aîne à la manière d'un grand arc qui répond par une de ses extrémités à la malléole interne et par l'autre à la veine fémorale. La concavité peu prononcée de cet arc regarde en avant et en dehors. »

La veine saphène externe parcourt un trajet beaucoup moins long. En effet, prenant ses origines au niveau du bord externe du pied, elle passe derrière la malléole externe et va se placer sur le milieu de la face postérieure de la jambe, qu'elle suit de bas en haut jusqu'au creux du jarret, où elle plonge pour se jeter dans la veine poplitée. Quelquefois cependant, elle remonte plus haut et aboutit, à un niveau plus ou moins élevé de la cuisse, à la veine fémorale profonde.

Cette veine reçoit toutes les veines superficielles de la région dorsale et externe du pied et de la partie postérieure et externe de la jambe. Toutes les autres veines superficielles du membre inférieur se jettent dans la veine saphène interne.

Les deux veines saphènes s'anastomosent entre elles, c'est-à-dire sont réunies l'une à l'autre par de nombreuses veines.

La description de ces veines superficielles du membre inférieur doit être connue par l'orthopédiste, car elles sont le siège des varices que nous allons maintenant étudier.

CHAPITRE VI.

DES VARICES.

On donne le nom de varices à la dilatation permanente des veines causée par l'inflammation chronique de leurs parois.

Toutes les veines du corps peuvent être le siège
de varices, même les gros troncs veineux des cavités
abdominale et thoracique et aussi les veines des
viscères tels que l'estomac, l'œsophage, etc. Les
veines superficielles du membre supérieur sont quelquefois aussi variqueuses, mais cela se voit surtout
chez les jeunes sujets, et l'on a affaire en général,
dans ces cas, à des varices congénitales, c'est-à-dire
qui existent à la naissance de l'enfant.

Mais c'est aux membres inférieurs que, dans

l'immense majorité des cas, on constate les varices, qui semblent en avoir fait un lieu d'élection.

C'est, en général, de trente à quarante ans que les varices commencent à se développer, sauf lorsqu'elles se produisent pendant la grossesse, où leur apparition est, comme on le sait, très fréquente. D'ordinaire, elles ne surviennent que vers le milieu de la grossesse; cependant, quelquefois, elles apparaissent dès la fin du premier mois.

Les varices siègent assez souvent aussi sur les veines du cordon spermatique et constituent ainsi le varicocèle, et sur les veines de la partie inférieure du rectum, où elles prennent le nom d'hémorrhoïdes.

Les causes qui ont été surtout invoquées pour expliquer l'apparition des varices sont des causes mécaniques. D'abord, on a incriminé toutes les conditions physiologiques ou anatomiques qui provoquent ou facilitent la stase sanguine. Ainsi, on sait que le varicocèle est beaucoup plus fréquent à gauche qu'à droite, et l'on a de suite accusé de cette prédominance sur le côté gauche la compression du cordon de ce côté par l'S iliaque remplie de matières fécales ou encore le mode d'abouchement des veines du cordon dans la veine où elles se rendent:

à droite, en effet, elles se jettent obliquement dans la veine cave inférieure, tandis qu'à gauche elles s'unissent à angle droit à la veine rénale, d'où, a-t-on dit, un accès moins facile du sang dans cette veine.

Pour les hémorrhoïdes, des interprétations de même nature ont été proposées : la compression des veines de l'anus par le bol fécal chez les sujets constipés, l'action de serrement exercée sur ces veines par le splincter, etc., etc.

Au membre inférieur, on invoque surtout la difficulté qu'éprouve le sang à circuler en sens inverse de la pesanteur. De plus, les veines saphènes traversent toutes deux un anneau fibreux pour se jeter dans les veines profondes ; ces anneaux fibreux sont durs, résistants, et les veines se coudent sur eux. Enfin, les jarretières ont été très incriminées, surtout quand elles sont placées au-dessous du genou, car, alors, elles compriment les deux veines saphènes, tandis qu'elles ne compriment que la saphène interne quand on a la précaution de les mettre au-dessus du genou. — Toutes les tumeurs qui compriment les veines peuvent aussi provoquer leur dilatation ; l'utérus pendant la grossesse rentre dans ce cas. — Enfin, on voit se produire des varices chez tous les sujets où le sang circule mal dans les membres inférieurs par suite des professions exigeant une station verticale prolongée ; mais encore faut-il que cette station verticale soit accompagnée d'une immobilité relative ; car, dans la marche, la contraction musculaire hâte la progression du sang et facilite beaucoup sa circulation.

Mais, comme le fait observer avec une juste raison M. Reclus, ces causes, vraiment innombrables, ne peuvent provoquer que la dilatation des veines et non l'altération de leur paroi, nécessaire pour que la varice soit constituée. Aussi est-il probable que la stase du sang, la congestion permanente provoque dans les veines des troubles nutritifs, une sorte d'inflammation chronique de leurs parois.

Les signes cliniques fournis par les varices sont différents suivant les régions où elles se produisent. Nous ne parlerons ici que du varicocèle et des varices des membres inférieurs, qui seuls intéressent l'orthopédiste.

Le varicocèle se révèle par une sensation de pesanteur au niveau des bourses et long du cordon. De plus, la bourse atteinte, qui est, comme nous l'avons vu, le plus souvent la bourse gauche, est beaucoup plus longue, pend beaucoup plus bas que l'autre, et on sent dans son intérieur, au-dessus du testicule, une masse plus ou moins considérable suivant le degré du varicocèle et qui semble formée, suivant la comparaison classique, par un amas de vers ou de grosses ficelles irrégulières, d'ordinaire mollasses et pâteuses, quelquefois indurées sur certains points.

Le varicocèle est le plus souvent douloureux, non-seulement quand on le manipule, mais spontanément. Cependant, il n'est pas très rare que le seul désagrément éprouvé par le malade soit une sensation de pesanteur qui se propage le long du cordon et donne lieu à des tiraillements dans la région lombaire. Enfin, certains varicocèles ne sont nullement douloureux. A ce propos, il est indispensable de faire une remarque importante : le symptôme douleur n'est nullement en rapport avec le volume du varicocèle : ainsi, on observe des varicocèles très volumineux qui n'ont jamais occasionné la moindre sensation douloureuse au malade, tandis que des varicocèles très peu prononcés peuvent donner lieu à des douleurs très intenses. Nous comprendrons toute l'importance de cette distinction lorsque, dans notre second volume, nous exposerons le traitement du varicocèle.

Quoi qu'il en soit, le varicocèle doit toujours être

traité, soit chirurgicalement, soit orthopédiquement, suivant les cas, sans quoi il augmente fatalement, et, résultat plus grave, il finit par causer une atrophie marquée du testicule correspondant.

Le varicocèle peut, dans certains cas, être confondu avec une hernie inguinale, bien qu'il n'en présente ni la forme ni la consistance. Mais il est un moyen bien simple de distinguer l'une de l'autre ces deux affections. On peut, il est vrai, souvent vider plus ou moins le varicocèle et le refouler dans l'anneau herniaire, ce qui simule une réduction ; mais, dès que l'on retire la main, le varicocèle revient de suite à ses dimensions primitives, même le malade étant couché. Au contraire, si on rentre une hernie chez un sujet couché, la hernie reste réduite jusqu'à ce que le malade tousse ou fasse un effort quelconque.

Aux membres inférieurs, les veines superficielles variqueuses forment des cordons bleuâtres saillants et parfaitement visibles sous la peau, avec souvent sur leur trajet des ampoules ou des bosselures molles, dépressibles, réductibles sous la pression du doigt. Ces cordons peuvent être plus ou moins nombreux, depuis un ou deux jusqu'à un nombre considérable. Leur volume peut devenir énorme.

Quelquefois ils s'agglomèrent et forment des masses pâteuses, mollasses, bleuâtres, que tous les auteurs ont comparées à des amas de sangsues entrelacées et qui peuvent arriver à doubler ou tripler le volume du membre. Les lieux d'élection principaux de ces masses sont situés en deux endroits du membre inférieur : à la partie inférieure et interne de la cuisse et aussi, quoique moins souvent, à la partie supérieure et interne de la jambe.

Les varices sont toujours plus saillantes le soir après la marche que le matin après le repos de la nuit.

Nous n'insistons pas sur les troubles de sensibilité ou les lésions de la peau, qui ne sont intéressants que pour le pathologiste.

Mais toutes les varices ne siégent pas sur les veines superficielles ; Verneuil a même démontré que les varices du membre inférieur débutent presque toujours, sinon toujours, par les veines profondes et n'apparaissent que plus tardivement sur les veines superficielles. Quand elles sont limitées aux veines profondes, il n'y a alors aucune trace extérieure indiquant leur existence. Tout ce qu'on constate, c'est que le membre est empâté, augmenté de volume après la station verticale prolongée; il y a un peu d'œdème le soir autour des malléoles, et des crampes fort douloureuses et très fréquentes font souffrir le malade. Ces crampes et le gonflement sont deux symptômes presque certains.

Les varices peuvent être le siège de nombreuses complications ; les trois plus fréquentes sont : l'hémorrhagie par rupture des veines variqueuses, l'ulcère variqueux et la phlébite, dont nous nous occuperons au chapitre suivant.

Comme le varicocèle, les varices doivent toujours être traitées dès qu'on en a constaté le début. Ce traitement a un triple but : empêcher les varices de s'accroître, empêcher leurs symptômes gênants, tels que le gonflement et les crampes, et prévenir leurs complications.

CHAPITRE VII.

DE LA PHLÉBITE.

On désigne sous le nom de phlébite l'inflammation
des veines. C'est au premier chef une maladie infec-
tieuse dans la plupart des cas.

Elle succède aux plaies infectées des veines ou se
produit dans le cours des maladies graves, telles que
la fièvre typhoïde, ou à la dernière période du cancer
et de la tuberculose. On sait combien elle est fréquente après l'accouchement, quand toute la surface
interne de l'utérus est à l'état de plaie et qu'une
infection quelconque s'y développe.

Elle se produit très souvent aussi dans les veines
variqueuses, soit sous l'influence d'une petite plaie
ou d'une rupture des veines, soit simplement à la

suite de froissements, de coups, de contusion. Souvent il est très difficile d'en pénétrer exactement la cause, qui a été souvent minime et inaperçue par le malade.

Quoi qu'il en soit de l'origine de la phlébite, elle se manifeste à peu près toujours sous le même aspect. Nous faisons, bien entendu, abstraction de ces phlébites suppurées et diffuses, qui emportent le malade en quelques jours par septicémie et qui ne sont autres que l'infection purulente. Cette maladie, depuis l'emploi de l'antisepsie, n'existe plus de nos jours, ou, du moins, si, par malheur, elle se déclare encore quelques fois, c'est sous une forme très atténuée.

La plupart des veines peuvent être le siège de phlébite ; mais, comme pour les varices, les plus souvent atteintes de beaucoup sont celles des membres inférieurs.

En général, le premier symptôme est une douleur localisée au point où débute la phlébite. Peu d'heures après survient l'œdème, qui envahit rapidement une partie ou la totalité du membre. La peau est lisse, tendue, blanchâtre, d'où le nom de *phlegmatia alba dolens* donné à cette maladie, et comme transparente. Au-dessous, la veine qui est le siège de la phlébite, si cette veine est superficielle, se dessine sous la forme d'un cordon bleuâtre, au niveau duquel la peau est le plus souvent un peu rougeâtre. Ce cordon est dur et résistant, car le sang est coagulé dans l'intérieur de la veine.

La palpation doit toujours être extrêmement douce et le moindre mouvement proscrit, car le caillot qui oblitère la veine peut se fragmenter sous l'influence la plus minime, et la partie qui s'en détache est lancée dans la circulation, où elle donne lieu à cette terrible complication souvent mortelle, l'embolie.

La phlébite est dans la plupart des cas accompagnée de fièvre, en général peu intense.

Souvent elle présente dans sa marche des recrudescences, des poussées ; puis tous les phénomènes s'amendent, et la guérison survient au bout d'un temps qui varie de trois à six semaines et quelquefois plus. L'œdème persiste souvent très longtemps après la guérison de la phlébite, ainsi que le cordon noueux représentant la veine oblitérée.

Le diagnostic est en général facile, sauf dans les cas où la phlébite est limitée aux veines profondes, ce qui est rare ; car, lorsque c'est là son siège de début, elle s'étend rapidement aux veines superficielles. Assez souvent, sur un membre variqueux, elle débute au niveau d'une veine profonde qui s'est rompue en produisant cette douleur très vive connue sous le nom de coup de fouet.

On doit traiter sans retard la phlébite, surtout pour éviter la complication terrible qui domine toute la maladie, c'est-à-dire l'embolie.

LIVRE V.

DU SYSTÈME NERVEUX.

Le système nerveux n'intéresse pas directement le mécanicien orthopédiste. Aussi ne doit-il point rentrer dans cette étude, sauf pour certaines particularités.

Le système nerveux se compose, outre le système du grand sympathique que nous passerons sous silence, d'un axe central, d'où partent les nerfs qui vont se distribuer à toutes les parties du corps. L'axe central lui-même comprend deux parties bien distinctes : une partie renflée, qui est contenue dans la boîte osseuse crânienne, et une partie plus étroite, cylindrique, qui est renfermée dans le canal osseux

creusé dans la colonne vertébrale entre l'arc antérieur et l'arc postérieur des vertèbres et constitué
par la succession des trous vertébraux de chaque
vertèbre. Ces deux parties, la partie renflée et la partie cylindrique, sont reliées entre elles par une colonne nerveuse cônique qui sort du crâne par le trou
occipital et occupe le canal creusé dans les première
et seconde vertèbres cervicales, c'est-à-dire l'atlas et
l'axis. La partie renflée, située dans l'intérieur du
crâne, est formée par le cerveau très volumineux et
le cervelet beaucoup plus petit; l'ensemble de ces
deux centres nerveux est connu sous le nom d'encéphale. La partie cylindrique ou plutôt à peu près cylindrique, car elle présente plusieurs renflements,
n'est autre que la moëlle épinière. Enfin, le cône
nerveux qui les relie ensemble est le bulbe.

De tous ces centres nerveux partent des troncs
nerveux qui se distribuent aux diverses parties du
corps. A l'encéphale prennent naissance des nerfs
qui sortent du crâne par des trous situés à la base
et qui se distribuent à la tête et à une partie du cou.
Les nerfs émanés du bulbe ont la même destination.
Quant à ceux qui prennent leur origine à la moëlle,
ils sortent du canal vertébral par les trous situés
entre les pédicules des vertèbres et connus sous le

nom de trous de conjugaison et vont se répandre
dans toutes les autres parties du corps, c'est-à-dire
la plus grande partie du cou, le tronc et les membres.

Le trajet et la distribution des nerfs sont assez compliqués à étudier; ils le sont même beaucoup au niveau de la tête. Nous n'avons pas à les
décrire. Nous dirons seulement que, dans certaines
régions, le mécanicien orthopédiste doit connaître
leur situation, afin d'éviter d'exercer sur eux une
compression prolongée par les appareils. A ce point
de vue, la région la plus importante est le creux de
l'aisselle. A ce niveau, les nerfs qui vont se distribuer au membre supérieur sont enchevêtrés les uns
avec les autres en un paquet qui porte le nom de
plexus brachial. Ces nerfs peuvent être comprimés
par des béquilles mal faites ou mal rembourrées,
ainsi que nous l'avons vu pour l'artère et la veine
axillaires. Cette compression, quand elle est prolongée, donne quelquefois lieu à des accidents graves,
tels que l'atrophie des muscles du membre supérieur et consécutivement son impotence fonction-
nelle. Ces complications auraient pu être évitées par
la simple connaissance des organes contenus dans
le creux de l'aisselle, et elles sont d'autant plus ter-

ribles que le traitement, même le mieux conduit, n'arrive souvent qu'à un résultat incomplet une fois qu'elles se sont produites. C'est le plus souvent le nerf radial qui est atteint, parce qu'il est le plus superficiel, situé plus près de la peau que les autres nerfs se rendant au membre supérieur. Sa compression ou sa paralysie donne lieu à des symptômes et à des signes caractéristiques, qui sont la flexion du poignet et des doigts et l'impossibilité de les redresser, c'est-à-dire de les ramener à l'état d'extension.

LIVRE VI.

DES VISCÈRES.

CHAPITRE PREMIER.

DES VISCÈRES EN GÉNÉRAL.

Les cavités du corps contiennent un certain nombre d'organes connus en anatomie sous le nom de viscères. La boîte crânienne contient l'encéphale, dont nous avons suffisamment parlé dans les pages qui précèdent et sur lequel nous ne reviendrons pas. La cage thoracique renferme les poumons, qui n'ont pas à nous occuper ici, et le cœur, dont nous avons donné une brève description.

Reste donc la cavité abdominale, dans laquelle

sont contenus un grand nombre de viscères, que nous allons successivement passer en revue.

Tout d'abord, la plus grande partie du tube digestif a son siège dans l'abdomen. Cet appareil, qui commence à la bouche, se continue par le pharynx situé dans le cou et l'œsophage placé à la partie postérieure de la cage thoracique. Cet œsophage traverse par un orifice spécial le muscle diaphragme, qui sépare le thorax de l'abdomen, entre dans la cavité abdominale et aboutit à l'estomac. L'estomac est situé à la partie supérieure de l'abdomen, est dirigé transversalement et continué par l'intestin grêle, divisé en trois portions : le duodénum, court, le jéjunum et l'iléon, très longs. Cet intestin grêle est replié sur lui-même en formant de nombreux circuits et remplit tous les espaces que les organes laissent libres entre eux. Il se continue lui-même avec le gros intestin, ainsi nommé parce que son diamètre est beaucoup plus considérable que celui du précédent; ce gros intestin se contourne en formant un fer à cheval à convexité supérieure et plonge ensuite dans le bassin; sa dernière portion, appelée rectum, aboutit à l'anus.

Immédiatement au-dessus de l'estomac et au-dessous du diaphragme, en rapport avec la partie médiane et toute la partie droite de ce muscle et empiétant sur la moitié gauche, se trouve le foie, dont le grand diamètre est dirigé à peu près transversalement. Sous le diaphragme aussi, mais sur sa limite gauche, est située la rate, dont le grand diamètre est au contraire dirigé à peu près exactement de haut en bas.

Au-dessus du foie à droite, et en dedans de la moitié inférieure de la face interne de la rate à gauche, se trouvent les deux reins.

Enfin, plus bas, dans le petit bassin, sont l'utérus et ses annexes, trompes et ovaires, chez la femme, et la prostate avec les vésicules séminales chez l'homme. En avant de l'utérus chez la femme, en avant du rectum et au-dessus de la prostate chez l'homme est située la vessie.

Tels sont les organes les plus essentiels contenus dans la cavité abdominale avec leur situation réciproque. Quelques autres encore y sont contenus, mais beaucoup moins importants et que nous croyons devoir passer sous silence, ne devant ici donner qu'une vue générale d'ensemble.

En arrière de tous ces organes, et appliquées contre la face antérieure de la colonne vertébrale, sont l'aorte abdominale et la veine cave inférieure. La

première est un énorme tronc artériel, qui continue
la partie de l'aorte située dans la cage thoracique.
De sa partie antérieure et de ses parties latérales
naissent de nombreuses branches artérielles, qui
vont se distribuer à tous les viscères contenus dans
la cavité abdominale. Quant à la veine cave inférieure, ce n'est autre qu'un tronc veineux très volumineux, où se rendent les veines qui ramènent de
ces organes le sang noir, c'est-à-dire dépouillé de
ses qualités vivifiantes.

Tous les viscères abdominaux sont plus ou moins
revêtus ou entourés par une membrane séreuse qui
facilite leur glissement et qu'on appelle le péritoine.
Au niveau des reins, par exemple, le péritoine ne
revêt que la face antérieure de ces organes. Mais
l'intestin tout entier est complètement entouré par
cette séreuse, dont les deux feuillets, après avoir
formé une vraie gaîne autour de ce canal, s'adossent
l'un à l'autre pour aller prendre point d'attache à la
colonne vertébrale. L'intestin se trouve donc suspendu au rachis par cette sorte de pédicule, que l'on
appelle le mésentère. De plus, au niveau de l'estomac, les deux feuillets du péritoine qui l'entourent
ne se contentent pas de se réunir en arrière ; ils se
prolongent aussi en avant en formant une longue

poche dont les deux parois sont absolument acco-
lées l'une à l'autre et qui semble une sorte de long
tablier descendant au devant de toute la masse intestinale jusqu'à un niveau qui se rapproche plus ou
moins, suivant l'âge et les sujets, de la limite inférieure de l'abdomen. C'est le grand épiploon, qui
est toujours plus ou moins chargé de graisse. Il présente pour nous une grande importance, car on sait
combien il est fréquent d'en constater la présence
dans les hernies, ainsi que nous le verrons plus
loin.

CHAPITRE II

DES DÉPLACEMENTS DES VISCÈRES

Tous les viscères dont nous venons de donner une
description sommaire sont maintenus dans leur situation normale dans la cavité abdominale par les
parois de cette cavité naturellement résistantes, par
des ligaments spéciaux formés souvent par des replis
du péritoine, et aussi, il faut bien le dire, par la
graisse, qui existe toujours en grande quantité dans
la cavité abdominale.

Supposons donc que, par suite de circonstances
quelconques, un de ces moyens de fixité devienne
moins résistant, que sa solidité soit compromise,
alors les viscères pourront se déplacer dans des
limites plus ou moins étendues. Ces phénomènes

s'observent lorsque les muscles des parois abdominales s'atrophient, se contractent mal, deviennent flasques et lâches, lorsque les ligaments s'allongent et que leur résistance diminue en même temps que leur élasticité se donne libre jeu, ou encore lorsque la graisse devient moins considérable et moins dense par suite d'amaigrissement. Souvent plusieurs de ces causes sont réunies, et alors nous assistons à une chute des viscères. Une dernière cause de cette chute est l'augmentation de volume d'un de ces viscères ; mais elle est rare relativement aux causes précédentes.

Quelle que soit l'origine du phénomène, le viscère qui n'est plus soutenu obéit à l'action de la pesanteur et s'abaisse par conséquent. Les exemples en sont nombreux. Les deux plus frappants et les plus fréquents, ceux aussi auxquels on a le plus souvent à remédier, sont la chute de l'utérus et le déplacement du rein.

Sous l'action de causes multiples, notamment de la distension de ses moyens de soutien, ligaments et périnée, par suite le plus souvent de grossesses multiples, et aussi sous l'action d'une augmentation de son volume et conséquemment de sa pesanteur, l'utérus s'abaisse peu à peu ; et, si on ne remédie pas à cette chute progressive, il arrive à sortir presque entièrement par la vulve.

Quant au rein, il se déplace surtout à la suite de grossesses multiples, quand la cavité abdominale a été très distendue et que ses parois flasques ne reviennent pas bien sur elles-mêmes pour reprendre leur situation et leurs dimensions primitives. A cela, il faut ajouter comme cause très importante l'amaigrissement, car le rein est entouré d'une couche graisseuse très considérable qui contribue puissamment à le maintenir dans sa situation.

Sous l'influence d'une de ces deux causes ou de toutes deux réunies, le rein se déplace et se dirige d'habitude en bas et en dedans. Quelquefois il se fixe par des adhérences dans sa nouvelle situation; on lui donne alors le nom de rein déplacé. Plus souvent, il reste mobile, change de place à chaque instant et est connu alors sous la dénomination de rein mobile. Il provoque généralement des douleurs assez intenses et des troubles spéciaux qui obligent à les traiter. Le diagnostic est souvent facile, car on arrive d'ordinaire assez aisément à sentir qu'il n'est pas à sa place et à constater son existence en un lieu anormal.

Nous venons d'examiner l'abaissement, la ptose,

comme on dit en pathologie, limitée à un seul viscère, le rein ou l'utérus. Mais la chose peut être
beaucoup plus complexe. En effet, sous l'influence
des causes générales que nous avons signalées et
énumérées au commencement de ce chapitre, tous
les viscères dans leur ensemble tendent à s'abaisser
en obéissant à l'action de la pesanteur. C'est à cette
affection que l'on a donné le nom d'entéroptose, si
employé depuis quelque temps.

LIVRE VII.

PAROI ABDOMINALE

La paroi abdominale doit être connue exactement dans tous les détails de sa constitution par le mécanicien orthopédiste, car c'est à son niveau que siègent de nombreuses maladies pour lesquelles on a recours à son art : la plupart des hernies, les éventrations se développent à ce niveau. Nous ferons donc une étude minutieuse de cette région.

La paroi abdominale se compose de toutes les parties molles qui, partant de la colonne vertébrale en arrière, se recourbent d'arrière en avant pour venir se joindre sur la ligne médiane à celles du côté opposé. Ces parties molles ont donc une constitution absolument semblable sur le côté droit et sur le côté gauche du corps, et leur ensemble forme l'enveloppe d'une vaste cavité, qui porte le nom de cavité abdominale et contient un grand nombre de viscères, dont nous avons fait précédemment la description.

Au point de vue de son étude, la paroi abdominale est divisée par les anatomistes en deux parties bien distinctes : une partie antérieure ou antéro-latérale et une partie postérieure. La charpente de chacune de ces parties est constituée par des muscles que nous décrirons d'abord. Nous verrons ensuite comment ils se groupent entre eux et avec les parties molles qui les entourent pour former la paroi abdominale.

CHAPITRE PREMIER.

MUSCLES DE LA PAROI ABDOMINALE ANTÉRO-LATÉRALE

Les muscles de la paroi abdominale antéro-latérale sont au nombre de cinq, qui sont appelés : le
muscle grand oblique de l'abdomen, le muscle petit
oblique, le muscle transverse, le grand droit et le
pyramidal. Bien que nous nous ménagions de revenir sur ce point, nous dirons dès maintenant que
le grand oblique, le petit oblique et le transverse
répondent plus spécialement aux parois latérales de
l'abdomen, tandis que le grand droit et le pyramidal
sont situés exactement à sa partie antérieure.

I. — Muscle grand oblique de l'abdomen.

Le muscle grand oblique de l'abdomen est un muscle large, de forme quadrilatère, qui s'étend du thorax à la crête iliaque dans le sens vertical et qui va, dans le sens antéro-postérieur, depuis la ligne latérale du corps environ jusqu'à la ligne médiane antérieure.

Ce muscle s'insère en haut à la face externe et au bord inférieur des sept ou huit dernières côtes par des languettes ou digitations musculaires dont la supérieure et les inférieures sont plus étroites que les moyennes. Cette ligne d'insertion, dit Sappey, est oblique de haut en bas et d'avant en arrière et décrit une légère courbe à concavité antérieure (fig. 73).

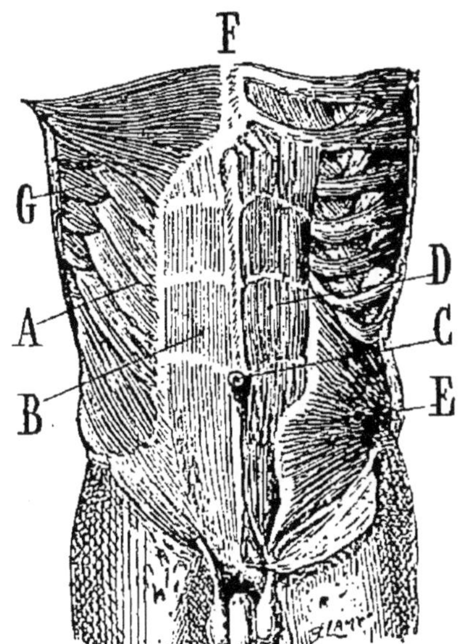

Fig. 73. — Muscle grand oblique de l'abdomen.
Partie charnue du muscle.
B.   Aponévrose du grand oblique.
C.   Ombilic.
D.   Muscle grand droit.
E.   Muscle petit oblique.
G.   Muscle grand dentelé.

Les faisceaux supérieurs de ce muscle sont presque horizontaux, les moyens de plus en plus obliques à mesure qu'on les considère à un niveau plus bas, et les inférieurs très obliquement dirigés en bas et en avant ou même presque verticaux. Les faisceaux supérieurs et moyens aboutissent en avant au bord externe concave d'une large aponévrose, sur laquelle nous reviendrons plus loin. Les faisceaux inférieurs s'insèrent à la moitié antérieure environ de la lèvre interne de la crête iliaque, à toute l'étendue de l'arcade crurale et au pubis. A ce propos, nous devons dire dès maintenant qu'on appelle arcade crurale une ligne fibreuse, dont nous verrons plus loin le mode de formation, qui s'étend comme un pont de l'épine iliaque antérieure et supérieure à l'épine du pubis. Elle porte aussi les noms de ligament de Fallope, ligament de Poupart.

Il est facile de comprendre que, quand le grand oblique se contracte, ses insertions tendant à se rapprocher, la paroi antérieure de la cavité abdominale se rapproche aussi de sa paroi postérieure, et la capacité de l'abdomen se trouve réduite d'autant. De plus, si le bassin est immobile, la contraction du grand oblique abaisse les côtes et fléchit la colonne vertébrale directement en avant lorsque les deux muscles se contractent ensemble, avec un mouvement de rotation du thorax du côté opposé si un seul entre en contraction. Beaucoup plus rarement, le thorax est fixé ; alors les muscles soulèvent le bassin, mouvement qui a pour effet de redresser la courbure des lombes.

II. — Muscle petit oblique de l'abdomen.

De même que le précédent, le muscle petit oblique de l'abdomen est un muscle large ; mais il est plutôt triangulaire que quadrilatère. Il s'étend des côtes ou plus exactement du rebord costal au bord supérieur du bassin dans le sens vertical et des apophyses épineuses des vertèbres, c'est-à-dire de la ligne médiane postérieure du corps, à la ligne médiane antérieure dans le sens antéro-postérieur.

Il s'insère en haut au bord inférieur des cartilages des neuvième, dixième et onzième côtes, et, à l'extrémité libre de la douzième côte en bas aux trois quarts antérieurs de l'interstice de la crête iliaque et au quart externe de la face supérieure de l'arcade crurale ; en avant, à une large aponévrose sous-jacente à celle du muscle grand oblique. Les faisceaux qui prennent leur insertion aux côtes descendent obliquement en bas et en arrière; ceux qui s'attachent à la crête iliaque et à l'arcade crurale sont obliquement ascendants; les moyens sont à peu près transversaux; en sorte que tous se rapprochent en se dirigeant en arrière à la manière des branches d'un éventail et vont s'insérer à l'apophyse épineuse des trois dernières vertèbres des lombes, à celle de la première vertèbre sacrée, à la tubérosité de l'os iliaque et au quart postérieur de la crête de cet os.

« Bien que la direction du petit oblique soit diamétralement opposée à celle du grand oblique, dit Sappey, il remplit à peu près les mêmes usages. Comme lui, en effet, il comprime les viscères abdominaux en réduisant les dimensions de la cavité qu'ils occupent; comme lui, il abaisse les côtes; comme lui, il fléchit le thorax en le portant directement en avant si les deux muscles agissent en même temps, mais en le tournant de son côté si leur action est isolée. » Comme lui aussi, si le thorax est fixé, il élève le bassin au point d'arriver à effacer la courbure lombaire.

« Il résulte de l'effet inverse que produisent le grand et le petit oblique du même côté, lorsqu'ils se contractent ensemble, que le thorax ne se trouve ni à droite ni à gauche, mais s'infléchit latéralement. »

III. Muscle transverse de l'abdomen.

Le muscle transverse de l'abdomen, comme le grand et le petit oblique, appartient à la catégorie des muscles larges. Comme le petit oblique, il s'étend d'arrière en avant de la ligne médiane postérieure à la ligne médiane antérieure du corps et dans le sens vertical de la base du thorax à la circonférence supérieure du bassin. Il est irrégulièrement quadrilatère.

Il s'insère en haut à la face interne des six dernières côtes par des languettes musculaires ou digitations analogues à celles que nous avons signalées sur le grand oblique. Ces insertions se font aux os eux-mêmes et aux cartilages au niveau des deux dernières côtes, et exclusivement aux cartilages pour les quatre côtes sus-jacentes.

En bas, le muscle transverse de l'abdomen s'attache aux trois quarts antérieurs de la lèvre interne de la crête iliaque et à la moitié ou au tiers externe de la face supérieure de l'arcade crurale (fig. 74).

Tous les faisceaux du muscle se dirigent transversalement, sauf les inférieurs, qui sont obliques en avant et en bas. Ils aboutissent tous en a-vant à une large apo-névrose, dont le bord externe est concave, et en arrière à une autre aponévrose, que nous étudierons plus loin et qui va s'attacher à la co-lonne vertébrale.

Contrairement à ce que nous avons dit pour les muscles grand et petit obliques, le muscle transverse limite son action à la cavité ab-dominale, qu'il resserre en rapprochant sa paroi

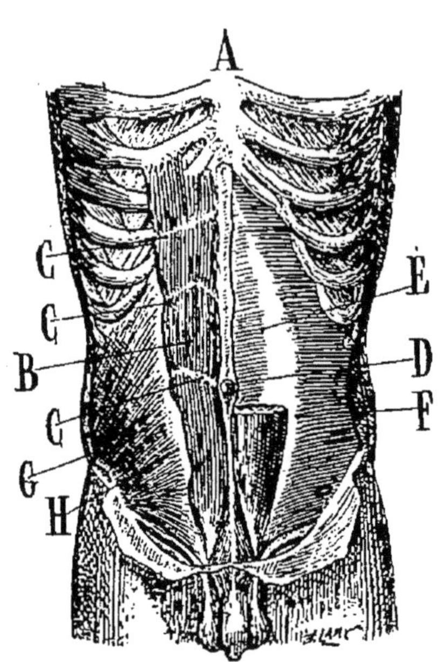

Fig. 74. — Muscles petit oblique, transverse et grand droit de l'abdomen.

A. Sternum.
B. Muscle grand droit.
CCC. Intersections aponévrotiques de ce muscle.
D. Ombilic.
E. Muscle transverse et son aponévrose antérieure.
F. Coupe des muscles grand et petit obliques.
G. Crête iliaque.
H. Muscle petit oblique et son aponévrose antérieure.

antérieure de sa paroi postérieure et ses deux parois latérales l'une de l'autre. En même temps, il attire un peu en dedans les côtes inférieures. Il résulte de cette action que ce muscle comprime les viscères abdominaux en les refoulant vers la colonne vertébrale.

IV. — Muscle grand droit de l'abdomen.

Le muscle grand droit de l'abdomen est situé à la partie antérieure de la paroi abdominale. Il s'étend de la partie inférieure et antérieure du thorax jusqu'au pubis. Large à sa partie supérieure, étroit à son insertion inférieure, il semble que ses faisceaux se contournent sur eux-mêmes, de façon que, mince en haut, il est épais en bas. Il revêt assez exactement la forme d'un triangle dont la base serait en haut et le sommet tronqué correspondrait au pubis.

Ce muscle s'attache en haut au bord inférieur de la cinquième côte et à celui de la sixième, au cartilage de la septième et par quelques fibres seulement au bord inférieur et à la pointe du sternum. De là ses faisceaux descendent en se rapprochant les uns des autres et aboutissent à un tendon nacré, épais et résistant, qui s'insère au bord supérieur du pubis dans tout l'intervalle compris entre l'épine du pubis et la symphyse pubienne. L'insertion inférieure es^t donc unique, tandis que les insertions supérieures sont multiples et se font par trois digitations.

Dans sa partie large et aplatie, qui s'étend verticalement de l'ombilic au sternum, ce muscle est coupé par des lignes fibreuses, dites intersections aponévrotiques, qui sont d'ordinaire au nombre de trois, mais peuvent aller jusqu'à cinq. Elles sont transversales ou légèrement obliques et semblent avoir pour usage de conserver au muscle grand droit de l'abdomen sa forme aplatie et d'empêcher ses faisceaux de se grouper en cône à ce niveau. « Elles rempliraient donc relativement à ces faisceaux le rôle de ces tiges transversales qui, dans la construction des grilles, relient toute la série des tiges verticales et les maintiennent dans leur situation respective. »

Lorsque le sujet est debout, le muscle grand droit de l'abdomen abaisse le thorax et fléchit par suite la colonne vertébrale. Lorsque le sujet est couché, il élève le thorax en prenant point d'appui sur le bassin fixé, et réciproquement; il est ainsi, dans ces conditions, le principal agent du redressement du tronc, lorsque le sujet s'assied sur son lit. Enfin, il contribue à comprimer les viscères abdominaux en les refoulant en haut et en arrière; mais cette action est très peu accentuée et ne fait guère que compléter l'action semblable, mais beaucoup plus efficace, des muscles grand et petit obliques.

V. — Muscle pyramidal.

Le muscle pyramidal n'existe pas sur tous les sujets ; quelquefois, il n'existe que d'un côté, mais nous croyons que son existence est beaucoup plus fréquente qu'on ne le dit en général, et il suffit, pour en être convaincu, d'avoir incisé un certain nombre de parois abdominales : il est rare qu'on ne le rencontre pas.

Quoi qu'il en soit, ce muscle est toujours peu considérable. Il tire son nom de sa forme, qui est celle d'une pyramide à base triangulaire. Il est situé tout à fait à la partie inférieure et antérieure de la paroi abdominale et « s'étend de la symphyse pubienne à la partie moyenne de l'espace compris entre cette symphyse et l'ombilic. »

Il s'insère en bas au bord supérieur du pubis et un peu aussi à sa face antérieure, très près de la symphyse, et se dirige, en s'effilant obliquement, en haut et en dedans pour aller s'insérer par son sommet et l'un de ses côtés à l'aponévrose sur la ligne médiane antérieure du corps.

« Les usages de ce petit muscle, dit Sappey, sont

assez obscurs. Surajouté au muscle droit, il semble constituer pour celui-ci un simple faisceau de renforcement destiné à consolider la partie médiane de l'abdomen au niveau de l'hypogastre. »

CHAPITRE II.

MUSCLES DE LA PAROI ABDOMINALE
POSTÉRIEURE.

La paroi abdominale postérieure comprend trois
muscles principaux : le grand psoas, le petit psoas
et le carré lombaire. En outre, il existe dans cette
région de petits muscles appelés muscles intertransversaires à cause de leur situation.

I. — Muscle grand psoas.

Le muscle grand psoas s'étend de la partie inférieure de la colonne dorsale jusqu'au petit trochanter. Il est aplati dans sa partie supérieure et
arrondi dans sa partie inférieure. Sa forme générale est celle d'un cône à sommet supérieur.

Il s'insère en haut à la douzième vertèbre dorsale par un très petit faisceau qui s'attache à la partie

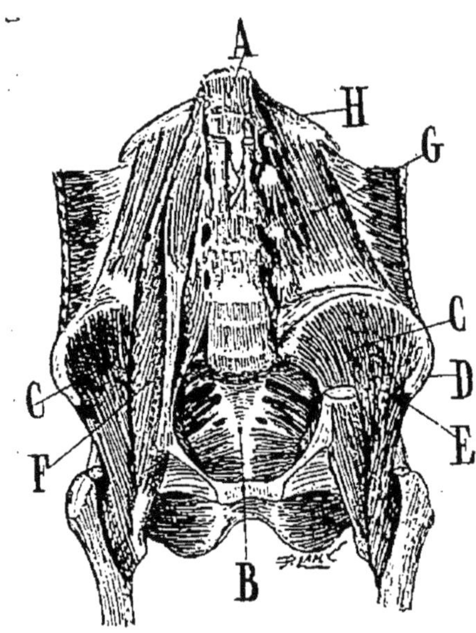

Fig. 75. — Muscles de la paroi postérieure de l'abdomen.

A. Colonne vertébrale.
B. Sacrum.
CC. Muscle iliaque.
D. Crête iliaque.
E. Épine iliaque antérieure et supérieure.
F. Muscle grand psoas.
G. Muscle carré lombaire.
H. Douzième côte.

inférieure de son corps, puis aux corps des quatre premières vertèbres lombaires, aux disques intervertébraux correspondants et à la base des apophyses transverses des mêmes vertèbres (fig. 75).

De ces insertions, le muscle grand psoas se dirige en bas et un peu en dehors en augmentant d'épaisseur jusqu'au détroit supérieur du bassin, puis diminue un peu et va, par l'intermédiaire d'un tendon qui lui est commun avec le muscle iliaque, s'attacher à la face postérieure du petit trochanter, qu'il contourne en glissant sur une bourse séreuse située au niveau de son sommet. C'est donc un muscle réfléchi.

Dans la majorité des cas, c'est en haut, c'est-à-dire à la colonne vertébrale, que se trouve l'insertion fixe du muscle grand psoas; c'est ce qui a lieu, par exemple, dans la marche. Alors, ce muscle fléchit la cuisse et lui imprime en même temps un mouvement de rotation en dehors. Si l'insertion fixe se fait au contraire au petit trochanter, le tronc fléchit directement en avant lorsque les deux grands psoas se contractent simultanément, ou bien, lorsqu'un seul grand psoas se contracte, le rachis et par conséquent le tronc se fléchissent en s'inclinant du côté du muscle qui agit. L'action du psoas est très importante à connaître, car c'est lui qui détermine la position vicieuse du membre inférieur dans un certain nombre de maladies sur lesquelles nous aurons à insister.

II. — Muscle petit psoas.

Le muscle petit psoas n'est pas constant chez tous les sujets. Lorsqu'il existe, il est situé au-devant du précédent. Il est, comme lui, allongé de haut en bas et présente une forme générale cônique.

Ses insertions supérieures se font au corps de la

douzième vertèbre dorsale, au disque interosseux sous-jacent et quelquefois aussi au corps de la première vertèbre lombaire. De là il se dirige en bas et vient s'attacher à l'éminence ilio-pectinée. Il est donc beaucoup moins long que le muscle grand psoas.

Le rôle de ce muscle très grêle paraît être simplement de tendre l'aponévrose iliaque, qui recouvre le muscle de ce nom dans la fosse iliaque interne.

III. — Muscle carré lombaire.

Le muscle carré lombaire occupe tout l'espace compris entre la dernière côte et la crête iliaque. Il s'étend donc dans le sens vertical de l'un à l'autre de ces os et dans le sens transversal de la colonne vertébrale à une ligne oblique qui joindrait l'extrémité osseuse de la douzième côte à la partie moyenne environ de la crête iliaque.

Sa forme générale peut être comparée à celle d'un rectangle.

Il s'insère en bas sur le tiers ou la moitié postérieure environ de la crête iliaque. De là, les faisceaux qui le composent se dirigent en haut et en dedans et vont s'insérer, les plus internes et les plus courts au sommet des apophyses transverses des quatre premières vertèbres des lombes, les plus externes et les plus longs au bord inférieur de la douzième côte. Les faisceaux de ce muscle sont d'autant plus obliques qu'ils sont plus internes ; les externes sont presque verticaux.

Par la contraction de ceux de ses faisceaux qui s'insèrent à la douzième côte, le muscle carré lombaire abaisse cet os. Par la contraction de ceux qui s'attachent au sommet des apophyses transverses, il incline les vertèbres lombaires de son côté. Lorsque ces derniers faisceaux se contractent ensemble des deux côtés, ils contribuent à maintenir la partie lombaire du rachis dans son état de rectitude.

« Dans le décubitus dorsal, dit Sappey, ce muscle prenant son point fixe sur le rachis, il contribue à imprimer au bassin un léger mouvement de bascule, en vertu duquel l'une des crêtes iliaques s'élève tandis que l'autre s'abaisse. »

IV. — Muscles intertransversaires des lombes.

Ces muscles, très petits, aplatis et quadrilatères,

au nombre de cinq de chaque côté, sont situés entre les apophyses transverses.

Ils s'insèrent en haut au bord inférieur de l'apophyse transverse de la vertèbre située au-dessus, en bas au bord supérieur de l'apophyse transverse de la vertèbre située au dessous.

Le plus élevé de ces muscles occupe l'intervalle compris entre l'apophyse transverse de la douzième vertèbre dorsale et celle de la première vertèbre lombaire.

Les muscles intertransversaires des lombes, qui ont leurs analogues dans les autres régions de la colonne vertébrale, rapprochent par leur contraction les apophyses transverses auxquelles ils s'attachent ; par conséquent, on peut dire qu'ils inclinent de leur côté la colonne formée par les vertèbres lombaires.

CHAPITRE III.

APONÉVROSES DE L'ABDOMEN

La plupart des muscles que nous venons de décrire aboutissent à des lames fibreuses qui leur
servent d'intermédiaires pour leurs insertions ou
sont engaînées dans des gaînes fibreuses. On donne
à toutes ces lames, qu'elles servent d'insertions ou
d'enveloppes, le nom d'aponévroses de l'abdomen.

Il était nécessaire, pour se faire une idée exacte
de leur disposition, de connaître préalablement d'une
façon complète les muscles qui entrent dans la composition de la paroi abdominale.

Le muscle grand oblique de l'abdomen, comme
nous l'avons vu, aboutit en avant à une aponévrose

solide, resplendissante et nacrée, qui se dirige en avant jusque sur la ligne médiane antérieure du corps. Cette aponévrose est quadrilatère et plus large en bas qu'en haut, et son bord externe s'étend de l'épine iliaque antérieure et supérieure au cartilage de la huitième côte.

Nous avons vu aussi que la plupart des faisceaux qui composent le muscle petit oblique aboutissent en avant à une aponévrose, qui porte le nom d'aponévrose antérieure du petit oblique et qui va, elle aussi, jusqu'à la ligne médiane antérieure du corps. Mais, au niveau du bord externe du muscle grand droit de l'abdomen, cette aponévrose se divise en deux lames, dont l'une passe en avant de ce muscle, l'autre en arrière. La lame antérieure s'étend sur tout le muscle grand droit; la lame postérieure, au contraire, ne recouvre que ses trois quarts supérieurs. Ajoutons que la lame antérieure adhère par sa face profonde aux intersections fibreuses que nous avons décrites sur ce muscle et par sa face superficielle à l'aponévrose du grand oblique. « Parvenues sur le bord interne du muscle droit, dit Sappey, les deux lames, en se réunissant, complètent sa gaîne. »

Les insertions postérieures du muscle petit oblique

se font aussi par l'intermédiaire d'une lame aponévrotique.

Les faisceaux musculaires du transverse de l'abdomen aboutissent en avant, comme ceux des muscles précédents, à une aponévrose antérieure. Le bord externe de cette aponévrose est concave et elle forme, par conséquent, avec celle du côté opposé, une ellipse ouverte en haut et en bas, « dont le grand diamètre (Sappey) mesure tout l'espace compris entre l'appendice xiphoïde du sternum et la symphyse pubienne. » Cette aponévrose passe en arrière du muscle droit et de la lame postérieure de l'aponévrose du petit oblique dans ses trois quarts supérieurs et se prolonge jusqu'à la ligne blanche. Dans son quart inférieur, elle passe en avant des mêmes régions pour aboutir au même point sur la ligne médiane antérieure.

A sa partie postérieure, le muscle transverse de l'abdomen aboutit à une aponévrose dont la description est beaucoup plus compliquée. Partant de la partie postérieure des faisceaux charnus, elle se dirige directement en arrière jusqu'au bord externe de cette masse musculaire qui est située de chaque côté de la colonne vertébrale et qu'on appelle la masse sacro-lombaire. Cette masse est prolongée en bas par le muscle carré des lombes, qui peut être considéré comme en faisant partie intégrante, mais est situé en avant d'elle. Au niveau de ce bord externe, cette aponévrose se divise en trois parties ou feuillets, distingués en antérieur, moyen et postérieur.

Le feuillet antérieur passe au devant du muscle carré des lombes pour se diriger en arrière et en dedans et aller se fixer à la base des apophyses transverses des vertèbres lombaires.

Le feuillet moyen est situé entre le muscle carré lombaire et la masse sacro-lombaire et s'insère au sommet des apophyses transverses des vertèbres lombaires.

Quant au feuillet postérieur, il est beaucoup plus mince et moins résistant que les précédents et est situé en arrière de la masse sacro-lombaire, à la par-, tie postérieure de laquelle il passe pour aller se fixer au sommet des apophyses épineuses des trois ou quatre dernières vertèbres des lombes.

Telles sont la constitution exacte et la disposition des muscles de la paroi abdominale. Voyons maintenant comment tous ces organes se groupent ensemble.

A la partie antérieure nous avons le muscle grand oblique et son aponévrose; immédiatement en ar-

rière, est situé le muscle petit oblique, dont l'aponévrose antérieure se dédouble en avant pour enve-
lopper le grand droit. Le feuillet antérieur de ce
dédoublement se trouve donc situé immédiatement
en arrière de l'aponévrose du grand oblique, à laquelle il adhère assez solidement. En arrière du
muscle petit oblique et de son aponévrose s'étend
le muscle transverse de l'abdomen, dont l'aponévrose antérieure est sous-jacente à celles des deux
muscles précédents, et dont l'aponévrose postérieure,
se divisant en trois feuillets, affecte la disposition
que nous avons indiquée plus haut.

En avant de tout ce plan musculo-aponévrotique
et plus superficiellement que lui sont la peau et le
tissu cellulaire et graisseux sous-cutané. Plus profondément qu'eux est situé le péritoine, qui forme une
surface de glissement entre la paroi abdominale et
les viscères contenus dans la cavité de l'abdomen.

Mais, en se rejoignant sur la ligne médiane antérieure du corps, toutes les aponévroses qui engaînent
sur leur parcours les muscles antéro-latéraux de la
paroi abdominale forment une ligne d'intersection
connue en anatomie sous le nom de ligne blanche.

Cette ligne blanche s'étend dans le sens vertical,
directement de haut en bas, depuis l'appendice xi-

phoïde du sternum jusqu'à la symphyse pubienne. La largeur, d'abord de 6 à 8 millimètres à sa partie supérieure, est de 18 à 20 millimètres au niveau de l'ombilic, puis diminue rapidement, de façon à ne former qu'un espace linéaire. A son niveau les aponévroses d'un côté s'entremêlent et s'enchevêtrent avec celles du côté opposé. Elle est beaucoup plus résistante dans sa moitié supérieure que dans sa moitié inférieure.

D'une façon générale, on peut donc avec Sappey envisager la paroi abdominale, abstraction faite de la peau et du péritoine, de la manière suivante : « L'aponévrose du muscle grand oblique passe au-devant des muscles longitudinaux ; celle du transverse passe en arrière ; celle du petit oblique se dédouble sur le bord externe de ces muscles pour passer à la fois sur leurs deux faces en s'unissant aux lames précédentes. Parvenues sur leur bord interne, les quatre lames fibreuses poursuivent leur trajet en se croisant pour aller se continuer avec celles du côté opposé. De cette disposition il suit :

1° Que les deux muscles longitudinaux se trouvent renfermés dans une gaîne dépendante des muscles obliques et tranverse ;

2° Qu'ils sont séparés l'un de l'autre par une bandelette fibreuse étendue de l'appendice xiphoïde à la symphyse pubienne : cette bandelette a reçu le nom de ligne blanche ;

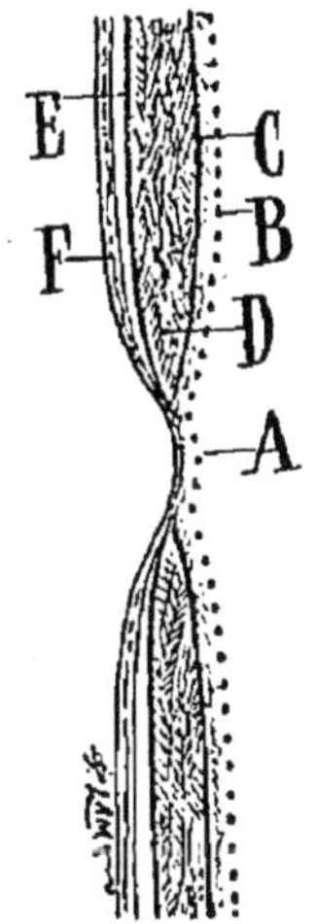

Fig. 76. — Coupe verticale et antéro-postérieure de la paroi abdominale au niveau de l'ombilic.

A. Ombilic.
B. Péritoine.
C. Aponévrose profonde du muscle grand droit.
D. Muscle grand droit.
E. Aponévrose superficielle de ce muscle ou aponévrose du grand oblique.
F. Tissu cellulaire sous-cutané et peau.

3° Que la paroi antéro-latérale de l'abdomen, considérée dans son mode de constitution, se compose de trois parties bien distinctes : une antérieure, médiane, représentée par les muscles longitudinaux, leurs gaînes aponévrotiques et la ligne blanche ; deux latérales, plus épaisses, plus résistantes, formées par des muscles superposés et entrecroisés (fig. 76).

Mais, en plus, le muscle transverse est séparé du péritoine par une lame fibreuse, qui porte le nom de fascia transversalis et qui, à sa partie inférieure, se réunit à l'aponévrose du muscle grand oblique à angle aigu, de façon à former avec elle une loge, ouverte en haut, fermée en bas, où sont contenus les muscles de la paroi abdominale antéro-latérale. Ces deux aponévroses, en s'unissant, contribuent à former l'arcade crurale ou ligament de Falloppe, dans la constitution duquel entrent aussi des faisceaux fibreux lui appartenant en propre et allant directement de l'épine iliaque antérieure et supérieure à l'épine du pubis. L'arcade crurale entre pour une grande part dans la formation du canal inguinal que nous allons maintenant étudier.

CHAPITRE IV.

CANAL INGUINAL

Le canal inguinal devrait plutôt être appelé trajet inguinal, car le mot canal implique toujours l'idée d'un passage, ou plus exactement d'un tunnel fermé partout, sauf à ses deux extrémités, tandis qu'il en est tout autrement de la région que nous décrivons, ainsi que nous allons le voir.

Le canal ou trajet inguinal est situé immédiatement au-dessus de l'arcade crurale, dont nous avons étudié plus haut la constitution. La direction est oblique de haut en bas, de dehors en dedans et d'arrière en avant. Bien que les variétés individuelles soient très nombreuses, il est, d'une façon générale, beaucoup plus large, mais un peu moins long chez l'homme que chez la femme. Sa longueur est d'environ trois centimètres en moyenne.

On décrit d'habitude, dans les livres d'anatomie, quatre parois à ce trajet : une paroi antérieure, une paroi postérieure, une paroi inférieure et une paroi supérieure ; mais il est facile de se rendre compte, en examinant la figure ci-dessus, que ce trajet n'est pas fermé par en haut et que sa paroi supérieure manque. On voit sur cette figure que, comme le dit Tillaux, « l'aponévrose du grand oblique et le fascia transversalis s'unissent l'un à l'autre au niveau de l'arcade crurale, de façon à constituer une gouttière fibreuse fermée en bas, dans laquelle sont contenus les muscles petit oblique et tranverse avec les couches celluleuses lâches qui les séparent. » Donc, le trajet inguinal est conformé à la façon d'une gouttière à concavité supérieure, dont la partie creuse serait occupée par les fibres les plus inférieures des muscles petit oblique et transverse de l'abdomen. La paroi inférieure, formant le fond de la gouttière, n'est autre que l'arcade crurale ; la paroi antérieure est constituée par l'aponévrose du muscle grand oblique et la paroi postérieure par le fascia transversalis. Quant à la paroi supérieure, elle n'existe pas ; les anatomistes la disent formée par les bords inférieurs des muscles petit oblique et transverse; mais la vérité est que les fibres inférieures de ces muscles arrivent jusqu'à la gouttière que nous venons

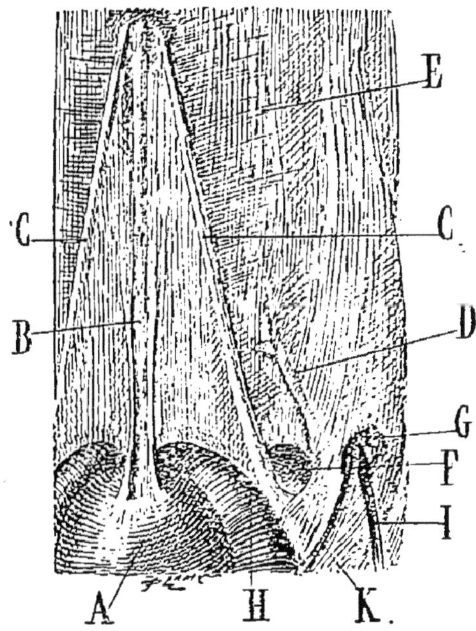

Fig. 77. — Paroi abdominale antérieure vue par l'intérieur de la cavité abdominale. Fossettes inguinales.

A.   Fossette inguinale interne.
B.   Ouraque.
CC.   Cordons des artères ombilicales.
D   Artère épigastrique.
E.   Péritoine.
F.   Fossette inguinale externe.
G.   Son contour supérieur.
I.   Artère spermatique.
K.   Canal déférent.
H.   Fossette inguinale moyenne.

de décrire et s'insèrent sur ses parois en s'éparpillant autour du cordon spermatique.

Le trajet inguinal, comme tout trajet, a naturellement deux orifices, qui sont l'un supérieur et l'autre inférieur.

L'orifice supérieur du trajet inguinal est celui qui regarde du côté de la cavité abdominale ; c'est pourquoi il est appelé aussi orifice péritonéal. Pour se rendre un compte exact de sa configuration, il faut l'examiner par la partie interne, après avoir ouvert sur le cadavre la paroi abdominale. Dans ces conditions, on voit de suite sur la ligne médiane une saillie, en dehors de laquelle sont situées trois dépressions séparées elles-mêmes par des saillies moins considérables que la saillie médiane. Ces dépressions sont connues et désignées sous les noms de fossettes : interne, moyenne et externe, la fossette interne étant la plus rapprochée de la ligne médiane et les deux autres s'en éloignant de plus en plus (fig. 77).

La fossette externe n'est autre que l'orifice supérieur ou péritonéal du canal inguinal. On voit qu'il a la forme d'une fente limitée à sa partie interne par un rebord nettement détaché, ayant l'aspect d'un croissant dont la concavité est dirigée en dehors et dont les cornes, dirigées en haut et en bas, se perdent insensiblement sur la paroi. Le grand diamètre de de cet orifice est vertical et mesure environ, d'après

Tillaux, douze à quinze millimètres. « Il correspond environ, dit-il, à la partie moyenne de l'arcade

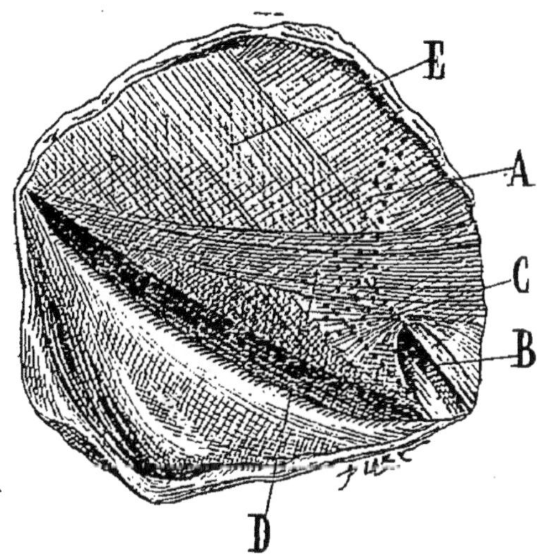

Fig. 78. — Le trajet inguinal.

A. Artère épigastrique.
B. Orifice extérieur.
C. Trajet inguinal
D. Orifice intérieur.
E. Aponévrose du grand oblique.

crurale ; le centre de cet orifice est situé à quinze millimètres au-dessus de l'arcade (fig. 78).

L'orifice inférieur du canal inguinal porte aussi le nom d'orifice cutané. Il est beaucoup plus considérable que l'orifice supérieur et a la forme d'une ellipse à grand diamètre, obliquement dirigé en bas et en dedans. « Sa hauteur est en moyenne de deux centimètres à deux centimètres et demi, et sa largeur moitié moindre ». (Tillaux).

Cet orifice est limité par trois arcades fibreuses,

qui sont connues et décrites en anatomie sous le nom de piliers. Ils sont distingués, d'après leur situation, en supérieur, inférieur et postérieur. Le pilier supérieur et le pilier inférieur proviennent, comme l'indique la figure ci-jointe, de l'aponévrose du muscle grand oblique de l'abdomen ; ce sont deux faisceaux de fibres qui, contigus en haut, s'écartent peu à peu en se dirigeant en bas, de façon à aller se fixer au pubis au-devant de la symphyse. L'intervalle qu'ils laissent entre eux est fermé en bas par le troisième pilier, qui convertit cet espace en trou : c'est le pilier postérieur, ainsi décrit par Tillaux : « Le pilier postérieur ou ligament de Colles, dit-il, est situé sur un plan plus profond que les deux précédents et s'aperçoit dans l'écartement qu'ils laissent entre eux ; les fibres aponévrotiques qui le constituent proviennent de l'aponévrose du grand oblique du côté opposé et peuvent être suivies jusqu'à la ligne blanche. Elles ont une direction oblique en bas et en dehors, c'est-à-dire perpendiculaire à celle des fibres qui forment les deux autres piliers, et se fixent en bas sur le corps et l'épine du pubis. » La forme de ce pilier est celle d'un triangle, dont le côté externe offre une concavité tournée en dehors.

Par le trajet inguinal ainsi constitué passent

normalement un certain nombre d'organes qui composent le cordon spermatique. Ces organes sont séparés de la paroi inférieure du trajet, c'est-à-dire de la gouttière de l'arcade crurale, par une distance d'environ un centimètre.

Chez le fœtus, le péritoine forme un canal qui accompagne le testicule dans sa descente et le contient comme dans une sorte de suspensoir. Peu à peu, ce canal s'oblitère, et il ne reste plus, comme vestige de cette disposition primitive, que la séreuse qui enveloppe le testicule et qui, comme on le sait, s'appelle la tunique vaginale. Quelquefois, le canal péritonéal ne s'oblitère pas; alors l'intestin peut s'y engager et donner lieu à une variété spéciale de hernie que nous étudierons plus loin.

CHAPITRE V.

ANNEAU CRURAL

Pour se faire une idée exacte de l'anneau crural,
il est nécessaire de revenir et d'insister sur quelques
dispositions anatomiques déjà signalées.

On sait que le bord antérieur de l'os iliaque présente la forme d'une vaste échancrure comprise
entre l'épine iliaque antérieure et supérieure et
l'épine du pubis. Cette échancrure est transformée
en un vaste trou par la bandelette fibreuse qui porte
le nom d'arcade crurale ou de ligament de Fallope
et qui s'étend de l'une à l'autre de ces épines. Or, de
la partie interne de cette arcade crurale ou plus
exactement du pilier externe de l'anneau inguinal se
détachent quelques fibres à direction curviligne, qui

viennent se fixer sur la crête pectinéale, rebord osseux plus ou moins tranchant qui limite en arrière l'éminence ilio-pectinée. Ces fibres comblent ainsi,

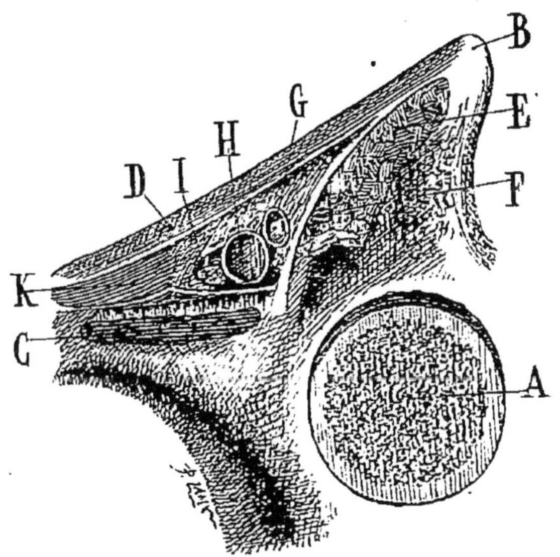

Fig. 79. — Anneau crural.

A. Coupe de la tête du fémur.
B. Épine iliaque antérieure et supérieure.
C. Muscle pectiné.
D. Arcade crurale.
E. Muscle psoas-iliaque.
F. Aponévrose de ce muscle.
G. Artère fémorale.
H   Veine fémorale.
I. Ganglions lymphatiques.
K. Ligament de Gimbernat.

dit Tillaux, l'angle aigu formé par la rencontre du rebord osseux avec l'arcade crurale et constituent un plan fibreux triangulaire à sommet interne qui porte le nom de ligament de Gimbernat (fig. 79).

De plus, l'arcade crurale, après avoir parcouru un trajet de 4 centimètres environ à partir de l'épine iliaque antérieure et supérieure, paraît, suivant l'expression de Tillaux, se bifurquer ou plutôt donner naissance par son bord postérieur à une bandelette fibreuse qui va se fixer sur l'éminence ilio-pectinée.

Donc, l'espace triangulaire circonscrit par l'échancrure du bord antérieur de l'os iliaque et par l'arcade crurale se trouve ainsi divisé en trois régions : une région interne, occupée et remplie par le ligament de Gimbernat, une région externe, limitée par l'os iliaque, par la partie externe de l'arcade crurale et par la bandelette fibreuse qui va se fixer à l'éminence ilio-pectinée, et une région moyenne quadrilatère, limitée en bas par l'os iliaque, en haut par l'arcade crurale, en dedans par le ligament de Gimbernat et en dehors par la bandelette précédemment mentionnée.

La loge externe est complètement occupée et remplie par les muscles psoas et iliaque réunis, qui sont recouverts de leur aponévrose et qui traversent cette région pour passer de l'abdomen à la cuisse. Dans cette loge et enfermé dans la même gaîne aponévrotique que les muscles se trouve le nerf crural, qui va se distribuer à une partie du membre inférieur.

La loge moyenne est connue sous le nom d'anneau crural. Directement sur l'os se trouve le muscle pec-

tiné, qui sort du bassin à ce niveau. Cet anneau crural est plus large chez la femme que chez l'homme
à cause des dimensions transversales du bassin plus
considérables dans le sexe féminin. Sa plus grande
largeur est d'environ 4 à 5 centimètres.

L'anneau crural contient dans son intérieur des
organes fort importants, qui sont, en allant de dehors
en dedans, l'artère fémorale, la veine fémorale et
des ganglions lymphatiques. La veine est située en
dedans et un peu en arrière de l'artère.

Thompson, cité par Tillaux, décrivit deux cloisons
antéro-postérieures partant de l'arcade crurale et se
portant en arrière, l'une entre l'artère et la veine,
l'autre entre la veine et les lymphatiques de façon à
former trois loges distinctes, une pour chacun de
ces organes : une loge artérielle, une loge veineuse
et une loge lymphatique. Mais cette disposition est
non pas l'expression de la réalité, mais le résultat
d'artifices de dissection, et ce qu'on peut dire seulement, c'est que, au niveau de l'anneau crural comme
partout ailleurs dans l'économie, les vaisseaux sont
entourés d'une gaîne celluleuse, qui sépare la veine
des ganglions lymphatiques situés à son côté interne.
Enfin, l'anneau crural contient en plus une certaine
quantité de tissu graisseux.

C'est au niveau de sa partie interne, c'est-à-dire de la loge lymphatique, que l'anneau crural est le moins résistant et s'oppose le moins aux poussées exercées par les viscères pour sortir de la cavité abdominale. C'est donc en ce point, près du ligament de Gimbernat, que se manifeste le plus souvent la hernie crurale.

Certains auteurs ont fait de l'anneau crural l'orifice supérieur d'un canal, auquel ils ont donné le nom de canal crural et qui se terminerait en bas à l'embouchure de la veine saphène interne dans la veine fémorale, c'est-à-dire à 3 centimètres environ au-dessous du pli de l'aîne. Ce canal est beaucoup plus évasé en haut qu'en bas. « Il a, dit Tillaux, la forme générale d'une pyramide triangulaire tronquée, dont la petite extrémité tournée en bas se continue au-dessous de l'embouchure de la saphène avec la gaîne fibreuse des vaisseaux fémoraux. Sa direction n'est pas rectiligne ; il décrit une légère courbure dont la concavité regarde en avant et embrasse l'arcade crurale, nouvelle raison pour que les hernies crurales anciennes se portent au-devant de l'arcade de Fallope au point de jeter parfois quelque obscurité dans le diagnostic différentiel entre la hernie inguinale et la hernie crurale. »

Les faces de ce canal, au nombre de trois, sont la prolongation des bords qui circonscrivent l'anneau crural. Elles sont antérieure, interne et externe.

La paroi externe n'est autre que la gaîne fibreuse qui enveloppe les muscles psoas et iliaque réunis ou fascia iliaca. La paroi interne est formée par l'aponévrose du muscle pectiné. Quant à la paroi antérieure, elle est constituée par la partie supérieure et interne de l'aponévrose qui enveloppe la cuisse. A ce niveau, cette aponévrose est criblée de trous qui servent à donner passage aux vaisseaux lymphatiques allant des ganglions superficiels aux ganglions profonds; de là le nom de fascia cribriformis sous lequel elle est connue.

CHAPITRE VI.

OMBILIC.

L'ombilic est une cicatrice qui résulte de la chûte du cordon ombilical après la naissance; aussi l'appelle-t-on souvent cicatrice ombilicale. Il est le centre d'une région qui porte le nom de région ombilicale.

« Chez le nouveau-né, l'ombilic répond au-dessous du milieu du corps et remonte peu à peu à mesure que les membres inférieurs se développent. Chez l'adulte il est situé notablement au-dessus de la partie moyenne du corps. » (Tillaux).

On peut considérer à l'ombilic une face antérieure ou cutanée et une face postérieure ou péritonéale.

La face cutanée présente la cicatrice ombilicale,

plus ou moins déprimée et plus ou moins froncée suivant les sujets.

La face postérieure est tapissée par le péritoine, qui adhère intimement à tout le pourtour de la cicatrice ombilicale, surtout à la partie inférieure. Sur la périphérie de l'ombilic, le péritoine est soulevé par quatre organes ou plutôt par les vestiges restant de quatre organes qui ont joué un rôle des plus importants pendant la vie intra-utérine : ce sont en

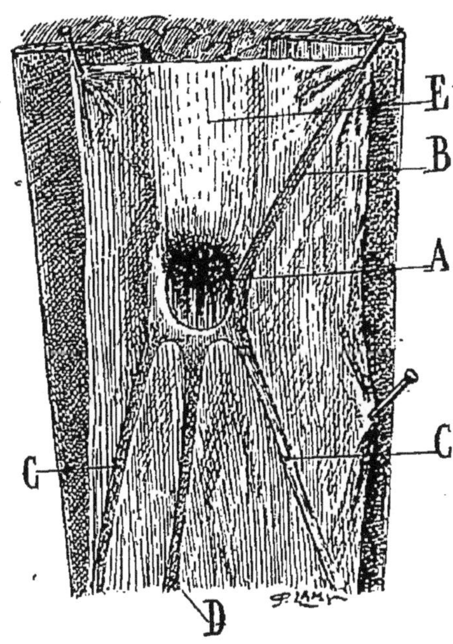

Fig. 80. — Région ombilicale vue par sa partie postérieure.

A. Ombilic.
B. Cordon de la veine ombilicale.
CC. Cordons des artères ombilicales.
D. Ouraque.
E. Feuillet aponévrotique.

haut et à droite la veine ombilicale, en bas et sur la ligne médiane l'ouraque, en bas et sur les côtés les deux artères ombilicales. Chez l'adulte, tous ces organes, désormais inutiles, sont réduits à l'état de cordons fibreux (fig. 80).

Le péritoine est quelquefois doublé au niveau de l'ombilic par une couche fibreuse qui va du bord

interne de la gaîne de l'un des muscles droits à la
partie symétrique du côté opposé et à laquelle Ri-
chet a donné le nom de fascia ombilicalis.

La face cutanée et la face péritonéale de l'ombilic
ne sont pas séparées par des muscles, comme cela a
lieu dans le reste de la paroi abdominale, où des
masses musculaires importantes et considérables
sont étendues, ainsi que nous l'avons vu, entre la
peau et le péritoine. Ici, rien de semblable : au
pourtour de l'ombilic, les muscles et les aponévroses
n'existent pas et cessent brusquement, de façon
qu'il existe à ce niveau une sorte de cercle, appelé
anneau ombilical, formé aux dépens de l'aponévrose
qui constitue la ligne blanche.

« L'anneau ombilical (Tillaux) se resserre tellement après la naissance que c'est à peine si l'on en
sent les contours. On le perçoit cependant encore
chez les petits enfants en déprimant la peau, et il
devient très apparent et comme tranchant chez les
sujets affectés de hernie ombilicale. La peau en
avant et le péritoine en arrière adhèrent intimement
au pourtour de cet anneau, de telle sorte qu'à son
centre ces deux membranes se trouvent en contact.
Aussi cette portion de la paroi abdominale est-elle
d'une extrême minceur. »

La forme de l'anneau ombilical a été comparée par Blandin à celle de la gueule d'un four, dont la partie cintrée est en haut et la partie droite en bas.

Comme nous l'avons vu à propos de la région de l'anneau crural, on a cherché aussi à établir à l'ombilic une assimilation complète avec la région du trajet inguinal, et on a décrit un trajet ou canal ombilical. « L'idée est ingénieuse, dit à ce propos Tillaux, mais il est aisé de s'assurer que le canal ombilical est par trop virtuel pour qu'on admette cette opinion. On peut sans doute arriver à faire un trajet en décollant le péritoine au niveau de la veine ombilicale, mais c'est un trajet artificiel que n'a jamais suivi une hernie ombilicale, car il n'y a pas d'orifice supérieur. Comment l'intestin s'engagerait-il dans un canal qui ne présente ni trajet ni orifice? Les hernies ombilicales se produisant spécialement chez les sujets gras, il est probable que les pelotons adipeux sous-péritonéaux occupent la partie supérieure de l'anneau, distendent ce dernier en se développant, et que l'intestin s'y engage directement à leur suite. » On ne peut mieux dire. Ces dispositions n'existent pas et sont le résultat d'artifices de dissection. La configuration qui est la vraie et qui doit rester dans l'esprit du lecteur est celle d'un anneau, et il est inutile de compliquer à plaisir ce qui peut et doit rester simple.

LIVRE VIII.

DES HERNIES.

CHAPITRE PREMIER.

DES HERNIES EN GÉNÉRAL.

Les viscères contenus dans la cavité abdominale
peuvent faire issue au dehors, soit par une plaie ou
par une cicatrice, soit par un des orifices ou des
points faibles normaux de la paroi abdominale.
C'est cette issue que l'on désigne sous le nom de
hernie.

D'après ce que nous venons de dire, la hernie
peut donc être traumatique, c'est-à-dire résultant
d'une plaie, ou spontanée, c'est-à-dire survenant

sans blessure antérieure. Nous n'avons à nous occuper ici que de ces dernières, les autres étant du ressort de la chirurgie opératoire, et nous n'étudierons que les hernies produites au niveau de la paroi abdominale, nous réservant de dire quelques mots des autres variétés à la fin de ce chapitre.

Les hernies abdominales peuvent se produire, d'une manière générale, de deux façons. Un effort violent peut, sur un sujet bien constitué et dont la paroi abdominale offre une résistance normale, déterminer une issue des viscères; c'est à cette variété que l'on a donné le nom de hernie de force. Dans d'autres cas, beaucoup plus nombreux, la paroi abdominale est flasque, distendue, peu solide, peu résistante, et le moindre effort suffit pour déterminer la sortie des viscères; on a alors à faire à la hernie dite de faiblesse.

La fréquence des hernies est très considérable; elles existent chez l'enfant, chez l'adulte et chez le vieillard. Toutefois, nous ferons remarquer qu'elles ne sont pas très fréquentes chez l'enfant et qu'ensuite leur proportion augmente à mesure que l'âge des sujets est plus avancé, si bien qu'on rencontre une hernie sur trois ou quatre vieillards (Malgaigne).

Les hommes, étant astreints à des travaux pénibles, sont aussi plus exposés aux hernies que les femmes dans la proportion de quatre contre une d'après Malgaigne. Elles sont aussi, sans qu'on sache pourquoi, plus fréquentes du côté gauche dans la proportion de sept sur quatre ou cinq (Peyrot). Enfin, la grossesse et l'amaigrissement ont, on le comprend aisément, une grande influence sur leur production, en distendant la paroi abdominale et en en diminuant la résistance.

Toute hernie présente à considérer un orifice ou un trajet par lequel elle sort de la cavité abdominale; mais cet orifice et ce trajet sont différents dans chaque variété de hernie; aussi, nous remettons cette description à l'étude de chaque hernie en particulier.

Le volume et la forme des hernies seront aussi examinés pour chacune d'entre elles en particulier.

Anatomiquement, toute hernie est constituée par des enveloppes extérieures, une enveloppe péritonéale et un contenu.

a. — *Enveloppe extérieure.*

La plus superficielle de ces enveloppes est la peau, qui est quelquefois distendue et amincie dans les hernies très volumineuses. Au-dessous d'elle est le tissu cellulaire sous-cutané. Cette couche contient toujours une certaine proportion de graisse, et quelquefois cette graisse arrive à former un véritable amas, une accumulation située entre la peau et les couches plus profondes et à laquelle on a donné le nom de lipome herniaire. Quelquefois aussi, lorsque la hernie est depuis longtemps maintenue par un bandage, le frottement constant de cet appareil détermine la formation d'une bourse séreuse entre la peau et la hernie ; c'est ce qu'on appelle l'hygroma herniaire.

b. — *Enveloppe péritonéale.*

Au-dessous de la peau et du tissu cellulaire souscutané, on arrive sur une enveloppe séreuse qui n'est autre que le péritoine et qui porte le nom de sac herniaire.

Le sac est constant sur toutes les hernies, sauf certaines hernies du cœcum et de la vessie, organes qui ne sont à l'état normal, dans l'intérieur du ventre, recouverts qu'incomplètement par le péritoine.

Le sac peut être divisé en trois parties : une portion terminale en cupule, dite fond du sac, une partie moyenne ou corps du sac et une portion par laquelle le sac se continue avec la partie du péritoine restée dans l'intérieur de l'abdomen et qui a nom collet du sac. Le collet est souvent froncé à sa face interne.

Le corps du sac présente assez souvent des brides à sa surface interne ou un rétrécissement sur un point quelconque de son étendue, ce qui donne à l'ensemble de la hernie l'aspect d'un bissac, d'où le nom qui lui est resté, dans ces conditions, de hernie en bissac. De plus, la surface externe du corps du sac est souvent adhérente aux tissus voisins, d'où la difficulté que le chirurgien a à l'en isoler dans les opérations.

c. *Contenu.*

Le sac ainsi constitué contient les viscères. On a rencontré dans les hernies tous les viscères de l'abdomen, sauf les reins et le pancréas. Cruveilhier a indiqué la fréquence relative de la présence dans les hernies de chacun des viscères et à établi l'échelle suivante : l'intestin grêle, qu'on trouve dans l'immense majorité des hernies, et particulièrement l'iléon, puis l'épiploon, qui y existe très souvent aussi, puis l'S iliaque, le côlon transverse, beaucoup moins souvent; et, enfin, très rarement et dans des cas exceptionnels, les ovaires, les trompes, la vessie, l'utérus, l'estomac, le foie, le duodénum.

Prenant les cas de beaucoup les plus ordinaires, nous dirons que la hernie en général contient de l'intestin seul, de l'épiploon seul ou de l'intestin et de l'épiploon. Dans le premier cas, elle porte le nom d'entérocèle; dans le second, celui d'épiplocèle et dans le troisième celui d'entéro-épiplocèle. On appelle encore la première variété hernie intestinale pure, la seconde hernie épiploïque et la troisième hernie intestino-épiploïque.

La quantité d'intestin contenue dans une hernie est variable; elle peut être formée par de nombreuses anses dans ces hernies énormes qui peuvent arriver à contenir la plus grande partie du tube intestinal. D'ordinaire, une seule anse plus ou moins longue est sortie de l'abdomen. Quelquefois même le cylindre intestinal n'est pas complètement au dehors, et une petite portion périphérique de l'intestin est seule comprise dans le sac : c'est ce que les pathologistes appellent le pincement latéral de l'intestin. L'intestin sorti de l'abdomen est le plus souvent affaissé ou à peine distendu.

L'épiploon contenu dans le sac a souvent conservé ses caractères normaux. Cependant, il n'est pas rare de le trouver épaissi, blanchâtre et comme fibreux ; d'autres fois, il est congestionné ; enfin, il peut être plus ou moins adhérent soit à l'intestin, soit à la surface interne du sac.

Ainsi formée par ses enveloppes et son contenu, la hernie a d'habitude une partie plus ou moins renflée qui en constitue le corps et une portion plus étroite, plus rétrécie, qui la rattache à l'abdomen et qui en constitue le pédicule.

Nous devons ajouter que le sac est quelquefois vide de tout contenu et que, au lieu de trouver un viscère quelconque dans sa cavité, on n'y rencontre aucun organe, soit que le péritoine sorti forme une loge trop étroite pour permettre la descente d'un viscère, soit que ce viscère, après y avoir séjourné, soit rentré dans l'abdomen. On donne à ces sacs vides le nom de sacs inhabités ou deshabités.

Les viscères herniés peuvent rentrer facilement dans l'intérieur de la cavité abdominale ou, au contraire, les pressions exercées sur eux ne peuvent les y repousser ; d'où la division essentielle des hernies en hernies réductibles et hernies irréductibles. Les hernies réductibles rentrent souvent simplement par le repos ou par la position horizontale un peu prolongée ; ainsi, le sujet affecté d'une hernie n'a plus sa tumeur herniaire le matin, au réveil ; elle se manifeste de nouveau dès qu'il est debout ou qu'il a fait quelques efforts ou quelques pas. En général, lorsqu'il tousse, même étant couché, la hernie sort. Elle peut se réduire par la simple pression douce de la main : c'est le cas général. D'autres fois, sa réduction nécessite un effort un peu plus considérable.

La hernie irréductible peut être totalement irréductible, c'est-à-dire qu'aucune partie de son contenu ne rentre jamais dans l'abdomen, quelles que soient les pressions ou les manœuvres exercées, ou partiellement irréductible ; dans ce dernier cas, une portion seulement du contenu peut être repoussée dans l'abdomen et le reste demeure invariablement dans la tumeur herniaire.

L'irréductibilité peut être due à plusieurs causes. Bien entendu, nous faisons abstraction ici des cas d'inflammation, d'engouement ou d'étranglement, qui sont des complications exclusivement chirurgicales dont nous n'avons pas à nous occuper. En dehors de ces cas, la cause la plus fréquente de l'irréductibilité est l'existence d'adhérences entre le sac et les parties qu'il renferme, l'intestin ou l'épiploon, mais le plus souvent ce dernier. Quelquefois aussi, une hernie volumineuse existe depuis très longtemps ; et, bien que son contenu n'ait contracté aucune espèce d'adhérence, elle ne peut être réduite. A mesure qu'on rentre par la pression une anse d'intestin, une autre anse sort et pénètre dans le sac herniaire, venant remplacer celle qui a été réintroduite dans l'abdomen. La raison en est que, depuis longtemps, la cavité abdominale a perdu l'habitude de contenir tout l'intestin ; comme tous les organes, elle s'est appropriée à sa nouvelle fonction, et sa capacité n'est plus suffisante pour admettre la partie qui lui a faussé compagnie. On dit alors, depuis J.-L. Petit, que la hernie a perdu droit de domicile dans l'abdomen.

Les hernies réductibles ne donnent lieu qu'à des troubles le plus souvent insignifiants. Le plus souvent, le sujet qui en est porteur n'accuse que quelques troubles digestifs vagues et mal définis, un peu de dyspepsie, quelques tiraillements ; en somme, peu de chose. En même temps, au niveau de la hernie, le patient ressent une certaine gêne, une pesanteur plus ou moins accusée. Dans certains cas cependant, la hernie est vraiment le siège d'une douleur sourde et constante ; les malades, comme on dit, souffrent de leur hernie et ressentent même des irradiations douloureuses du côté du scrotum et des membres inférieurs ou simplement de petites coliques presque constantes ou revenant par accès.

Lorsqu'on veut examiner une hernie de façon à se rendre un compte exact de ses diverses particularités, l'examen doit porter sur toutes les parties de la hernie et sur l'orifice ou le trajet par lequel elle a fait issue au dehors. La hernie peut être complètement rentrée au moment où on voit. Alors, en appliquant le doigt sur l'orifice et en priant le malade de faire un effort, et le mieux, dans le cas particulier, est de le faire tousser, on sent nettement une impulsion contre le doigt, les viscères tendent à sortir et n'en sont empêchés que parce que le doigt bouche le trou dans lequel ils pourraient faire issue. D'ailleurs, cet orifice a une largeur anormale et souvent l'extrémité de l'index peut y pénétrer. Si l'on enlève le doigt et que le malade continue à tousser, alors l'intestin ou le viscère quelconque situé à ce niveau s'échappe librement et sort plus ou moins suivant le volume ordinaire de la hernie.

Quand la hernie est sortie lorsqu'on est appelé auprès du sujet, rien de plus simple que de constater par la simple vue sa forme et son volume. On reconnaît facilement aussi la nature de son contenu. S'il est constitué uniquement par de l'intestin, la hernie est sonore à la percussion et, si elle est réductible, l'intestin, sous l'influence d'une légère pression, rentre avec un bruit de glou-glou caractéristique, dit bruit de gargouillement. Si l'épiploon seul occupe le sac herniaire, la percussion donne un son mat et la palpation fait reconnaître une masse pâteuse, de consistance mollasse, souvent lobulée ou mamelonnée. Dans les cas où l'épiploon et l'intestin sont sortis simultanément, les signes sont une combinaison des précédents. Cependant, on rencontre quelquefois des hernies constituées en majeure partie par de l'épiploon, au milieu duquel se dissimule une très petite anse d'intestin. Dans ces conditions, il n'est pas toujours possible d'affirmer l'existence de cette anse, à cause de la matité de la tumeur dans son ensemble, à moins qu'on ne soit assez heureux pour produire le gargouillement en faisant les manœuvres de réduction.

Enfin, lorsqu'une partie épiploïque un peu considérable est au-dehors de la cavité abdominale, on peut quelquefois percevoir dans l'abdomen, au-dessus de la hernie, une corde produite par la traction qu'exerce l'épiploon sorti sur l'épiploon resté dans le ventre : c'est la corde épiploïque de Velpeau. Je dois ajouter que c'est là un phénomène rarement observé.

Le sujet doit toujours être examiné couché et debout ; car, dans cette dernière situation, la hernie sort souvent plus volumineuse.

Le diagnostic de la nature des viscères autres que l'intestin et l'épiploon qui peuvent faire partie d'une hernie est uniquement d'ordre chirurgical et ne doit donc pas nous arrêter ici.

La hernie peut guérir spontanément si elle est exactement maintenue dès le très jeune âge, et rien n'est plus commun que de voir des enfants qui, ayant porté pendant plusieurs années un bandage bien fait, ne conservent aucune trace de leur hernie.

Chez l'adulte, elle augmente toujours un peu, mais dans de faibles proportions si elle est bien contenue ; lorsqu'aucun bandage n'est appliqué, elle augmente rapidement, soit peu à peu, soit par poussées, et finit par devenir irréductible.

« Le pronostic de la hernie, dit Peyrot, est tout entier dans ces deux mots : c'est une infirmité, c'est un danger. »

Infirmité, parce que, si elle est réductible, « elle oblige à porter un bandage pendant un temps très long, sinon toujours, parce qu'elle gêne constamment les mouvements, s'oppose par conséquent à certains travaux pénibles, parce qu'enfin elle peut être sensible, douloureuse même. » Si elle est irréductible, même partiellement, le malade doit sans retard se soumettre à l'opération.

« Danger, parce que l'accroissement graduel conduit à l'irréductibilité, à l'inflammation, à l'étranglement, c'est-à-dire à des complications très graves qui entraînent la mort, si le chirurgien est appelé trop tard ou s'il hésite à intervenir. »

On voit donc de suite, ainsi que nous le dirons dans la seconde partie de notre travail, qu'il est urgent de traiter les hernies aussitôt qu'on en a reconnu l'existence.

CHAPITRE II.

HERNIES INGUINALES.

On désigne sous le nom de hernies inguinales celles dans lesquelles les viscères sortent de l'abdomen par le canal ou trajet inguinal.

Pour bien comprendre la formation de certaines variétés tout au moins de hernies inguinales, il est nécessaire d'insister sur une disposition anatomique qui existe constamment avant la naissance et qui persiste quelquefois plus ou moins longtemps après elle.

Lorsque le testicule, primitivement situé dans l'abdomen au-dessous du rein, descend pour venir occuper sa place normale dans les bourses, il entraîne avec lui le péritoine jusqu'au fond du scrotum en passant par le canal inguinal. De là la formation d'un canal péritonéal allant de l'abdomen au fond du scrotum. Après la descente du testicule, ce canal s'oblitère par adhérence de ses parois, depuis l'orifice interne du trajet inguinal jusqu'à la partie supérieure du testicule. La partie qui enveloppe le testicule reste intacte et forme à cet organe un sac séreux appelé tunique vaginale. Chez certains sujets, l'oblitération ne se fait pas ou tout au moins est incomplète à la naissance; d'où la facilité qu'ont les viscères à s'engager dans ce canal tout formé et prêt à les recevoir. Ce canal porte le nom de canal vagino-péritonéal, parce qu'il réunit la tunique vaginale au péritoine abdominal. Lorsqu'il persiste, il présente des dilatations et des rétrécissements successifs.

La hernie qui s'engage dans ce canal porte le nom de hernie inguinale et peut descendre plus ou moins bas et même jusqu'au niveau du testicule suivant que l'oblitération du canal est plus ou moins avancée ou même nulle. Si elle descend jusqu'au testicule, elle prend le nom de variété péritonéo-vaginale testiculaire; si l'oblitération du canal n'est qu'incomplète, la tunique vaginale est bien distincte et séparée, et la hernie ne descend que jusqu'à un niveau plus ou moins bas le long du cordon : c'est la variété péritonéo-vaginale funiculaire.

La hernie inguinale congénitale peut être compliquée d'une situation anormale du testicule. En effet, dans certains cas, le testicule n'accomplit pas complètement sa descente, et, pour des raisons que nous n'avons pas à discuter, ne descend pas dans les bourses. Ou bien il reste dans l'intérieur de l'abdomen, auquel cas il est inaccessible à l'exploration, ou bien il s'arrête en un point quelconque du trajet inguinal et est alors, comme on dit en pathologie, en ectopie inguinale. Cette ectopie est le plus souvent accompagnée d'une hernie, qui peut descendre plus ou moins bas dans les bourses, mais peut aussi rester dans l'épaisseur de la paroi abdominale : c'est la hernie inguino-interstitielle, qui ne présente aucun intérêt pour l'orthopédiste et est exclusivement du ressort du chirurgien. Nous n'y insisterons donc pas, pas plus que sur les hernies dites propéritonéales.

La hernie inguinale, quoi qu'on en ait dit, est loin d'être toujours congénitale, et elle est bien plus fréquemment accidentelle, c'est-à-dire reconnaissant les causes ordinaires des hernies et se produisant par le mécanisme de la force ou par celui de la faiblesse, que nous avons indiqués. Ici, la hernie ne se loge plus dans un sac tout préparé, mais se crée

elle-même son sac en poussant la péritoine devant
elle.

Nous avons vu qu'il existe à la partie inférieure
et latérale de la face péritonéale de la paroi abdominale antérieure trois fossettes. La hernie peut
sortir par l'une quelconque d'entre elles et arriver dans le canal inguinal; mais, dans l'immense majorité des cas, elle pénètre dans ce canal
par la fossette externe et le suit dans tout son parcours. Lorsqu'elle passe par la fossette interne, elle
est dite oblique interne, elle est appelée directe
quand elle pénètre par la fossette moyenne; enfin,
elle porte le nom d'oblique externe quand la fossette
externe lui livre passage.

Dans ce cas, elle présente plusieurs degrés :

1° Elle peut rester à l'orifice interne et ne pas
pénétrer davantage dans le trajet. Alors l'extrémité
de l'index devra pénétrer profondément dans ce
trajet pour en reconnaître l'existence. C'est ce que,
depuis Malgaigne, on décrit sous le nom de pointe
de hernie;

2° Elle peut s'avancer un peu plus dans le trajet
sans dépasser l'orifice extérieur : c'est la hernie
interstitielle ou intra-pariétale;

3° Elle peut faire une saillie plus ou moins con-

sidérable entre les piliers de l'orifice extérieur :
c'est la hernie inguino-pubienne, bubonocèle;

4° Enfin, elle peut descendre plus ou moins dans
les bourses : hernie inguino-scrotale, oschéocèle;
on la dit funiculaire si elle reste à la partie supérieure, testiculaire lorsqu'elle descend jusqu'au niveau du testicule (Peyrot).

Les éléments qui composent le cordon spermatique ont une disposition différente par rapport à la
hernie selon qu'elle est accidentelle ou congénitale.
Dans le premier cas, ces éléments sont groupés
ensemble en forme de faisceau sur un point quelconque du pourtour de la hernie, en général à sa
partie postérieure. Dans le second cas, ils sont
d'habitude éparpillés irrégulièrement autour d'elle
et souvent adhèrent au sac plus ou moins étroitement.

Quelle que soit la variété de hernie inguinale à
laquelle on ait à faire, la tumeur peut être petite,
moyenne ou grosse. Elle acquiert quelquefois des
dimensions énormes, et presque tout l'intestin grêle
est contenu dans le sac.

Les symptômes ne diffèrent pas de ceux des hernies en général, non plus que leurs complications
et leurs variétés au point de vue du contenu.

Le diagnostic est le plus souvent très facile et ne présente rien à signaler à notre point de vue spécial.

La nature de la variété importe fort peu, comme nous le verrons au point de vue du traitement, qui est dicté ici, comme dans toutes les hernies, par le contenu et la réductibilité, abstraction faite, bien entendu, des complications pour lesquelles le chirurgien doit intervenir de suite, ce qui n'a point à trouver place dans ce volume.

La hernie inguinale existe aussi chez la femme, mais moins fréquemment que chez l'homme. Chez elle, elle sort aussi par le trajet inguinal et accompagne non plus le cordon, mais le ligament rond ; elle offre, comme chez l'homme, plusieurs degrés ; et, quand elle est très développée, elle arrive dans l'épaisseur de la grande lèvre, où elle forme tumeur comme dans le scrotum chez l'homme.

CHAPITRE III.

HERNIE CRURALE.

On désigne sous le nom de hernie crurale l'issue des viscères par l'anneau de ce nom.

La hernie crurale vient donc faire saillie à la partie supérieure et interne de la cuisse, au-dessous du ligament de Fallope. C'est le plus souvent une hernie petite, arrondie, marronnée, suivant l'expression classique; cependant, elle peut être volumineuse, et alors, comme il lui est impossible de descendre plus bas que le niveau d'embouchure de la veine saphène interne, ainsi qu'il résulte des dispositions anatomiques que nous avons indiquées, elle remonte au-devant et parfois même au-dessus de l'arcade crurale.

Lorsqu'elle est à peine prononcée, qu'il y a seulement une forte impulsion exercée par l'intestin sur le doigt appliqué au niveau de l'orifice crural, on dit, par analogie avec le premier degré de la hernie inguinale, qu'il y a une pointe de hernie crurale.

Nous avons vu que le point le plus faible de l'anneau crural est la loge interne de cet anneau ; c'est donc naturellement par ce point que sort d'ordinaire la hernie crurale. Alors, les rapports du sac herniaire du niveau de cet orifice, c'est-à-dire les rapports du collet de la hernie, sont les suivants : en haut, l'arcade crurale avec le cordon spermatique chez l'homme ou le ligament rond chez la femme, en dehors la veine fémorale, en arrière le pubis et l'aponévrose pectinéale, en dedans le ligament de Gimbernat. Tout à fait exceptionnellement, les viscères font issue par un autre point de l'anneau crural.

Le contenu de la hernie crurale est constitué dans l'immense majorité des cas par une anse complète ou incomplète d'intestin grêle avec ou sans épiploon ; très rarement on y trouve le cœcum, la vessie ou même l'ovaire.

La hernie crurale est toujours accidentelle, jamais congénitale (Peyrot), ce qui se conçoit facilement,

car il n'y a à son niveau aucune disposition intra-
utérine du péritoine analogue à celle que nous
avons décrite dans la région inguinale. Elle est plus
fréquente chez la femme, contrairement à la hernie
inguinale. Dans l'espèce humaine, dit Peyrot, sa
fréquence par rapport à la hernie inguinale et de 1
contre 7 ou 8.

L'examen de la hernie crurale doit être fait,
comme celui de toutes les hernies, par la palpation
et la percussion, qui permettront le plus souvent
d'en reconnaître le contenu. Nous avons suffisamment insisté sur les caractères qui révèlent ces deux
moyens d'exploration pour n'y plus revenir.

La hernie crurale devient très souvent irréductible,
surtout lorsqu'elle est composée exclusivement ou à
peu près exclusivement d'épiploon.

Les troubles fonctionnels qui accompagnent la
hernie crurale sont souvent plus accentués que ceux
provoqués par la hernie inguinale ; et une remarque
intéressante et importante à faire, c'est qu'ils existent lors même qu'elle est petite ; ils consistent en
douleurs localisées au siège de la hernie et parfois
se manifestent dans le ventre sous forme de coliques ;
mais ce qu'il faut bien savoir, c'est que presque
toujours, sinon toujours, la hernie crurale, si petite

soit-elle, détermine dès son début une gêne sensible des mouvements du membre inférieur, surtout du mouvement de flexion de la cuisse sur le bassin, lorsque le sujet qui en est atteint s'accroupit. Cette gêne est même souvent ce qui attire d'abord l'attention du patient et du chirurgien et fait découvrir l'existence de la hernie.

Ces douleurs spontanées et cette gêne feraient penser que la palpation et la pression de la tumeur herniaire sont très douloureuses; il n'en est rien, et, en général, les hernies crurales sont moins sensibles à ces explorations que les hernies inguinales.

Le diagnostic de la hernie crurale est en général facile. A peine dans quelques cas pourrait-on hésiter entre elle et un ganglion lymphatique du pli de l'aîne augmenté de volume ou une varice de la saphène interne; mais cela est affaire au chirurgien. Quelquefois cependant, l'existence d'une hernie étant reconnue au niveau de l'aîne, il y aura quelque difficulté à reconnaître si cette hernie est crurale ou inguinale; toutefois, on arrivera toujours à poser le diagnostic exact en se souvenant des deux principes suivants :

1o Dans la hernie crurale, la plus grande partie de la tumeur et notamment son pédicule se trouvent

situés au-dessous de la ligne unissant l'épine iliaque
antérieure et supérieure à l'épine du pubis, c'est-à-
dire à la ligne que suit exactement l'arcade crurale ;
dans la hernie inguinale, exception faite de la partie descendue dans les bourses, auquel cas il n'y a
pas d'erreur possible, la disposition est inverse ;

2° L'exploration séparée et complémentaire (Peyrot) des deux trajets crural et inguinal montre que
l'un d'entre eux est absolument libre et ne contient
pas de hernie.

La hernie crurale n'a aucune tendance à la guérison spontanée et doit être traitée dès qu'on en a
reconnu l'existence, d'autant plus que son étranglement est fréquent.

CHAPITRE IV.

HERNIES OMBILICALES

Les hernies ombilicales sont les hernies qui se frayent un passage au niveau de l'ombilic.

Dans les traités de pathologie on décrit une classe importante de hernies ombilicales qui sont congénitales et se produisent soit dans les premiers, soit dans les derniers mois de la grossesse. Elles résultent d'un vice de développement de la paroi abdonale antérieure, dont la moitié droite et la moitié gauche ne se sont pas réunies l'une à l'autre au niveau de l'ombilic. Elles n'intéressent que le chirurgien et ne regardent que le chirurgien ; aussi ne les signalons-nous que pour mémoire.

La seule variété de hernie ombilicale qui doive

nous occuper est la hernie ombilicale accidentelle.

« Les viscères peuvent faire hernie par la cicatrice ombilicale à tous les âges de la vie à partir de la naissance, dit Peyrot ; mais le travail de cicatrisation qui suit la chute du cordon crée, pour un temps, des conditions spéciales de développement. Aussi décrit-on séparément la hernie ombilicale des enfants, hernie de la première ou même de la seconde année de la naissance, et la hernie ombilicale des adultes. »

1º *Hernie ombilicale aes enfants.*

Longtemps après la naissance, pendant toute la durée du travail de cicatrisation dont il est le siège et plus tard encore pendant de longs mois, l'anneau ombilical reste faible et peu résistant ; c'est ce qui explique la possibilité d'abord, la fréquence ensuite de la hernie ombilicale dans les premiers temps de la vie, surtout chez les enfants criards ou constipés, en un mot chez ceux qui font des efforts plus ou moins violents.

Le sac est presque toujours mince, et cette hernie ne contient jamais d'épiploon, pour la raison très simple que celui-ci n'existe pas à cet âge ou n'est pas encore suffisamment développé.

La cicatrice ombilicale est légèrement saillante ; elle s'élève comme une sorte de monticule à sommet souvent aigu. Cette petite tumeur présente une consistance molle et la moindre pression la fait disparaître. Elle augmente par les cris et tous les efforts et disparaît lorsque l'enfant est couché et tranquille. Elle ne paraît pas douloureuse.

2° *Hernie ombilicale des adultes.*

La hernie ombilicale de l'adulte peut être, on le conçoit aisément, une hernie ombilicale qui a persisté depuis l'enfance ; mais fréquemment aussi elle se manifeste pour la première fois sur le sujet adulte.

De grandes discussions ont eu lieu entre les pathologistes pour savoir si la hernie dite ombilicale sort toujours par l'anneau ombilical lui-même ou si elle peut tracer aussi son chemin par des orifices situés au pourtour de l'ombilic ; dans ce dernier cas, elle est dite parombilicale, adombilicale, périombilicale ou sus-ombilicale. La possibilité de la production de cette seconde variété est facile à comprendre si l'on songe que les faisceaux fibreux qui s'entre-croisent pour former la ligne blanche peuvent

s'écarter les uns des autres sous la poussée des viscères et les laisser faire issue. L'opinion généralfe-
ment admise est que les deux sièges existent, mais
que les hernies ombilicales vraies sont plus fréquentes que les hernies parombilicales.

La hernie ombilicale de l'adulte peut être petite,
moyenne ou grosse. Les deux premières sont souvent
réductibles, la dernière variété est au contraire
presque toujours irréductible. Elle peut, dans certains cas, acquérir le volume d'une tête d'adulte.
Elle est ordinairement arrondie.

Le sac péritonéal contient presque toujours de
l'épiploon, contrairement à ce que nous avons vu
exister dans la hernie ombilicale de l'enfant, et en
même temps une ou plusieurs anses intestinales.
L'intestin grêle y entre d'habitude pour la plus large
part ; mais on y rencontre souvent aussi le côlon
transverse, voisin, comme nous l'avons dit, de cette
région ; on y a aussi trouvé l'estomac et même le
cœcum, qui, cependant, dans la statique normale de
l'abdomen, est très éloigné de l'ombilic, mais est
attiré vers lui lorsque les autres parties du gros
intestin se sont engagées dans la hernie.

La hernie ombilicale contient souvent beaucoup
de graisse ; et, même, son contenu peut être formé

uniquement par de la graisse chez certaines femmes âgées. Ce sont des pelotons graisseux du tissu qui double le péritoine qui se sont engagés dans l'anneau ombilical ou dans des interstices voisins.

« La hernie ombilicale, dit Peyrot, n'est pas très fréquente : on observe environ 1 hernie ombilicale pour 2 crurales et 16 inguinales. Elle se rencontre surtout chez la femme : la grossesse, les tumeurs abdominales, peut-être l'épaisseur du tissu graisseux des parois, favorisant la dilatation préalable de l'anneau par hernies graisseuses, sont autant de conditions qui rendent bien compte de cette fréquence plus considérable. »

Les signes fournis par l'inspection, la palpation et la percussion ne diffèrent pas de ceux que donnent ces moyens d'exploration dans les autres hernies, et nous les avons décrits tout au long.

Quant aux troubles fonctionnels, nous dirons que, bien que la hernie ombilicale puisse être absolument indolente, souvent, surtout lorsqu'elle est un peu volumineuse, elle occasionne quelques douleurs vagues, des coliques, un peu de dyspepsie; ces phénomènes se produisent de préférence lorsque la hernie est le siège d'adhérences et que, par suite, l'intestin est le siège de tiraillements dans ses mouvements, non-seulement pour la partie du tube intestinal contenue dans la hernie, mais pour celle restée à l'intérieur de l'abdomen.

Le diagnostic est toujours très facile, nous pourrions dire évident; la hernie ombilicale ne peut-être confondue avec aucune autre maladie. Notons seulement que, chez les sujets très gras, on a pu quelquefois laisser passer inaperçue une hernie ombilicale très petite.

Comme la hernie inguinale et la hernie crurale, la hernie ombilicale doit être traitée dès qu'on l'a constatée; ce traitement importe ici à cause surtout des accidents d'inflammation, dont cette hernie est le siège plus qu'aucune autre.

CHAPITRE V.

HERNIES DE LA LIGNE BLANCHE.

Ainsi que nous l'avons dit en étudiant la constitution de la paroi abdominale antérieure, la ligne blanche ne mérite vraiment son nom, c'est-à-dire n'est véritablement une ligne, qu'au-dessous de l'ombilic. Au-dessus de cette cicatrice, les muscles grands droits de l'abdomen sont sensiblement écartés l'un de l'autre et, conséquemment, la partie aponévrotique qui les réunit et qui n'est autre que la partie supérieure de la ligne blanche est beaucoup plus large et devient une surface au lieu d'être une ligne. Ce n'est donc guère qu'à ce niveau qu'elle peut donner passage aux viscères par éraillure ou par écartement des faisceaux fibreux qui la composent.

Les causes des hernies de la ligne blanche ne diffèrent pas de celles des autres variétés de hernies.

L'orifice de sortie des viscères est situé le plus souvent à gauche de la ligne médiane, au-dessus de l'ombilic. La hernie arrive rarement à être très volumineuse.

Son contenu est formé ordinairement par de l'intestin grêle et de l'épiploon ; quelquefois cependant on y trouve une partie du côlon transverse, rarement l'estomac. Très fréquemment, le sac ne renferme que de l'épiploon ou même de la graisse ; cette graisse, comme dans les hernies ombilicales graisseuses, est formée par les pelotons adipeux sous-péritonéaux qui se sont engagés dans l'éraillure ou l'écartement des faisceaux fibreux et qui peuvent entraîner les viscères à leur suite.

La hernie de la ligne blanche occasionne souvent des troubles gastriques, des crampes, des douleurs, des coliques. Elle est, d'ailleurs, facilement reconnue.

Elle est souvent réductible ; cependant, sa réduction n'est pas toujours possible (Peyrot), surtout lorsqu'elle est volumineuse.

CHAPITRE VI.

HERNIES RARES

Les autres hernies signalées dans les auteurs sont extrêmement rares. Elles peuvent être divisées, d'après Peyrot, en quatre classes :

1° Les hernies diaphragmatiques, où les viscères abdominaux pénètrent dans la poitrine à travers un orifice normal ou anormal du diaphragme ;

2° Les hernies qui se font à travers les échancrures de la ceinture du bassin : ce sont les hernies ischiatique et obturatrice ;

3° Celles qui traversent le plancher musculo-aponévrotique du périnée : ce sont les hernies vaginales, vagino-labiales et périnéales ;

4° Celles qui se font à travers la ceinture musculo-aponévrotique de l'abdomen : ce sont les hernies latérales, les hernies lombaires et celles qui se produisent dans la région des muscles droits.

De ces quatre classes, la première, si elle peut être diagnostiquée, ne peut être l'objet d'aucun traitement ; la seconde est composée de hernies qui n'ont été observées qu'à titre de curiosité et à l'état d'étranglement et qui, par conséquent, ressortissent de la chirurgie opératoire ; la troisième est, elle aussi, exclusivement justiciable du bistouri. Il nous reste donc à dire quelques mots des hernies qui composent la quatrième classe.

Les hernies latérales de l'abdomen ou laparocèles sont les hernies ventrales, qui se produisent « d'une part entre le rebord des fausses côtes et l'arcade crurale, d'autre part entre le bord externe du grand droit et le bord postérieur du grand oblique. » Elles se produisent très fréquemment au niveau d'une cicatrice.

Les hernies qui se font dans la région des muscles droits se manifestent soit à la suite de ruptures musculaires, soit à la suite d'affaiblissement des muscles consécutivement à des maladies graves, telles que la fièvre typhoïde et les maladies infectieuses.

Quant à la hernie lombaire, elle peut se produire dans les deux points faibles que présente la paroi abdominale dans cette région, c'est-à-dire le triangle de J.-L. Petit et le triangle de Grynfeldt.

Le triangle de J.-L. Petit est une région anatomique triangulaire limitée en avant par les fibres les plus postérieures du muscle grand oblique de l'abdomen, en arrière par les fibres inférieures du muscle grand dorsal qui croise le précédent très obliquement, en bas par la crête iliaque, qui en représente la base. Au fond de cette dépression se voient les dernières fibres du muscle petit oblique de l'abdomen.

Le triangle de Grynfeld est dirigé en sens inverse du précédent et caché par le grand dorsal. Sa base est à la dernière côte, son bord externe est formé par le bord postérieur du muscle petit oblique, son bord interne par le bord externe du muscle carré des lombes (Peyrot).

L'anneau herniaire est le plus souvent large. Aussi, la hernie lombaire est-elle d'ordinaire facilement réductible et peu sujette aux complications.

CHAPITRE III.

ÉVENTRATIONS

La paroi abdominale peut être complétement
défoncée ou effondrée dans toutes ses parties constituantes, sauf la peau, sur une étendue plus ou moins
considérable. Alors les viscères sont situés directement sous la peau, au-dessous de laquelle ils font
une saillie volumineuse. C'est une véritable hernie;
mais elle diffère des hernies parcequ'elle n'a ni orifice ni trajet herniaire. C'est ce qu'on appelle l'éventration.

L'éventration se produit dans deux circonstances
principales : lorsque la paroi abdominale a été très
distendue par la grossesse ou par plusieurs grossesses
successives et a cédé à cette distension; ou encore
lorsqu'une cicatrice un peu étendue, telle que celle

qui résulte de l'opération d'un kyste de l'ovaire, d'un fibrome ou d'une appendicite, se rompt dans sa partie profonde.

L'éventration a plusieurs degrés. Dans le premier, on constate simplement, au-dessous de la peau, un intervalle entre les couches musculaires; c'est ce qui a lieu le plus souvent dans les éventrations qui se produisent à la suite de la grossesse ou dans les cicatrices rompues; lorsqu'on examine la malade peu après le moment où l'éventration s'est produite ou bien lorsqu'elle a été bien maintenue par une ceinture bien faite.

Mais, si l'éventration existe depuis longtemps et n'a été maintenue par aucun appareil ou a été simplement contenue par un appareil mal fait, elle peut devenir énorme, au point que la peau forme une sorte de poche énorme dans laquelle sont contenus les viscères et qui retombe jusque sur les cuisses ou au-devant des pubis selon le point de la paroi abdominale qui est le siège primitif de l'éventration.

L'éventration suite de grossesse se produit au niveau de la ligne blanche; elle peut occuper un siège quelconque, médian ou latéral, lorsqu'elle est la conséquence d'une rupture de la partie sous-cutanée d'une cicatrice.

Comme les hernies, il est important de traiter de suite les éventrations, d'abord pour remédier aux inconvénients, douleurs, tiraillements, troubles dyspeptiques, qu'elles peuvent occasionner, ensuite pour empêcher l'accroissement de la tumeur.

Le traitement peut être orthopédique ou chirurgical; nous exposerons dans notre second volume les indications de ces deux méthodes.

FIN.

TABLE DES MATIÈRES

	Pages
Introduction	5
LIVRE I. — Des os	10
CHAPITRE 1er. — Des os en général	10
I. — Du squelette	10
II. — Conformation extérieure des os	15
III. — Conformation intérieure des os	17
IV. — Développement des os	21
CHAPITRE II. — Des os des membres	23
Parallèle des membres supérieurs et inférieurs.	25

Pages

CHAPITRE III. — Des membres supérieurs ou thoraciques.. 33

  I. — De l'épaule.......................... 33

    a. Clavicule......................... 34

    b. Omoplate......................... 36

  II. — Os du bras ou humérus................ 40

  III. — Os de l'avant-bras.................... 50

    a. Radius........................... 51

    b. Cubitus.......................... 55

  IV. — De la main.......................... 63

    a. Carpe............................ 66

    b. Métacarpe........................ 67

    c. Doigts............................ 70

CHAPITRE IV. — Des membres inférieurs ou pelviens........................... 74

  I. — Os de la cuisse ou fémur............... 75

  II. — Os de la jambe....................... 89

    a. Rotule........................... 89

    b. Tibia............................. 93

    c. Péroné........................... 99

  III. — Des os du pied...................... 103

    a. Tarse............................ 104

      1° Rangée postérieure du tarse...... 105

      Astragale...................... 105

      Calcanéum..................... 108

      2° Rangée antérieure du tarse....... 110

Pages

b. Métatarse...................... 111

c. Orteils...................... 113

d. Du pied en général............... 114

CHAPITRE V. — Des pieds-bots............... 121

I. — Pied-bot accidentel............... 122

II. — Pied-bot congénital............... 123

CHAPITRE VI. — Du tronc............... 129

I. — Colonne vertébrale............... 129

a. Des vertèbres............... 131

1° Caractères communs à toutes les vertèbres.. 131

2° Caractères propres aux vertèbres de chaque classe............... 134

3° Caractères propres à certaines vertèbres............... 142

Première vertèbre cervicale ou atlas......... 144

Deuxième vertèbre cervicale ou axis......... 147

b. Sacrum............... 149

c. Coccyx............... 152

d. De la colonne vertébrale en général. 153

e. Conformation intérieure des vertèbres............... 157

II. — Thorax............... 157

a. Sternum............... 158

b. Côtes............... 160

c. Du thorax en général............... 165

	Pages
III. — Bassin	171
a. Os iliaque	171
b. Du bassin en général	185
CHAPITRE VII. — Os de la tête	193
Os maxillaire inférieur	196

LIVRE II. — Des articulations — 202

CHAPITRE Ier. — Des articulations en général	202
Cartilages	209
Fibro-cartilages	215
Synoviales	220
CHAPITRE II. — Articulations du membre supérieur	226
I. — Articulations de l'épaule	226
a. Articulation sterno-claviculaire	227
b. Articulation acromio-claviculaire	231
c. Articulation coraco-claviculaire	231
d. Articulation scapulo-humérale	232
II. — Articulation du coude	243
III. — Articulations des os de l'avant-bras entre eux	256
a. Articulation radio-cubitale supérieure	257
b. Articulation radio-cubitale inférieure	258
c. Union des deux os de l'avant-bras par leur partie moyenne	261

Pages

d. Mouvements des articulations radio-
cubitales 261

IV. — Articulation radio-carpienne............ 264

Articulations carpiennes................ 274

V. — Articulations du métacarpe............ 277

a. Articulations métacarpiennes....... 280

b. Articul. métacarpo-phalangiennes... 281

VI. — Articulations phalangiennes............ 284

CHAPITRE III. — Articulations du membre inférieur. 287

I. — Articulation de la hanche............ 288

II. — Articulation du genou................. 308

III. — Articulations péronéo-tibiales........... 321

IV. — Articulation tibio-tarsienne............. 323

V. — Articulations du tarse................. 335

a. Articulation astragalo-calcanéenne.. 336

b. Articulation médio-tarsienne....... 339

VI. — Autres articulations du pied............ 344

VII. — Des mouvements du pied dans son
ensemble........................ 345

CHAPITRE IV. — Articulations de la tête......... 351

Articulation temporo-maxillaire.............. 351

CHAPITRE V. — Articulations du tronc.......... 362

Articulations de la colonne vertébrale......... 362

a. Articulations communes à toutes les
vertèbres........................ 363

Pages

1° Articulations du corps des vertèbres 363

2° Articulations des apophyses articulaires 366

3° Union des lames vertébrales..... 367

4° Union des apophyses épineuses.. 368

b. Mouvements de la colonne vertébrale. 369

c. Articulations propres à certaines vertèbres........................ 374

1° Articulation occipito-atloïdienne.. 374

2° Articulation occipito-axoïdienne.. 377

3° Articulation atloïdo-axoïdienne... 378

CHAPITRE VI. — Des déviations de la colonne vertébrale 384

I. — Cyphose... 385

II. — Lordose 386

III. — Scoliose 388

CHAPITRE VII. — Du mal de Pott...... 395

LIVRE III. — Des muscles.... 401

CHAPITRE Ier. — Des muscles en général.. 401

CHAPITRE II. — Des muscles de la vie de relation
en général................... 403

Pages

CHAPITRE III. — Des muscles de la vie de relation
en particulier................ 406

   I. — Muscle sterno-cléido-mastoïdien.. 407

   II. — Muscle peaucier du cou................ 410

   III. — Muscle trapèze.................... 411

   IV. — Muscles scalènes.. 412

       1° Muscle scalène antérieur......... 412

       2° Muscle scalène postérieur........ 413

CHAPITRE V. — Du torticolis................ 414

LIVRE IV. — Du cœur et des vaisseaux sanguins. 423

CHAPITRE Ier. — Le cœur et la circulation sanguine. 423

CHAPITRE II. — Des artères en général.......... 427

CHAPITRE III. — Des artères en particulier....... 429

CHAPITRE IV. — Des veines en général.......... 431

CHAPITRE V. — Des veines en particulier........ 432

   I. — Veines superficielles du membre supérieur. 433

   II. — Veines superficielles du membre inférieur. 435

CHAPITRE VI. — Des varices................ 438

CHAPITRE VII. — De la phlébite................ 446

Page

LIVRE V. — Du système nerveux 450

LIVRE VI. — Des viscères 454

CHAPITRE Ier. — Des viscères en général 454

CHAPITRE II. — Des déplacements des viscères.. 459

LIVRE VII. — De la paroi abdominale 463

CHAPITRE Ier. — Muscles de la paroi abdominale
antéro-latérale 465
I. — Muscle grand oblique de l'abdomen 466
II. — Muscle petit oblique de l'abdomen 468
III. — Muscle transverse de l'abdomen 470
IV. — Muscle grand droit de l'abdomen 472
V. — Muscle pyramidal 474

CHAPITRE II. — Muscles de la paroi abdominale
postérieure 476
I. — Muscle grand psoas 476
II. — Muscle petit psoas 478
III. — Muscle carré lombaire 479
IV. — Muscles intertransversaires des lombes... 480

CHAPITRE III. — Aponévroses de l'abdomen 482

Pages

CHAPITRE IV. — Canal inguinal...... 490

CHAPITRE V. — Anneau crural.............. ... 497

CHAPITRE VI. — Ombilic..................... 503

LIVRE VIII. — Des hernies................ 508

CHAPITRE Ier. — Des hernies en général........ 508

CHAPITRE II. — Hernies inguinales............ 521

CHAPITRE III. — Hernie crurale............... 527

CHAPITRE IV. — Hernies ombilicales........... 532

CHAPITRE V. — Hernies de la ligne blanche..... 538

CHAPITRE VI. — Hernies rares................ 540

CHAPITRE VII. — Eventrations........... 543

IMPRIMERIE DE L'INDUSTRIE ET DU BATIMENT.
J.-E. WATELET, 18, rue d'Odessa. Paris.

www.ingramcontent.com/pod-product-compliance
Ingram Content Group UK Ltd.
Pitfield, Milton Keynes, MK11 3LW, UK
UKHW020114130726
13696UKWH00001B/37

9 782013 463126